M. Marshall

Praktische
Phlebologie

Mit 97 zum Teil farbigen Abbildungen und 10 Tabellen

Springer-Verlag
Berlin Heidelberg New York
London Paris Tokyo

Prof. Dr. med. Dr. med. habil. Markward Marshall
Gefäßpoliklinik Rottach-Egern
Seestraße 47, D-8183 Rottach-Egern

ISBN 3-540-15400-0 Springer-Verlag Berlin Heidelberg New York
ISBN 0-387-15400-0 Springer-Verlag New York Heidelberg Berlin

CIP-Kurztitelaufnahme der Deutschen Bibliothek. Marshall, Markward:
Praktische Phlebologie/M. Marshall. – Berlin; Heidelberg; New York; London;
Paris; Tokyo: Springer, 1987.
ISBN 3-540-15400-0 (Berlin . . .)
ISBN 0-387-15400-0 (New York . . .)

© Springer-Verlag Berlin Heidelberg 1987
Printed in Germany

Gesamtherstellung: Appl, Wemding. 2121/3140-543210

Meiner Mutter in Dankbarkeit gewidmet

Geleitwort

In der klinischen Lehre und der praktischen Ausbildung an unseren
Universitäten werden die Erkrankungen des Venensystems in aller
Regel nicht in dem Umfang berücksichtigt, der ihrer praktischen Bedeutung angemessen wäre. Die Folge ist, daß in der Praxis deshalb
vielfach Unsicherheit besteht, wenn entschieden werden muß, ob
Schmerzen und Schwellungen in einem Bein durch eine Erkrankung der oberflächlichen oder der tiefen Venen oder durch etwas
ganz anderes verursacht sind. Und wenn tatsächlich die richtige
Diagnose gestellt wird, dann wird nicht selten die oberflächliche
Thrombophlebitis mit Bettruhe und Heparin behandelt und die
akute tiefe Beinvenenthrombose mit einem Thrombozytenfunktionshemmer. Dabei ist die Untersuchung des tiefen Venensystems
heute vor allem mit den Ultraschall-Doppler-Methoden auch in der
Praxis mit einfachen und preiswerten Geräten schon mit einer guten
Treffgenauigkeit durchzuführen. Bei den relativ vielen Patienten,
die in die Sprechstunde des praktischen Arztes, des Internisten oder
des Dermatologen mit Venenproblemen kommen, lohnt es sich,
Lücken in der Ausbildung zu schließen und sich mit den jüngsten
Fortschritten in der Diagnose, Therapie und Prophylaxe dieser Erkrankungen vertraut zu machen. Dazu ist die „Praktische Phlebologie" meines langjährigen Mitarbeiters Marshall hervorragend geeignet. Dem Autor ist es, wie bereits in seinen Monographien
„Angiologie" und „Praktische Doppler-Sonographie" auch diesmal
gelungen, die gesamte Phlebologie unter Berücksichtigung der Literatur buchstäblich bis zur letzten Stunde kompakt und doch ange-
nehm lesbar darzustellen. Dazu tragen auch die vielen einprägsa-
men Abbildungen und instruktiven Tabellen bei, zu deren Qualität
im besonderen und zur Ausstattung des Buches im allgemeinen dem
Verlag hohes Lob gebührt. Ein besonderer Vorzug ist es, daß der
Autor die Möglichkeiten und Grenzen der modernen Untersuchungsmethoden, die Erfolgsaussichten und Risiken der alten und
der neuesten Behandlungsvorschläge einschließlich ihrer Techniken
kritisch darstellt.

Von einer weiten Verbreitung der „Praktischen Phlebologie" soll
die phlebologische Praxis viel profitieren. Dies wünsche ich dem
Autor, dem Verlag, den Ärzten und ihren Patienten.

München, November 1986   Hans Hess

Vorwort

Völlig unverschuldet weist die Phlebologie bemerkenswerte Widersprüche auf: Zum einen sind Venenerkrankungen außerordentlich häufig und von bemerkenswerter sozioökonomischer Bedeutung, und Beinbeschwerden werden vom Patienten ernst genommen und führen ihn häufig zum Arzt. Zum anderen sind die Venenleiden in der Aus- und Fortbildung des Arztes völlig unterrepräsentiert, auch die etablierte Wissenschaft sieht darin mehr ein marginales Problem, und für nicht kompetente Sozial- und Gesundheitspolitiker sind sie bestenfalls eine Bagatelle.

Für den dementsprechend unvorbereiteten jungen Arzt, der sich in der Praxis plötzlich diesem qualitativ differenzierten und quantitativ großen Problem gegenübersieht, gibt es 2 Möglichkeiten: Er opfert seine knapp bemessene Freizeit um nachzuholen, was in der Ausbildung offiziell versäumt wurde; oder er verdrängt dieses Problem durch undifferenzierte Verordnung von Salben und Pillen.

Um letzteres zu verhüten, wurde dieses Taschenbuch geschrieben. Es sollte einen Preis haben, der die Kaufentscheidung leicht macht, und einen Umfang, der vom Durchlesen nicht abschreckt, sondern dies in einem Tag ermöglicht. Dazu mußte es sich an der täglichen Praxis orientieren und Randprobleme und extreme Raritäten vermeiden oder nur soweit abhandeln, wie dies zum pathophysiologischen Verständnis der Venenerkrankungen erforderlich ist. Andrerseits sollte die klinische Phlebologie doch so umfassend dargestellt werden, daß das Buch auch noch als kleines Nachschlagewerk bei den phlebologischen Alltagsfragen und -problemen dienen kann. Um das Verständnis zu erleichtern und den Lerneffekt durch optische Eindrücke zu vertiefen, sollte außerdem mit Bildmaterial nicht gespart werden.

Es ist das Anliegen dieses Buches, Freude und Interesse für die Phlebologie zu wecken und so das Verständnis für den venenkranken Patienten, um ihm einen oftmals langwierigen Leidensweg zu ersparen.

München, November 1986   M. Marshall

Inhaltsverzeichnis

6   *Therapie von Venenerkrankungen* 124
6.1   Thrombolyse mit Plasminogenaktivatoren 124
6.1.1   Streptokinase 124
6.1.2   Urokinase 125
6.1.3   Allgemeines zur Lysebehandlung 126
6.1.4   Klinische Indikationsstellung zur venösen
         Thrombolyse 126
6.1.5   Moderne Weiterentwicklungen der thrombolytischen
         Behandlung mit Plasminogenaktivatoren 128
6.2   Allgemeine physikalische Therapiemaßnahmen bei
         peripheren Venenerkrankungen 128
6.3   Behandlung mit Venenpharmaka 131
6.3.1   Allgemeines 131
6.3.2   „Venenpharmaka" 131
6.3.3   Substitutionstherapie mit Antithrombin III 133
6.4   Sklerosierungsbehandlung (Verödungsbehandlung) . 133
6.4.1   Allgemeines 133
6.4.2   Zur Sklerosierung von Besenreiservarizen 136
6.4.3   Indikationen zur Verödungsbehandlung 136
6.4.4   Kontraindikationen der Verödungsbehandlung 137
6.4.5   Komplikationen der Verödungsbehandlung 137
6.5   Kompressionsbehandlung 138
6.5.1   Kompressionsverband 139
6.5.1.1 Verbandarten 140
6.5.1.2 Differentialindikation der verschiedenen
         Verbandarten 140
6.5.1.3 Indikationen des Kompressionsverbands 141
6.5.1.4 Kontraindikationen 141
6.5.1.5 Verbandstechnik 142
6.5.2   Medizinische Kompressionsstrümpfe
         („Gummistrümpfe") 144
6.5.2.1 Allgemeines 144
6.5.2.2 Verordnung von Kompressionsstrümpfen 145
6.5.3   Entstauung durch Wechseldruckmassage 149
6.6   Chirurgische Behandlungsmöglichkeiten peripherer
         Venenerkrankungen 149
6.6.1   Primäre Varikosis 150
6.6.1.1 Stammvarizen 150
6.6.1.2 Insuffiziente Perforansvenen 150
6.6.1.3 Ulcus cruris 151
6.6.2   Akute Bein- und Beckenvenenthrombose 151
6.6.3   Venenthrombose der oberen Extremität 152
6.6.4   Postthrombotisches Syndrom 152
6.6.5   Kavasperroperationen 152

Wichtige Abkürzungen in der Phlebologie

av	arterio-venös
AVK	arterielle Verschlußkrankheit
CVI	chronische Veneninsuffizienz (chronisch venöse Insuffizienz)
DSA	digitale Subtraktionsangiographie
LE	Lungenembolie
LRR	Lichtreflexionsrheographie
PTS	postthrombotisches Syndrom
PVD	peripheral venous diseases
USD	Ultraschall-Doppler
VVP	Venenverschlußplethysmographie

Einleitung

Venenveränderungen sind ausgesprochen häufig. Sie finden sich in Deutschland bei rund 70% der Erwachsenen. Bei über 40% handelt es sich dabei „nur um ein kosmetisches Problem", was mit zur allgemeinen Minderschätzung der Venenschäden in der medizinischen Lehre und Forschung und in der sozialmedizinischen und gesundheitspolitischen Bewertung geführt haben dürfte ("Bagatell- und Luxusmedizin"). Doch darf man darüber nicht vergessen, daß diese geringgradigen Venenveränderungen möglicherweise Vorstufe schwerwiegender Venenschäden sein können („prävariköses Stadium"), und daß 15% der erwachsenen Bevölkerung ein Venenleiden mit Krankheitswert aufweisen, das erhebliche Auswirkungen auf das Allgemeinbefinden, die Erwerbstätigkeit und die Freizeitgestaltung nehmen kann. Von „geringfügigen Gesundheitsstörungen" kann dabei weder qualitativ noch quantitativ ausgegangen werden.

Bei den Venenerkrankungen interessieren im Rahmen dieser Abhandlung besonders die *peripheren Venenerkrankungen* (PVD: peripheral venous diseases). Erkrankungen wie Hämorrhoiden, Ösophagusvarizen (Pfortaderhochdruck) oder Ursachen und Folgen eines erhöhten zentralen Venendrucks oder Lungenvenendrucks müssen hier unberücksichtigt bleiben, oder können nur am Rande abgehandelt werden. Bei den peripheren Venenerkrankungen stehen quantitativ wiederum die degenerativen Gefäßwandveränderungen in Form der *Varikosis* ganz im Vordergrund.

1 Anatomische und physiologische Einführung

> Die venöse Zirkulation ist das Aschenputtel der Zirkulations-
> physiologie. *(L. Roddie 1964)*

1.1 Anatomie

Der venöse Rückstrom aus den Beinen erfolgt beim aufrecht stehenden Menschen gegen einen erheblichen orthostatischen Druckgradienten, was sich in einem relativ komplizierten anatomischen Aufbau des Venensystems widerspiegelt. Der venöse Rückfluß erfolgt in 2 topographisch abzugrenzenden Systemen, getrennt durch einen unelastischen Faszienstrumpf:

- Dem *tiefen, intrafaszialen Venensystem* mit dem posterioren und anterioren tibialen und dem fibularen Leitvenenpaar am Unterschenkel und der normalerweise nicht paarigen V. poplitea und V. femoralis und V. iliaca (externa und communis) und
- dem *extrafaszialen, subkutanen Venensystem,* das sich über mehrere kaskadenartig nachgeschaltete Abflußgebiete – ohne begleitende Arterien – zur V. saphena magna und V. saphena parva vereinigt. Die V. saphena magna zieht von der Knöchelregion – ventral des Innenknöchels – an der Innenseite des Beines kranialwärts und mündet in Form eines Bogens – der Krosse (benannt nach dem entsprechend gekrümmten Bischofsstab) – in der Fossa ovalis Hunteri in die V. femoralis des tiefen Venensystems. Die V. saphena parva verläuft an der Rückseite des Unterschenkels, im proximalen Anteil intrafaszial, zur Kniekehle, wo sie in unterschiedlicher Höhe üblicherweise in die V. poplitea mündet (Abb. 1).

Das tiefe Leitvenensystem sammelt zunächst vor allem das Blut aus den Muskelvenen (Muskelsinus), das oberflächliche Venensystem aus der Haut. Darüber hinaus sind beide Systeme durch eine Vielzahl, die oberflächliche Faszie schräg aszendierend durchbohrender Verbindungsvenen – *Vv. perforantes* (z.T. auch unkorrekterweise Vv. communicantes genannt, s. unten) – miteinander verbunden. Es existieren über 100 derartige Vv. perforantes, wobei folgende Gruppen von proximal nach distal abgegrenzt werden:

- *Hunter-Gruppe* medial und proximal am Oberschenkel,
- *Dodd-Gruppe* medial und distal am Oberschenkel (etwa in Höhe des Adduktorenkanals),
- *Boyd-Gruppe* medial unterhalb des Knies und die
- *Cockett-Gruppe* proximal des Innenknöchels (Abb. 1 und 2).

Die klinische Bedeutung dieser Perforansgruppen nimmt nach distal zu. Im Bereich der Mündungsstellen (Krossen) sind die Stammvenen letztlich auch Perforansvenen.

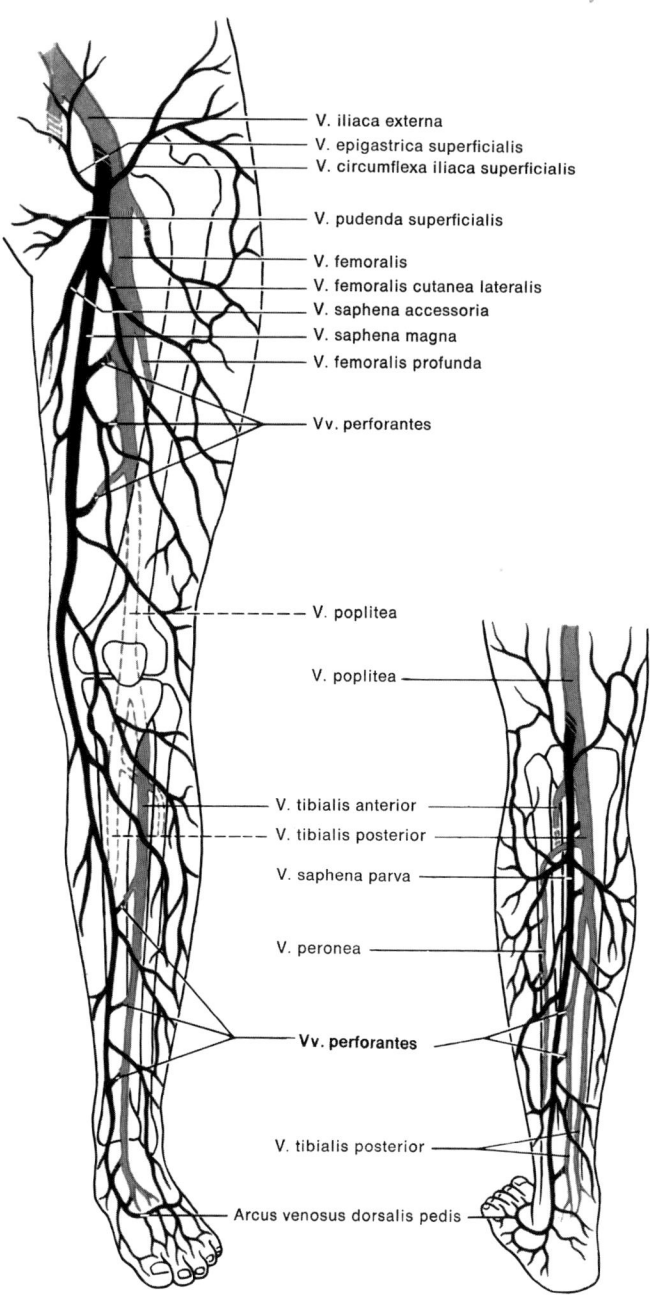

V. iliaca externa
V. epigastrica superficialis
V. circumflexa iliaca superficialis

V. pudenda superficialis

V. femoralis
V. femoralis cutanea lateralis
V. saphena accessoria
V. saphena magna
V. femoralis profunda

Vv. perforantes

V. poplitea

V. poplitea

V. tibialis anterior
V. tibialis posterior

V. saphena parva

V. peronea

Vv. perforantes

V. tibialis posterior

Arcus venosus dorsalis pedis

Abb. 1. Schematische Darstellung der Beinvenen

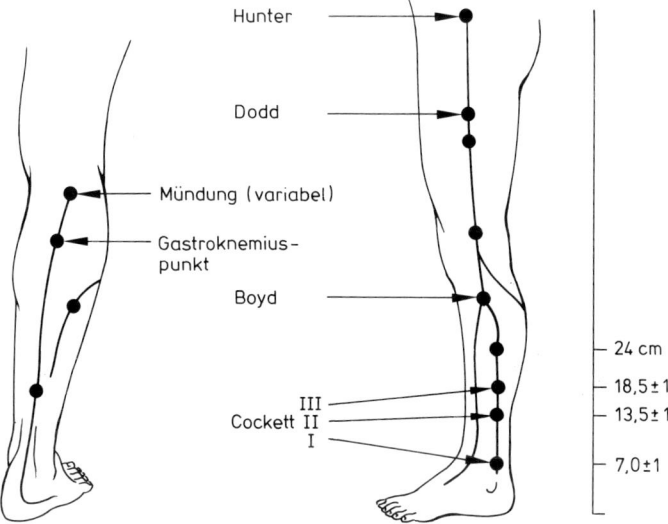

Abb. 2. Schema der klinisch wichtigen Abgänge der Vv. perforantes des Beines (mediale Seite und dorsaler Unterschenkel)

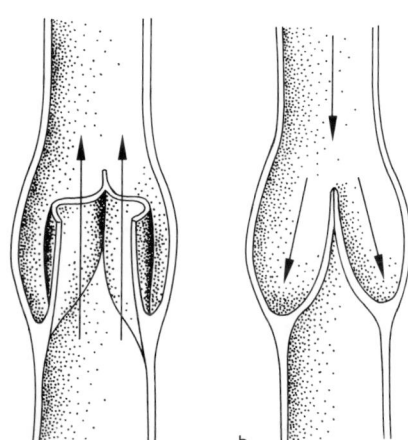

Abb. 3 a, b. Venenklappen. *a* Klappe in offener Position, *b* geschlossene Venenklappe

Alle genannten Venensysteme besitzen Taschenklappen mit Ventilfunktion (Abb. 3), die den Blutstrom physiologischerweise nur herzwärts zulassen, von proximal kommende Druckwellen abfangen, eine Druck- und Volumenüberlastung des distalen Beinvenensystems vermeiden und damit von der Peripherie einen ungehinderten venösen Abstrom des Blutes ermöglichen. Der Refluxdruck, dem die Venenklappen standhalten können, zeigt interindividuell erhebliche Schwankungen; er hängt unter anderem auch vom Durchmesser der jeweiligen Vene ab, da die Wandspannung (T) in den Gefäßen proportional zum Radius (R) und Innendruck (P) zunimmt ($T = P \times R$ (Laplace-Gleichung)). In Extremfällen konnten Refluxdrücke bis

800 mmHg nachgewiesen werden. Die Venenklappen zeigen feinst-morphologisch eine strömungsdynamisch hoch differenzierte Form und Struktur, die z. B. ein Anlegen der Klappensegel an die Venenwand mit Störung der Schlußfunktion verhüten.

Im Bereich des tiefen Venensystems wird die am weitesten proximal liegende Klappe in 17% der Fälle in der V. iliaca communis, in 24% in der V. iliaca externa, in 67% in der V. femoralis communis (Leistenbeuge) gefunden. Bei über 90% aller Menschen finden sich Klappen im Oberschenkelbereich in der V. femoralis superficialis [34].

Auch die Vv. perforantes haben Klappen, die eine Flußrichtung und damit eine Drainage vom oberflächlichen in das tiefe Venensystem bewirken. Die Perforansvenenklappen entlasten durch diese Flußsteuerung in die Tiefe das oberflächliche Venensystem und verhindern eine retrograde Strömung von innen nach außen bei der Beinmuskelkontraktion, also bei der Systole der Beinmuskulatur. Im Fußbereich sind die meisten Perforansvenen klappenlos.

Das Venensystem der oberen Extremität ist im wesentlichen entsprechend angelegt.

1.2 Physiologie

Die *Funktionen des Venensystems* sind:

1. Geordneter Blutrückstrom mit der Möglichkeit der funktionellen Anpassung *(Transportfunktion);*
2. Blutspeicherung *(kapazitive Funktion);*
   (1. und 2. = *Kreislaufregulationsfunktion*);
3. *Thermoregulationsfunktion* (vorwiegend das oberflächliche Venensystem betreffend) (s. Abb. 6).

Während das Venensystem besonders als Volumenspeicher – mit hoher Kapazität und niedrigem Widerstand – dient, ist das Arteriensystem, speziell die Muskulatur versorgenden Arterien, ein wichtiger Druckspeicher mit hohem Widerstand und geringer Kapazität.

Die hämodynamischen Bedingungen des venösen Rückstroms sind im Vergleich zum arteriellen Abstrom sehr komplex. *Im Liegen* besteht ein kontinuierlicher Abfall des mittleren Venendrucks, der typische atemabhängige Schwankungen zeigt, von der Peripherie bis zum rechten Vorhof. Vom Kapillarbett des Fußes bis zum rechten Vorhof beträgt der Druckgradient etwa 20–30 mmHg. Die venöse Druckenergie ist eine Funktion des Füllungsvolumens und der Volumenkapazität des Venensystems. Im Liegen ist die venöse Druckenergie vorwiegend statisch. Der kinetische Anteil des Strömungsdrucks beträgt ca. 15–25 mmHg in den Venolen, 8–10 mmHg in der V. femoralis und 5–7 mmHg zwischen V. femoralis und rechtem Vorhof. Die Höhe des Strömungsdrucks hängt u. a. von der Restenergie ab, die vom arteriellen Druck jenseits des Kapillarbetts in Abhängigkeit vom peripheren Widerstand noch verbleibt, dies wäre die „vorgeschaltete" („rückwärtige") Abhängigkeit des venösen Strömungsdrucks. Die „nachgeschalteten" Faktoren sind die Atem- und Herztätigkeit, bzw. die Bewegungen des Zwerchfells und der Ventilebene des Herzens. So kommt es bei der Inspiration mit dem Tiefertreten des Zwerchfells zu

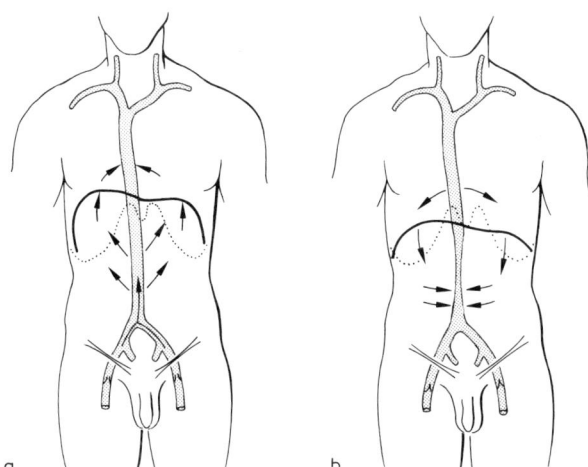

a   b

Abb. 4 a, b. Schematische Darstellung der abdominothorakalen Zweiphasenpumpe. *a* Exspirium mit Füllung des Abdominalraums aus dem venösen Strömungsbett der unteren Extremitäten. *b* Inspirium mit Schluß der Femoralvenenklappen und Entleerung der Bauchvenen in den Thorakalraum

einem intraabdominellen und damit intrakavalen Druckanstieg und dadurch zu einer Verminderung des Druckgradienten von der V. femoralis zur V. cava inferior, was endinspiratorisch – oder beim Valsalvamanöver – zu einem Strömungsstopp führt (Abb. 4) [26]. Der intraabdominelle Druckanstieg durch die Bauchpresse beim schweren Heben kann Werte bis über 300 mmHg erreichen. Endexspiratorisch liegt der größte Druckgradient und die höchste Strömungsgeschwindigkeit in der V. femoralis vor.

In aufrechter Position ändert sich die Energieverteilung derart, daß der größte Teil als hydrostatischer Druck vorliegt. Dabei kann die statische Füllung des Venensystems teilweise nach dem Prinzip der kommunizierenden Röhren erfolgen; doch reicht dies nicht für eine basale venöse Hämodynamik aus, wie das rasche Kreislaufversagen bei Immobilisation in aufrechter Körperhaltung zeigt (Hängen im Seil beim Bergabsturz, Kreuzigungstod; s. auch unten). Der dynamische Anteil des venösen Strömungsdrucks wird durch die arteriovenösen Koppelungen in unelastischen Faszienscheiden und vor allem durch die Muskel- und Gelenkvenenpumpen aufgebaut (Abb. 5). Er liegt in der gleichen Größenordnung wie im Liegen. Durch die Kontraktion (Systole) der Beinmuskulatur oder die Venenspannung bei entsprechender Gelenkstreckung werden die durch die Venenklappen getrennten Venensegmente ausgepreßt, und das Blut wird paternosterartig von Segment zu Segment herzwärts gefördert (Abb. 5). Solange die Muskel- und Gelenksvenenpumpen in Aktion sind, wird der Venendruck im tiefen System niedrig gehalten. Dadurch wird sowohl ein Druckgradient zwischen arteriellem und venösem System als auch zwischen dem oberflächlichen und tiefen Venensystem erzeugt und aufrecht erhalten. Dies ermöglicht einen ungestörten arteriellen Einstrom sowie einen dauernden Abstrom des Blutes vom oberflächlichen ins tiefe Venensystem. Das tiefe System transportiert etwa 90%, das oberflächliche nur 10% des venösen Blutes der Beine.

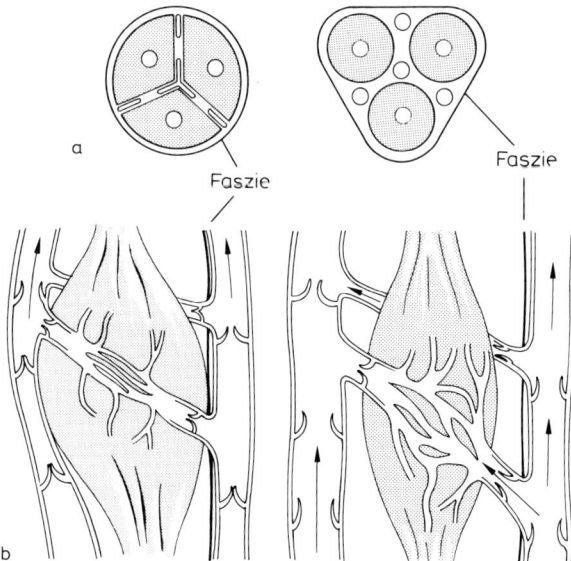

Abb. 5 a, b. Schematische Darstellung der Muskelvenenpumpe bei Kontraktion und Erschlaffung der Muskeln. *a* Querschnitte durch entspannte und kontrahierte Muskeln mit intramuskulären Muskelvenen und intermuskulären Leitvenen (außen die Faszie). *b* Längsschnitt: zusätzlich transfasziale (perforierende) Venen auf verschiedenen Ebenen. Bei Muskelkontraktion (Systole) Ausdrücken des Blutes herzwärts, bei Entspannung (Diastole) Füllung der entsprechenden Venensegmente von distal

Während des ruhigen Stehens ohne Betätigung der Muskel- und Gelenkvenenpumpen baut sich im Fußbereich der volle hydrostatische Druck der venösen Blutsäule entsprechend der Höhe bis zum hydrostatischen Indifferenzpunkt in Höhe des Zwerchfells (im Extremfall bis zum rechten Vorhof) auf, also etwa 100 cm H_2O bzw. rund 90 mmHg. Durch die damit verbundene Kapazitätserhöhung des peripheren Venensystems (venöses „Pooling", „langsame Plastizität") sinkt das Blutangebot zum rechten Herzen. Diese Verminderung des Blutangebotes kann gegebenenfalls erhebliche Ausmaße erreichen.

Die Venenklappen können also beim ruhigen Stehen zu keiner Reduktion des peripheren hydrostatischen Drucks beitragen; beim ruhigen Stehen ist der periphere Beinvenendruck unabhängig von der Funktion der Venenklappen - ob intakt oder gestört - immer gleich hoch!

In den Venen werden ungefähr 75% des gesamten Blutvolumens gespeichert; kleine Veränderungen des Venenquerschnitts bewirken große Veränderungen des zirkulierenden Blutvolumens. Quantitativ am bedeutungsvollsten ist die Speicherkapazität in den Venolen und den kleinen nachgeschalteten Venen. Die Venenkapazität bzw. das Venenvolumen kann teils druckpassiv und teils aktiv durch Tonusveränderungen der Venenwand beeinflußt werden. Diese Kapazitätsänderungen können erforderlichenfalls sehr rasch erfolgen und ermöglichen infolge der sehr großen Venenkapazität erst die schnelle Anpassung an orthostatische und ergometrische Kreislaufbelastungen. Der venöse Rückstrom hat ganz wesentlichen Einfluß auf das Herzminutenvolumen. Die Blutvolumenreserve in der Lunge beispielsweise reicht nur für wenige Herzschläge aus.

Die geringe Wanddicke der Venen und der physiologischerweise niedrige Innendruck tragen dazu bei, daß die Venen in ihrer Form sehr plastisch sind, und damit Venendurchmesser und -volumen, venöser Widerstand und die Strömungsgeschwindigkeit sehr vom extravasalen Druck abhängig sind. Je nach extravasalem Druck kann es zum völligen Kollaps einer Vene kommen („critical closing pressure" und „critical opening pressure"). Wie bereits angedeutet ist dies besonders bedeutungsvoll für die Strömungsverhältnisse im Bauch- und Thoraxraum („endinspiratorischer Strömungsstopp").

Der *Venentonus,* d. h. die aktive Wandspannung, die durch Kontraktion der glatten Muskulatur der Media hervorgerufen wird, ist in verschiedenen topographischen Regionen außerordentlich unterschiedlich. Im Gegensatz zu den Arterien wird der Tonus der Venen hauptsächlich neurogenreflektorisch durch α-adrenerge Stimulation vermittelt. Die zentralnervöse Thermoregulation hat großen Einfluß auf den Tonus der Hautvenen; aber auch die Umgebungstemperatur nimmt wesentlichen Einfluß auf den Venentonus, z. B. Kontraktion bei Abkühlung der Extremitäten (Abb. 6) [36]. Eine Kontraktion der Haut- und subkutanen Venen führt zu einer Umverteilung des venösen Blutrückstroms zu den tiefen Venensystemen.

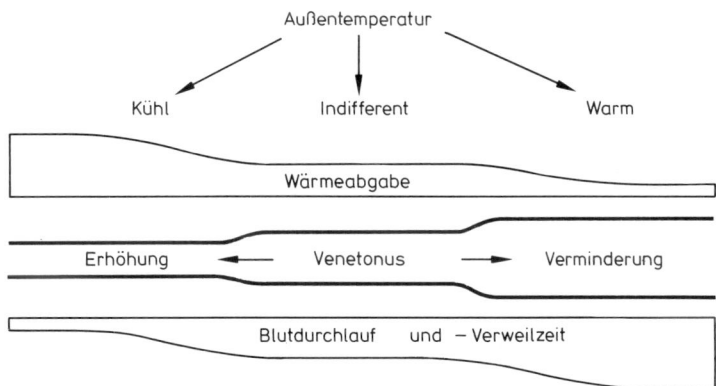

Abb. 6. Schematische Darstellung des Venentonus in Abhängigkeit von der Umgebungstemperatur mit entsprechender Wärmeabgabe. (Nach [36])

Eine Katecholaminstimulation, z. B. mit Noradrenalin, steigert empfindlich den Venentonus, wobei diese Ansprechbarkeit auf α-adrenerge vasokonstriktorische Reize in den distalen Abschnitten peripherer Venen ausgeprägter zu sein scheint als in den proximalen. Dies dürfte auf einer Dichtezunahme der physiologischen α-Rezeptoren zur Peripherie hin beruhen.

Der postkapilläre Venentonus spielt eine große Rolle für den kapillären Druck und damit gemäß dem Starling-Prinzip für den transkapillären Flüssigkeitsaustausch (Abb. 7).

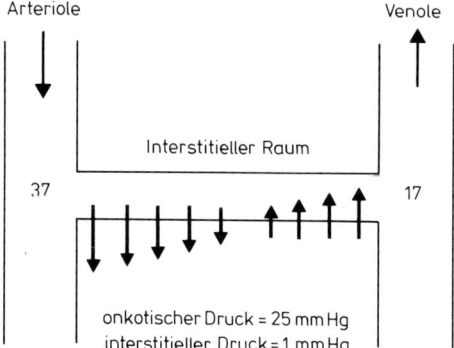

Abb. 7. Schematische Darstellung der Druckgradienten entlang der Gefäßwand einer Muskelkapillare. (In diesem Beispiel ist der Druckunterschied am arteriellen Ende der Kapillare 11 mmHg nach außen und am venösen Ende 9 mmHg nach innen.) Der postkapilläre Venentonus beeinflußt diese Druckgradienten wesentlich

1.3 Pathophysiologische Vorbemerkungen

Krampfadern, entsprechende Hautveränderungen und Ödem sind sichtbare Zeichen für Störungen des komplizierten venösen Transportsystems mit Auswirkungen bis in den Bereich der *Mikrozirkulation. Sekundäre Varizen* sind vorwiegend die Folge von Schäden des tiefen Venensystems. Von *primären Varizen* spricht man bei eigenständigen Wandveränderungen des oberflächlichen, epifaszialen Drainagesystems; offenbar gibt es auch entsprechende primäre Veränderungen am tiefen System, und die Perforansvenen können mit einbezogen sein.

Durch Erweiterung (Ektasie, Varikosis) oder Verschluß (Thrombose, Thrombophlebitis) von Venenabschnitten mit konsekutiver Klappeninsuffizienz entstehen hämodynamische Störungen mit Privatkreisläufen zwischen Abschnitten des tiefen Systems, den Perforansvenen und den oberflächlichen Venen, die über hydrostatische Drucküberlastung, Volumenüberlastung, Ödembildung (s. Abb. 7) und chronische Störung des Lymphabflusses schließlich zum Vollbild der *chronischen Veneninsuffizienz* (chronischen venolymphatischen Insuffizienz) bis hin zum Ulcus cruris führen.

In Tabelle 1 sind die pathogenetischen und pathophysiologischen Zusammenhänge bei der Entstehung der peripheren Venenerkrankungen mit ihren therapeutischen Implikationen dargestellt.

Abschließend sei betont, daß man Anatomie, Physiologie und Pathophysiologie des Venensystems niemals isoliert betrachten darf und kann. Das Venensystem ist integraler Bestandteil des gesamten Kreislaufsystems, und seine Funktion und seine Störungen sind immer nur unter Mitberücksichtigung der arteriellen und der Lymphzirkulation zu verstehen [23, 24, 26]. Das betrifft die Diagnostik und Therapie der Venenerkrankungen in gleicher Weise.

Tabelle 1. Pathogenese und Behandlung der peripheren Venenerkrankungen

Pathogenese	Pathophysiologie	Therapeutischer Angriff
Disposition + hydrostatische Belastung ↓	Druckbelastung	(Berufsberatung, Lagerung, Gymnastik, Kaltwasseranwendungen)[a]
Venenwandschädigung, -umbau ↓		
Venektasie, Venendilatation ↓	Volumenbelastung	(Kompressionsbehandlung, venentonisierende Pharmaka)[a], Allgemeinmaßnahmen
Klappeninsuffizienz ↓	Störung der „Venenpumpen"	"
Bidirektionale Blutströmung, Pendelfluß ↓	hämodynamische Fehlbelastung	"
Venöser Hochdruck ↓	Zusätzliche Druckbelastung	"
Varikosis/Perforans-insuffizienz ↓	Zusätzliche Volumenbelastung	Kompressionsbehandlung, (venentonisierende Pharmaka)[a], ggf. operative Maßnahmen, Allgemeinmaßnahmen
Endothelschädigung Kapillarwandschädigung Ödembildung ↓	Störung der Endstrombahn, Mikrozirkulation	Kompressionsbehandlung, (venentonisierende Pharmaka)[a], ggf. operative Maßnahmen, Allgemeinmaßnahmen und membranstabilisierende und antiödematöse Pharmaka – kurzfristig Diuretika
Trophische Hautschäden		Kompressionsbehandlung, (venentonisierende Pharmaka)[a], ggf. operative Maßnahmen, Allgemeinmaßnahmen und membranstabilisierende und antiödematöse Pharmaka – kurzfristig Diuretika

[a] Indikation nicht zweifelsfrei erwiesen oder wegen fehlenden Leidendrucks nicht realisierbar

2 Epidemiologie und Risikofaktoren der Venenerkrankungen

Die Erkrankungen des venösen Systems haben zahlenmäßig eine erhebliche Bedeutung. Sie gehören nach den Statistiken der Weltgesundheitsorganisation zu den häufigsten Krankheiten. Unter anderem haben zivilisatorische Einflüsse zu einer deutlichen Zunahme geführt. Die Angaben über das Vorkommen von peripheren Venenveränderungen in der Bevölkerung über 15 Jahre liegen zwischen 11 und 86%, z.T. abhängig vom ausgewählten Kollektiv und von Beurteilungskriterien; möglicherweise spielen auch rassische Faktoren eine Rolle [21].

Trotz ihrer Häufigkeit und praktischen Bedeutung werden die peripheren Venenerkrankungen aber in der medizinischen Lehre und Forschung nach wie vor recht stiefmütterlich behandelt. Erst in den letzten 10 Jahren setzten umfangreichere epidemiologische Untersuchungen zu diesem Problemkreis ein *(Basler Studie, Tübinger Studie, Münchener Studien u.a.)*, die zwar anlagebedingt zum Teil uneinheitliche Ergebnisse erbrachten [21], aber übereinstimmend die erhebliche sozialmedizinische Bedeutung der Venenerkrankungen auswiesen [3, 7, 23, 25, 28, 29, 45].

Im folgenden werden Untersuchungen aus dem süddeutschen Raum eingehender dargestellt, wobei auch ein Augenmerk auf Beziehungen zwischen Berufstätigkeit und Beinvenenerkrankungen gerichtet werden soll [23, 25, 29].

2.1 Münchener Venenstudien

Eine prospektive Erhebung im Jahre 1979 mit ärztlicher Untersuchung von je 500 Männern und 500 Frauen im Alter von 16 bis 94 Jahren, die nach Zufallskriterien ausgesucht worden waren, erbrachte folgende Ergebnisse („Münchener Venenstudie"):

2.1.1 Prävalenzdaten

Die *Prävalenz* an Beinvenenveränderungen betrug 51%, bei den Männern 44 und bei den Frauen 56%. Davon waren 25% (Männer 19%, Frauen 32%) als leichtgradig, 10% (Männer 11%, Frauen 9%) als bedeutsam, 15% (Männer 14%, Frauen 15%) als krankhaft einzustufen.

„Leichtgradig" heißt dabei geringe Venenveränderungen, „bedeutsam" ist ein deutlich ausgeprägtes Venenleiden und „krankhaft" eine deutliche chronische Veneninsuffizienz [3].

2.1.2 Risikofaktoren oder -indikatoren für periphere Venenerkrankungen

Risikofaktoren ergaben sich vor allem für Ast- und Stammvarizen.

Risikofaktoren für periphere Venenerkrankungen:

Alter – erbliche Disposition
Hernienneigung (♂) – Senk-Spreizfüße (♀)
(Übergewicht (♀)) – (Mehrfachgeburten)
stehende Berufsausübung (♂)

( ) = „aggravating factor"

Wichtigster Risikofaktor war ganz allgemein das *Alter*. Bei den unter 50jährigen hatten 31% Venenveränderungen an den Beinen (Männer 22%, Frauen 40%), bei 5% mit Krankheitswert; bei den über 50jährigen hatten 70% Venenveränderungen (Männer 69%, Frauen 71%), bei 24% mit Krankheitswert. Am deutlichsten war die Altersabhängigkeit bei der Ast-Stamm-Varikosis und bei kombiniert Besenreiser und retikulären Varizen (Abb. 8).

Familiäre Vorbelastung mit Venenerkrankungen war ebenfalls ein wesentlicher Risikofaktor, wiederum besonders für Ast-Stamm-Varikosis. Personen mit Krampfadern hatten doppelt so häufig eine einschlägig positive Familienanamnese wie Venengesunde.

Bei Männern bestand weiterhin eine signifikante Beziehung von Beinvenenerkrankungen zum *Vorliegen von Hernien* und zu *stehender Berufsausübung*.

Bei Frauen fand sich eine signifikante Beziehung zum *Vorliegen von Senk- und Spreizfüßen;* außerdem bestanden tendenzielle Beziehungen zu *stehender Berufsausübung, Übergewicht* und *Mehrfachgeburten*. Bei Frauen, die geboren hatten, wirkte sich eine familiäre Vorbelastung mit Venenerkrankungen deutlich verstärkend auf die Ausprägung einer Ast-Stamm-Varikosis aus („aggravating factor").

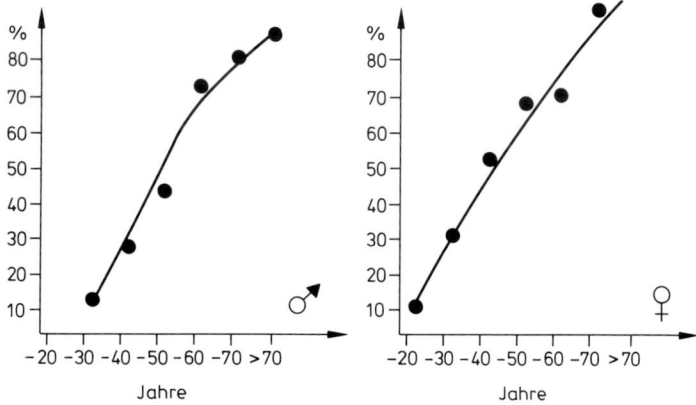

Abb. 8. Häufigkeit (Prävalenz) von Beinvenenveränderungen in Abhängigkeit vom Alter bei Männern *(links)* und Frauen *(rechts)*

In der „Tübinger Studie" ergab sich zusätzlich eine deutliche Überrepräsentation der unteren Sozialschichten bei den Venenerkrankungen [7] (Risikofaktor „niedrige Sozialschicht") (s. unten).

Die Inzidenz einer Stammvarikosis nimmt mit zunehmender Zahl an Risikofaktoren zu [21].

2.1.3 Komplikationen

Personen mit Beinvenenveränderungen machten signifikant häufiger Komplikationen wie Phlebitiden und Lungenembolien durch, wobei sich eine deutliche Zunahme mit zunehmendem Schweregrad der Venenveränderungen zeigte. In der Personengruppe mit krankhaften Venenveränderungen hatte nahezu jeder zweite eine oberflächliche Venenentzündung, jeder dritte eine schwerwiegende chronische Veneninsuffizienz, jeder vierte Beingeschwüre und jeder zehnte Lungenembolien erlitten (Abb. 9).

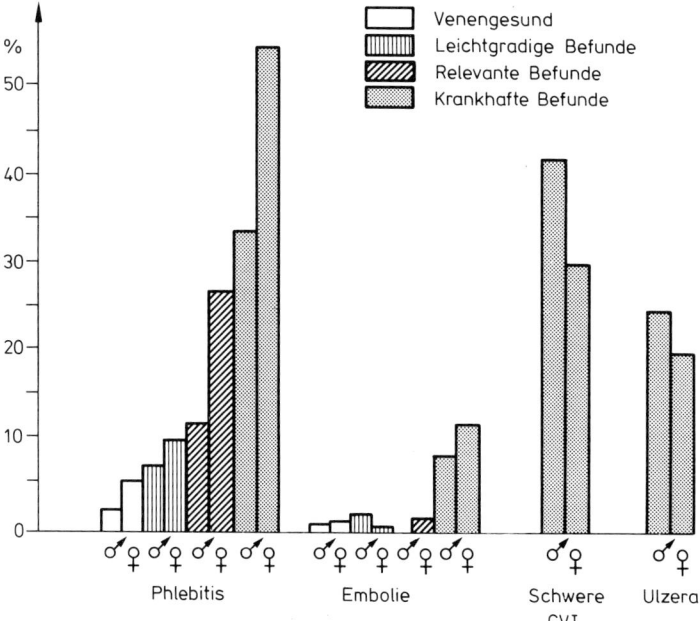

Abb. 9. Komplikationen bei Varikosis innerhalb der einzelnen Schweregrade der peripheren Venenveränderungen. *CVI* = chronische Veneninsuffizienz

2.1.4 Beinbeschwerden

Beinbeschwerden wurden von Personen mit relevanten und krankhaften Venenveränderungen (Männer 74%, Frauen 72%) hochsignifikant häufiger angegeben als von Gesunden (Männer 47%, Frauen 56%) und Personen mit leichtgradigen Veränderungen. Nahezu die Hälfte der Beschwerden war allerdings nicht venöser Genese. Der Anteil an venös bedingten Beinbeschwerden nahm mit zunehmendem Alter zu.

2.1.5 Weitere Studien

In einer weiteren Studie wurde die Häufigkeit peripherer Venenveränderungen bei 200 Männern mit vorwiegend *schwerer körperlicher Berufsarbeit* untersucht. Bei ihnen fanden sich deutlich geringere Werte: Ein bedeutsames Krampfaderleiden einschließlich der krankhaften Veränderungen fand sich bei 9% der Untersuchten, gegenüber 25% in der entsprechenden Gesamtbevölkerung.

Die Berufstätigen mit Beinvenenerkrankungen waren im Mittel 4,1 Jahre älter als die Venengesunden. In Körpergröße und Gewicht bestanden keine signifikanten Unterschiede. Auch bezüglich der vorwiegenden Körperhaltung bei der Berufsausübung, stehend, sitzend, wechselnd, bestand kein Unterschied.

Von den wegen *venös bedingter Beinbeschwerden* in unsere Gefäßsprechstunde überwiesenen *berufstätigen* Patienten waren über 70% Frauen. Diese Frauen waren überzufällig häufig in einem Beruf mit ganz vorwiegend stehender Tätigkeit beschäftigt (37% gegenüber 20% bei Venengesunden). Fast alle Frauen mit venös bedingten Beinbeschwerden mit stehender oder sitzender Berufsausübung sahen subjektiv einen Zusammenhang zwischen Berufstätigkeit und ihren Beinbeschwerden. Bei den Männern ergab sich keinerlei Anhalt für Beziehungen zwischen Art der Berufsausübung und venös bedingten Beinbeschwerden; d.h., Männer mit Venenerkrankungen leiden weit weniger unter einer berufsbedingten orthostatischen Belastung als Frauen.

Frauen suchen allgemein etwa 4mal so häufig den Arzt zur Behandlung von Venenbeschwerden auf wie Männer.

2.2 Tübinger Venenstudie

Etwa zur gleichen Zeit mit den eigenen Untersuchungen im Münchner Raum wurde eine vergleichbare Studie in Baden-Württemberg durchgeführt („Tübinger Studie") mit bemerkenswert ähnlichen Ergebnissen [7]. Die Prävalenzdaten dieser Studien sind daher im folgenden zusammengefaßt (S. 14 oben).

In der „Tübinger Studie" ergab sich zusätzlich eine deutliche Überrepräsentation der unteren Sozialschichten bei den Venenerkrankungen. Außerdem waren 5% der Untersuchten durch das Venenleiden *im Beruf* stark beeinträchtigt, 3% bei den bis 49jährigen und 8% bei den 50- bis 64jährigen. Diese Beeinträchtigung umfaßte Arbeitsunfähigkeit von mehr als 6 Wochen, Arbeitsplatzwechsel, Umschulung und Aufgabe der Arbeit. Besonders unter den älteren Frauen der Landbevölkerung war

Prävalenz an peripheren Venenveränderungen

	%	♂	♀
Gesamtbevölkerung (über 15 Jahre)	70	63	75
(Literatur: 11-86%)			
– leichtgradig	42	38	46
– relevant	13	12	13
– krankhaft (bzw. deutliche chronische Veneninsuffizienz)	15	13	17

(Tübinger Studie 1981 + Münchener Studie 1982)

dieser Anteil groß. 10% der Patienten mit Venenveränderungen gaben zusätzlich eine starke Einschränkung der Freizeitgestaltung an.

Nach anderweitigen Erhebungen wird ⅓ der Patienten mit krankhafter Varikosis in einer Beobachtungszeit von 2 Jahren arbeitsunfähig. Auch die deutlich geringere Häufigkeit von Venenerkrankungen bei Berufstätigen im Vergleich zur Gesamtbevölkerung in einer der eigenen Untersuchungen (s. oben) zeigt, daß Venenerkrankungen zu einem vorzeitigen Ausscheiden aus dem Berufsleben oder zumindest aus bestimmten Berufstätigkeiten führen können, also zu einer Auslese im Sinne eines „healthy worker effect" [28, 29] (vgl. auch „Basler Studie" [45]).

2.3 Epidemiologie der tiefen Venenthrombose

Repräsentative epidemiologische Daten über die tiefe Thrombophlebitis (tiefe Venenthrombose) bzw. das postthrombotische Syndrom sind wegen der diagnostischen Probleme nur mit Einschränkung zu erhalten.

2.3.1 Prävalenzdaten

Es gibt in Westdeutschland rund 1 Mill. Patienten mit postthrombotischem Syndrom; pro Jahr sterben über 25000 Patienten an einer Lungenembolie mit bislang keinesfalls abnehmender Tendenz [7, 23, 24]. In einem allgemeininternistischen Sektionsgut liegt die Prävalenz der tiefen Venenthrombose zwischen 40 und 60%, die an Lungenembolien zwischen 15 und 20% [13]. In der „Münchener Venenstudie" betrugen die Werte für tiefe Venenerkrankungen bei den Männern über 50 Jah-

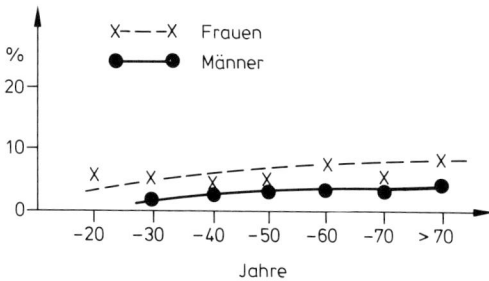

Abb. 10. Prävalenz der *tiefen* Venenerkrankungen in Abhängigkeit vom Alter bei Männern und Frauen

re rund 4%, bei den Frauen 8%, wobei die Unsicherheit der klinischen Diagnose-
stellung zu beachten ist (Abb. 10). Die Inzidenz der tiefen Venenthrombose beträgt
ca. 1‰ in der Gesamtbevölkerung pro Jahr.

Schließlich ist das Bein 7mal häufiger betroffen als der Arm, und das linke Bein
rund 6mal häufiger als das rechte („Venensporn" in der linken V. iliaca communis
infolge Überkreuzung durch die rechte A. iliaca communis) [21, 23–25].

2.3.2 Risikofaktoren oder -indikatoren für die tiefe Venenthrombose bzw. das postthrombotische Syndrom

Die Risikofaktoren entsprechen teilweise denen der peripheren Venenerkrankungen allgemein: so vor allem das Alter und eine einschlägig positive Familienanamnese. Die Inzidenz an Beinvenenthrombosen ist bei über 46jährigen bei den Männern 5fach, bei den Frauen 2fach gegenüber den bis 46jährigen erhöht. Weitere
spezielle Risikofaktoren, -indikatoren oder Risikokonstellationen für Erkrankungen des tiefen Venensystems sind nach unseren Untersuchungen: weibliches Ge-
schlecht (Gesamtprävalenz gegenüber Männern 2,3fach erhöht); bezüglich Venenthrombosen positive Eigenanamnese (Risiko einer erneuten Thrombose um den
Faktor 50 höher als das der Erstthrombose bei Gesunden); weiterhin nach der Häufigkeit: operative Eingriffe; Schwangerschaft einschließlich Wochenbett und Ovulationshemmer; Traumen (mindestens 50% aller Unterschenkelfrakturen sollen mit
Venenthrombosen kombiniert sein) und bestimmte körperliche Anstrengungen
(„thrombose par effort"); längere Reisen mit beengtem Sitzen („Flugreisenthrombose") [23]; Bettlägrigkeit; Malignome; Venendauerkatheter und Zustand nach
Sklerosierungsbehandlung.

Wesentliche Ursachen für tiefe Venenthrombosen (n = 100)

Unklar	16%
Operationen einschl. Sectio caesarea	22% (vorwiegend bei Frauen)
Schwangerschaft einschl. Wochenbett	12%
Ovulationshemmer (hoch dosiert)	10%
Traumata	12% (ganz vorwiegend bei Männern)
Lange Reisen	8%
„par effort"	8% (oft am Arm)
Bettlägrigkeit	6%
Malignome	6%
Venenkatheter	4%
Nach Verödung	2%

♂ : ♀ = 1:2,3
Bein : Arm = 7:1
Beckenvenenthrombose links rund 6fach häufiger als rechts

2.4 Abschließende Wertung

Die grundsätzliche Bedeutung des Risikofaktorenkonzepts liegt darin, Ansätze für
eine primäre und gegebenenfalls sekundäre Prophylaxe zu finden. Eine derartige

Prävention der peripheren Venenerkrankungen müßte zunächst eine Eliminierung der erwiesenen Risikofaktoren anstreben bis hin zu entsprechenden Maßnahmen am Arbeitsplatz. Besonders gefährdet erscheinen diesbezüglich Personen über 40 bis 50 Jahre mit erblicher Disposition, bei Männern zusätzlich die mit Hernien und stehender Berufsausübung, bei Frauen die mit Senk-, Spreizfüßen und wahrscheinlich mit stehender Berufsausübung, Übergewicht und Mehrfachgeburten.

Speziell gefährdet für tiefe Thrombophlebitiden (tiefe Phlebothrombosen) sind Frauen und ältere Personen, wobei die Altersgrenze wiederum um das 45. Lebensjahr liegt, unter den Bedingungen operativer Eingriffe und von Immobilisation bzw. Bettlägerigkeit, vor allem wenn eine einschlägig positive Eigen- und Familienanamnese vorliegt. Die Altersverteilung tritt bei Frauen weniger eindrucksvoll zutage, woran das relativ hohe Thromboserisiko durch Schwangerschaft und Wochenbett und durch hormonelle Antikonzeptiva (in Kombination mit Rauchen) schuld sein dürfte (junge Frauen mit tiefer Venenthrombose waren in unserem Krankengut zu über 50% Raucherinnen und betrieben zu 90% eine hormonelle Antikonzeption).

Schließlich muß jede tiefe Thrombophlebitis ungeklärter Ursache Anlaß geben, eine bislang eventuell noch unbekannte maligne Grunderkrankung auszuschließen (s. S. 15) [23, 24],. Im übrigen muß die adäquate Therapie der tiefen Venenthrombose frühestmöglich einsetzen.

Nach den vorliegenden Untersuchungen handelt es sich bei den Beinvenenerkrankungen zweifellos nicht um geringfügige Gesundheitsstörungen; sie sind im Gegenteil von erheblicher sozialmedizinischer Bedeutung. Aufgrund dieser Bedeutung und der modernen Möglichkeiten einer zuverlässigen, ungefährlichen und kostengünstigen Diagnostik, z. B. mit Ultraschall-Doppler (s. unten), erwachsen demnach jedem damit befaßten Arzt in Klinik und Praxis besondere Verpflichtungen bezüglich der Venenerkrankungen von der differenzierten Beurteilung bis zur konsequenten Therapie und Prophylaxe, von der primären Varikosis bis zur tiefen Venenthrombose und zum postthrombotischen Syndrom.

2.5 Anmerkungen zur sozioökonomischen Bedeutung der Venenerkrankungen und der Therapie mit Venenpharmaka

Nach unseren Erfahrungen entfallen etwa ⅔ der Verordnungen von Venenpharmaka – vor allem der systemisch anzuwendenden – auf die zu akzeptierenden Indikationen Varikosis mit Beschwerden, chronische Veneninsuffizienz und postthrombotisches Syndrom, unabhängig von der grundsätzlichen Bedeutung der Kompressionsbehandlung bei diesen Indikationen. Die zeitweise geplante Herausnahme der wirksamen Venenpharmaka aus der Erstattungspflicht durch die RVO-Kassen („Negativliste") würde folgende Probleme beinhalten:

1. Umsteigen auf schwerwiegende Diagnosen, soweit für diese die Erstattungspflicht erhalten bliebe; z. B. von „Varikosis der unteren Extremität" (ICD-Schlüssel 454) auf postthrombotisches Syndrom (456), was in vielen Fällen nur einer wünschenswerten, korrekten Präzisierung entspräche.
2. Wechsel auf andere Medikamentengruppen, vor allem auf Diuretika und evtl. nichtsteroidale Antirheumatika und Analgetika mit der Gefahr der wesentlichen

Steigerung von Kosten und/oder Nebenwirkungen. Außerdem Betonung der kostenintensiven physikalischen Behandlungsmaßnahmen, vermehrte Krankschreibungen und Kurverschickungen.

3. Die größte Gefahr wäre aber die Verschleppung der chronischen Veneninsuffizienz bis zum Stadium des Ulcus cruris infolge therapeutischer Resignation, wodurch die Folgelasten massiv gesteigert würden (Arbeitsunfähigkeit, Minderung der Erwerbsfähigkeit, langfristige und kostenintensive Krankenhausbehandlung).

Nach sorgfältigen Analysen verursacht die Behandlung des Ulcus cruris jährlich Kosten von rund 2,5 Mrd. DM; 960 Mill. DM entfallen auf Arbeitsausfall, 612 Mill. auf Arzneimittel, 467 Mill. auf die stationäre Behandlung und 145 Mill. auf den Kapitaldienst für die erforderlichen Krankenhausinvestitionen. Die Behandlungskosten eines postthrombotischen Syndroms werden auf etwa 100000 DM pro Patient veranschlagt. Würden die wirksamen Venenpharmaka aus der Erstattungspflicht ausgeschlossen, käme es nach vorsichtigen Schätzungen durch die Mehrkosten bei Arbeitsunfähigkeit und Klinikbehandlung (s. oben) im günstigsten Fall zu keinem Spareffekt. Durch die Gefahr des Übereinsatzes stark wirksamer, gefährlicherer und teurerer Behandlungsmaßnahmen im Sinne einer „defensiven Medizin" könnten sogar spürbare Mehrkosten resultieren (s. auch 6.3).

3 Diagnostik der Venenerkrankungen

3.1 Anamnese

In der *Familienanamnese* ist nach Varikosis, Thrombosen und Lungenembolien zu fahnden, da dafür erbliche Dispositionen bestehen können (Mangel an Antithrombin III und weiteren antithrombotisch wirkenden Proteinen wie Plasminogen, Protein C und S). Auch die Thrombangiitis obliterans, die mit Phlebitiden einhergehen kann, scheint familiär gehäuft aufzutreten [23, 24].

In der *Eigenanamnese* ist speziell zu achten auf: Frühere Thrombosen oder Embolien; Stehberuf; Einnahme von Östrogenen (sowohl synthetische als auch konjugierte Östrogene führen zu einer gesteigerten Gerinnbarkeit des Blutes und damit zu einem erhöhten Thromboembolierisiko), Diuretika und von Medikamenten, die zu immunologischen Vaskulitiden mit Beteiligung der Venen führen können (s. 4.2.2.4); Zigarettenrauchen in Hinblick auf die Thrombangiitis obliterans und ein erhöhtes Thromboserisiko in Kombination mit oralen Antikonzeptiva. Eine Thrombosegefährdung (s. S. 15) besteht besonders postoperativ (Thrombosehäufigkeit bis 45%), bei Schwangerschaften (Thromboseinzidenz gegen Schwangerschaftsende ca. 0,5%) und vor allem im Wochenbett, bei Polytraumen und Verbrennungen; ferner auch bei Herzinsuffizienz, Myokardinfarkten, Apoplexie, arterieller Verschlußkrankheit, bei Niereninsuffizienz bzw. nephrotischem Syndrom, bei Malignomen, Polyglobulien, Thrombozytosen und „Hyperviskositätssyndromen" und allgemein bei Bettlägerigkeit und Exsikkose; dabei meist mehr schleichender Thrombosebeginn, oft ohne typische Symptomatik (!).

Wiederholt haben wir in den letzten Jahren Bein-Beckenvenenthrombosen nach Interkontinentalflügen gesehen: „Flugreisenthrombose", „Urlaubsthrombose", wahrscheinlich ausgehend von einer langanhaltenden Knickung der V. poplitea [23]. Auch durch starke, ungewohnte körperliche Belastungen (z. B. Bergtouren) können offenbar akut Thrombosen ausgelöst werden („thrombose par effort"), dies auch im Bereich des Schultergürtels z. B. durch Tennisspielen, Schaufeln oder Gewichtheben – auch bei der Berufsarbeit (meist offenbar Schädigung der Vene zwischen Klavikula und erster Rippe oder in anderen Engpässen im Bereich des Schultergürtels; s. auch 4.3.3).

Bei Frauen scheint die Kombination von hormonellen Antikonzeptiva und Zigarettenrauchen das Thromboserisiko deutlich zu steigern.

3.2 Subjektive Symptome

Der „Fragebogen bei Beinbeschwerden" kann zur Erhebung der speziellen Anamnese bzw. zur differentialdiagnostischen Einengung herangezogen werden.

Fragebogen bei Beinbeschwerden

Zutreffendes eintragen: ja = + nein = ∅ ggf. mit Seitenangabe	ja	nein	Diagnostischer Hinweis
1 Kältegefühl			periphere arterielle Verschlußkrankheiten
2 Blässe			
3 Krampfartige Schmerzen beim Gehen nach bestimmter Strecke, die beim Stehenbleiben rasch aufhören (Sek. bis wenige Min.):			
in Wade Oberschenkel Gesäß plötzl. aufgetreten allmählich entstanden			
4 Ruheschmerzen, bes. im Liegen mit Besserung beim Aufstehen			
5 Schmerzhafte Geschwüre			(auch an die übrigen topografischen Manifestationen denken)
6 Besteht Zuckerkrankheit			
7 Zunahme der Beschwerden beim Stehen u. Besserg. beim Liegen und Gehen			periphere Venenerkrankungen
8 Krampfartige Wadenschmerzen in Ruhe			
9 Streifenförmige Entzündung (m. Rötung u. Schmerz)			Phlebitis
10 Bläuliche Verfärbung eines Beins mit Schwellungs-, Berstungsgefühl			Venenthrombose
11 Schmerz im Fuß beim Auftreten			
12 Schmerz im Bein beim Husten			
13 Plötzliches Hervortreten von Venen			
14 Schmerzloses Geschwür			
15 Schweregefühl			Lymphödem
16 Schmerzlose Beinschwellung vom Fußrücken ausgehend			
17 Schmerz in Gelenken zu Beginn und nach längerer Belastung			arthrogen
18 (Morgen-) Steifigkeit			
19 Gelenkschmerz mit Schwellung und evtl. Rötung			
20 Belastungsabhängiger, anhaltender Schmerz im Vorfuß			
21 Streifenförmig ausstrahlender Schmerz von oben nach unten			vertebragen
mit Gefühlsstörungen mit Schwäche			
22 Streifenförmig ausbreitender Schmerz beim Gehen, der danach langsam abklingt (nach vielen Min.)			
23 Wechselnde Schmerzen in der Tiefe des Beins			neurologisch
24 Schmerzen in umschriebenen Bezirken			
mit Gefühlsstörungen mit Bewegungsschwäche			
25 Schmerzen und/oder Gefühlsstörungen socken- oder strumpfförmig angeordnet			
26 Schmerzen und/oder Schwäche in der Muskulatur, nicht oder wenig von Belastung abhängig			myogen
27 Krämpfe in Ruhe, z.B. nachts			
28 Sonstige Beschwerden, z.B. unangenehmes Wärmegefühl, Unruhe, Krämpfe			unterschiedliche Ursachen

Außer der kosmetischen Beeinträchtigung bestehen bei der unkomplizierten Varikose keine oder nur diskrete Beschwerden, die dann im Liegen oder bei Bewegung verschwinden.

Bei starker Varikosis, vor allem in Kombination mit insuffizienten Perforansvenen, stehen Schwere- und Spannungsgefühl, Juckreiz und ein lästiger Druck über
insuffizienten Perforansvenen meist proximal der Innenknöchel im Vordergrund;
auch nächtliche Wadenkrämpfe können auftreten, doch ist dabei eine sorgfältige
differentialdiagnostische Abklärung vorzunehmen (s. auch 3.3). Diese Beschwerden können sich besonders bei Wärme und während der Menstruation und der
Schwangerschaft verschlimmern. Heftige Berstungsschmerzen in den Unterschen-
keln können bei starker Erweiterung der tiefen Venen („tiefen Varizen") auftreten.
Die entzündlichen Venenerkrankungen weisen sich vor allem durch Spontan- und
Druckschmerz im befallenen Bereich aus.

Dagegen können die Beschwerden bei einer beginnenden tiefen Venenthrombose sehr gering und uncharakteristisch sein und so zu Fehldeutungen Anlaß geben. Bei entsprechend gefährdeten Patienten, besonders postoperativ, im Wochenbett und bei Bettlägerigkeit infolge schwerer Grunderkrankungen, ist auf unklare
rheumaartige Kreuzschmerzen, Fieber, Beschwerden in den Beinen evtl. mit
Schwellung, mitunter Kopfschmerzen, Thoraxschmerzen, Hustenreiz und Bluthu-
sten zu achten. Aber 50% aller tiefen Venenthrombosen verlaufen zunächst sym-
ptomlos (asymptomatische Verlaufsform); und bei einem Großteil der tödlichen
Lungenembolien werden keine klinischen Prodromi beobachtet, da das „Stadium
der größten Emboliegefährdung" etwa mit dem Auftreten der ersten klinischen
Symptome endet (s. auch Abb.64).

Plötzlich einsetzende Phlebalgien können bei arteriovenösen Fisteln, z.B. auch
bei Kindern, auftreten.

3.3 Differentialdiagnose des schmerzhaften Beines (s. Tabelle 2)

Ursachen

Angiologisch. Arterielle Verschlußkrankheit (Leitsymptom: Claudicatio intermittens; typischer Pulsstatus, positive Ratschow-Probe); Venenerkrankungen (Thrombophlebitis, Phlebalgien bei Varizen, tiefe Venenthrombose – besonders starke
Schmerzen bei Phlegmasien, venöse Claudicatio intermittens bei schwerem postthrombotischen Syndrom); arteriovenöse Fisteln können zu starken Phlebalgien
führen; Erythromelalgie; Glomustumoren (umschriebene Schmerzauslösung).

Myogen. Myostitis, Myopathien, Krampussyndrom.

Neurogen. Peripher: Engpaßsyndrome (Tarsaltunnelsyndrom, Meralgia paraestheti-
ca nocturna), Polyneuritis. Polyneuroradikulopathie; neurogene Claudicatio intermittens (durch lageabhängige Einklemmung der Cauda equina mit positionsabhän-
gigen, schmerzhaften Mißempfindungen in beiden Beinen und meist zusätzlicher
Schwäche).

Orthopädisch. Arthrosen des Hüft- und Kniegelenks (Anlaufschmerz und Ermü-
dungsschmerz); Arthritiden (lokalisierte Entzündungssymptome); Senk- und
Spreizfüße.

Tabelle 2. Differentialdiagnostischer Leitfaden bei Beinbeschwerden

Ursache und Leitsymptome	Diagnostik in der Praxis		Spezialuntersuchungen und wichtige Maßnahmen
	primär	weiterführend	
Vaskulär			
Arteriell: Kältegefühl, Blässe; typ. **Claudicatio intermittens** mit imperativem Schmerz, der beim Stehenbleiben rasch aufhört; Ruheschmerz bes. im Liegen; schmerzhafte akrale Nekrosen; peitschenhiebartig einschießender Schmerz bei Embolie.	**Gefäßpalpation u. -auskultation; Ratschow-Probe;** Risikofaktorfahndung; kardiale Untersuchung (Vitium, Arrhythmie)	**Ultraschall-Doppler:** nichtdirektional und direktional; elektron. Oszillographie; Röntgen: Weichteilaufnahme (Kalk), Herz	Bei Gehstrecke < 400 m angiographische Abklärung anstreben (Angiologen konsultieren); bei Ruheschmerz u. Gangrän (Stadium III und IV) stat. Einweisung; bei Embolieverdacht umgehend stationäre Einweisung.
Venös: **allgemein Zunahme der Beschwerden unter Orthostase** und Besserung im Liegen und beim Gehen; manchmal krampfartige Wadenschmerzen in Ruhe (Soleusvarizen); **strangartig angeordnete Entzündung** bei Thrombo-/Varikophlebitis; Thrombose: „Blaustich", Überwärmung, Schwellungsgefühl u. evtl. beim Husten; Schmerz beim Auftreten u. evtl. beim Husten; venöses Ulkus: meist an der Innenseite d. Unterschenkels u. schmerzlos	Bei Thromboseverdacht ruhigstellen, typ. Schmerzdruckpunkte prüfen, Umfangsdifferenz; auf Fernsymptome einer Lungenembolie achten. Sonst bei Venenerkrankungen immer im Liegen **und** Stehen untersuchen; ggf. Trendelenburg-, Perthes-Test.	**Ultraschall-Doppler** (direktional); Phlebodynamometrie, ggf. mit Pelottentests; andere Ödemursachen ausschließen (intern, lymphogen); ggf. Phlebographie	Bei Verdacht auf Thrombose im Poplitea-, Oberschenkel-, Beckenbereich umgehend stationäre Einweisung (schonendster Transport). Bei Phlebitiden u. Thrombose unklarer Ursache immer auch an Malignome denken!
Lymphogen: Schweregefühl, schmerzlose Schwellung (Fußrücken).	Andere Ödemursachen ausschließen (s. oben); sorgfältige internistische Untersuchung.		Immer an sekundäre Lymphödeme infolge von Neoplasien denken (ggf. Lymphangiographie)!
Orthopädisch und rheumatisch			
Arthrogen: gelenkbezogener **Anlauf- u. Ermüdungsschmerz** evtl. mit Ausstrahlung; Beweglichkeitseinschränkung; gelenkbezogene Entzündungszeichen (Dolor, Tumor, Kalor, Rubor); belastungsabhängige Fußschmerzen	Inspektion, Palpation u. Funktionsprüfung von Wirbelsäule und Gelenken;	Röntgen: Gelenke Labor: BKS, BB, El'phor, Fe, Rheumafaktor, Harnsäure	Ggf. Überweisung zum Orthopäden, Rheumatologen: Myelographie bzw. CT; EMG

Tabelle 2. (*Fortsetzung*)

Ursache und Leitsymptome	Diagnostik in der Praxis		Spezialuntersuchungen und wichtige Maßnahmen
	primär	weiterführend	
Vertebragen: **segmental** von proximal nach distal **ausstrahlender** Schmerz, segmentale Sensibilitätsstörungen, Reflexausfälle, Paresen; **Claudicatio intermittens** entlang einem **Dermatom**, die beim Stehenbleiben anhält (Cauda-equina-Syndrom)	neurologische Prüfungen: Muskeleigenreflexe, Sensibilität, Laségue Gefäßstatus	Röntgen: LWS und Beckenring, CT	Bei Diskusprolaps mit Parästhesien und Paresen ist Op-Indikation geben. Auch an Kompressionssyndrome durch Tumoren denken.
Neurologisch — Zentral: wechselnde, in der Tiefe empfundene Schmerzen nach Insult („Thalamussyndrom"); s. auch orthopädisch vertebragen. Peripher: **Schmerzen in best. Versorgungsgebiet (Dermatom)** oder strumpfförmig, evtl. **kombiniert mit Parästhesien**, Paresen, Muskelatrophien	Orthopäd. u. neurologische Untersuchungen, einschließlich Vibrationsempfinden (Erkrankungen: N. Myelitiden, Polyradikulopathien, **Polyneuropathien; periphere Engpaßsyndrome:** N. ischiadicus, N. saphenus, N. patellaris, Tarsaltunnelsyndrom u. a.). Spezielle Anamnese: Alkohol, Diabetes mellitus, Berufsgifte, Medikamente	Röntgen: LWS und Becken, ggf. CT. Labor: „Leberwerte", Glukosetoleranztest u. a.	Ggf. Überweisung zum Neurologen: EMG, Nervenleitgeschwindigkeit. Auch an paraneoplastische Syndrome und immunologische Erkankungen denken.
Myogen — **Muskelschmerzen und Schwäche nicht oder kaum belastungsabhängig**	Umfangreiche internistische u. neurolog. Untersuchung (Myositiden u. Myopathien)	Umfangreiche Laboruntersuchungen einschließlich Muskelenzyme (CPK), Glukosetoleranztest und immunolog. Untersuchung.	Ggf. Überweisung zum Internisten/Neurologen (EMG).

Crampi   (Vielfältige Ursachen)

Besonderheiten und Raritäten

Vaskulär: Tibialis-anterior-Syndrom (ischämische Muskelnekrose)/druckschmerzhafte, meist akrale Glomustumoren/Phlebalgien bei av Fisteln/Phlegmasien mit starken Schmerzen im gesamten Bein, evtl. mit schweren Allgemeinsymptomen/Erythromelalgie mit Schmerzen besonders bei Wärme/Arteriitiden und Phlebitiden bei immunologisch bedingten Erkrankungen.

Neurogen:
Unklare Ursache Kausalgie: brennender Dauerschmerz nach partieller Nervenschädigung. Phantomschmerz. (metabolisch/neurogen): „restless legs" mit Unruhe in den Beinen besonders in Ruhe; „burning feet" – verstärkt durch Wärme.

Häufig muß der angiologische Beinschmerz gegen den neurogenen abgegrenzt werden.

Für neurogene Ursachen spricht: Ausbreitung im Verlauf eines Dermatoms. Keine abrupte Gehbehinderung; langsames Abklingen der Schmerzen beim Stehenbleiben. Schmerzen im Lendenbereich mit Muskelverspannungen. Steifigkeit und Klopfschmerzhaftigkeit der LWS. Schmerzen auch im Stehen. Normaler peripherer Pulsstatus.

Selbstverständlich können angiologische, neurologische und orthopädische Ursachen auch kombiniert vorkommen.

3.4 Untersuchungsmethoden, die für die Praxis geeignet sind

3.4.1 Körperliche Untersuchung

In Abb. 11 ist ein Untersuchungsbogen zur Eintragung eines angiologischen Untersuchungsbefundes dargestellt.

Außer bei der akuten tiefen Venenthrombose muß die körperliche Untersuchung immer *im Stehen und Liegen* durchgeführt werden. Zur Abtastung der Wade soll das Bein in Hüfte und Knie etwas abgewinkelt und entspannt auf die Liege aufgesetzt werden.

Die oberflächliche Varikosis ist der direkten Inspektion zugänglich, wenn sie auch bei Adipositas unterschätzt werden kann, speziell am Oberschenkel. Insuffiziente Perforansvenen lassen sich oft aufgrund tastbarer subkutaner Gewebelücken („Faszienlücken"), weicher, halbkugeliger Vorwölbungen („Blow-out-Phänomen") bis hin zu den venösen Beingeschwüren an den typischen Prädilektionsstellen vermuten. Sehr häufig findet sich ein charakteristischer Druckschmerz über einer funktionell bedeutsamen Perforansinsuffizienz. Auch die seltenen venösen Aneurysmen sind bei oberflächlicher Lokalisation durch die Inspektion zu erfassen.

Besonders zu achten ist auf die *Komplikationen der PVD:* Entzündliche Venenerkrankungen (Thrombo-, Varikophlebitis) zeichnen sich durch Schmerz, umschriebene Schwellung, Rötung und Erwärmung in dem betroffenen Bereich aus. Im weiteren Verlauf kann es zu Verhärtung durch Thrombosierung und zur Ausbildung eines Narbenstrangs kommen. Plötzliches Auftreten und sprunghaftes Übergreifen auf andere Körperpartien ist typisch für die Phlebitis migrans (saltans). Selten finden sich Phlebitiden am Stamm (*Mondor-Krankheit:* Phlebitis der Vv. thoracoepigastricae) oder an den Fingern.

Das venöse Ulkus ist typischerweise im Bereich des medialen Knöchels bis Unterschenkels lokalisiert. Doch können einschmelzende Phlebitiden auch an anderen Stellen zu periphlebitischen Ulzerationen führen.

Bei Verdacht auf eine tiefe Bein- und Beckenvenenthrombose finden sich häufig typische Schmerzdruckpunkte oder ein einschießender Beinschmerz beim Husten

Abb. 11. Angiologischer Untersuchungsbogen ▷

Für Befundmarkierungen:

Angiologische Untersuchung

Betrifft:

Fragestellung:

RR   re ___/___ li ___/___

Arteriell:

	Puls:		Geräusch:	
	re	li	re	li
A. carotis:				
A. temp. superfic.:				
A. subclavia:				
A. brachialis:				
A. radialis:				
A. ulnaris:				
Aorta abdom.				
A. iliaca:				
A. femoralis:				
A. poplitea:				
A. tib. post.:				
A. dors. ped.:				

Venös:

	Oberschenkel		Unterschenkel		Fuß	
	re	li	re	li	re	li
Stamm-Varikosis						
Ast-Varikosis						
retikul. Varikosis						
Besenreiser						
Pinselfiguren						
Perforansinsuffizienz (Verd. auf)						
Beinödem						
Kollateralvarizen						
Siderose						
Sklerose						
Ulcus						
Thrombophlebitis						

Herz:

Funktionstests

Ratschow-Probe:

Abblassen (in Sek.)   reaktive Rötung (in Sek.)

Fußvenenfüllung (in Sek.)   Nachröte (in Sek.)

Trendelenburg-Test:

Perthes-Test:

Bemerkungen:

Differentialdiagnose des arteriellen und venösen Verschlusses

	arteriell	venös
Beginn	meist plötzlich	verzögert
Farbe	blaß	leicht zyanotisch („Blaustich")
Hauttemperatur	kühl	etwas überwärmt
oberfl. Venen	kollabiert	prall gefüllt („Pratt-Warnvenen")
Umfang	normal	vergrößert
Puls	fehlend	normal tastbar (außer bei starkem Ödem)
Ratschow-Probe	positiv (Zunahme bei Belastung)	negativ (cave intensive Manipulationen am Bein)

und Pressen, worauf sorgfältig zu achten ist, z.B. das Payr-Zeichen oder das Sigg-Zeichen (starker Schmerz in der Kniekehle bei Überstreckung des Kniegelenks) (s.4.3.1.1, Abb.63). Die wichtigsten Komplikationen eines dekompensierten venösen Rückstroms sind *Ödem* und *Stauungsdermatosen*.

Üblicherweise ist das Ödem nach *Venenthrombose* einseitig; zu Beginn bestehen oft nur verstrichene Konturen im Knöchelbereich. Es fallen an der betroffenen Gliedmaße gestaute, pralle periphere Venen auf; für die Diagnose wichtig sind oberflächliche Kollateralvenen (Leistengegend, Schulterbereich). Die Haut der betroffenen Extremität ist üblicherweise überwärmt und von livider Farbe („Blaustich"). Die Ödemausbildung hängt von Ausmaß und Lokalisation der Thrombosierung ab; sie nimmt im Laufe des Tages zu und wird durch Stehen oder langes Sitzen begünstigt (geringe bis mäßige Beinödeme nach sehr langem Sitzen, z.B. bei Flugreisen, können durchaus physiologisch sein).

Im Gegensatz zu anderen internistischen Ödemformen kommt es beim Phlebödem an den Beinen nach Monaten bis Jahren zu den charakteristischen Stauungsdermatosen, wobei die Sklerosierung der Haut mit Atrophie im Vordergrund steht; dazu kommen Pigmentverschiebungen (Siderosklerose) und als Komplikation ekzematöse Veränderungen.

3.4.2 Einfache funktionelle Tests

Sie sollen über Störungen des venösen Rückstroms durch Klappeninsuffizienz oder Thrombosen Aufschluß geben. Durch die Ultraschall-Doppler-Untersuchung haben sie an Bedeutung eingebüßt. Es handelt sich vor allem um die *Tourniquettests:*

3.4.2.1 Trendelenburg-Test (Abb. 12 a)

Damit lassen sich Klappeninsuffizienzen der V.saphena magna und V.saphena parva einfach nachweisen.

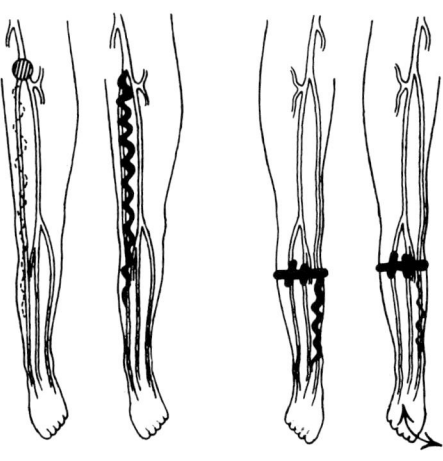

Abb. 12. Venenfunktionsprüfungen. *Links:* Trendelenburg-Test (V.saphena magna); *rechts:* Perthes-Test (Vv.profundae). (Aus [24])

Durchführung. Nach Entleerung der Varizen durch Beinhochlagerung und Ausstreichen (nicht ausstreichbare Varizen sprechen für av Fisteln) wird je ein Stauschlauch (Tourniquet) etwa in Oberschenkelmitte und unterhalb des Kniegelenks
angelegt; notfalls zur schnellen Information kann der Venenstamm auch mit dem
Daumen komprimiert werden. Bei Insuffizienz der V. saphena magna füllen sich die
Varizen im Stehen rasch von proximal, wenn die obere Staubinde gelöst wird. Bei
Insuffizienz der V. saphena parva kommt es zur retrograden Füllung bei Lösung der
distalen Stauung.

Beurteilung. Rasche retrograde Füllung („blow down") bedeutet also Klappeninsuffizienz im Bereich der geprüften Vene, d. h. Trendelenburg positiv; fehlende
Füllung spricht für intakte Klappen, Trendelenburg negativ. Schlagartige Füllung
innerhalb von 1–2 s nach Lösen der Stauung (Trendelenburg + + +) bedeutet die
Indikation zur chirurgischen Behandlung dieser Varikosis.

Wenn sich am stehenden Patienten bei angelegter Staubinde innerhalb von 30 s
die Stammvene nicht oder nur sehr langsam füllt, sind die peripher der Kompressionsstelle liegenden Vv. perforantes intakt.

3.4.2.2 Perthes-Test (Abb. 12 b)

Der Perthes-Test dient zur Klärung, ob die tiefen Venen durchgängig und die
Vv. perforantes suffizient sind.

Durchführung. Am stehenden Patienten wird unterhalb des Knies ein Stauschlauch
angelegt. Damit geht der Patient rasch umher und macht evtl. noch Kniebeugen.
Bei Durchgängigkeit der tiefen Venen und intakten Vv. perforantes entleeren sich
die vorher prall gestauten oberflächlichen Varizen durch die Wirkung der Muskelpumpe.

Beurteilung. Bei gestörtem Abfluß über das tiefe Venensystem (Thrombosen) und
Insuffizienz der Vv. perforantes bleiben die Varizen gestaut, und es kommt beim
Gehen zu Schmerzen und Spannungsgefühl im Unterschenkel (Claudicatio inter-
mittens durch eine AVK muß vorher ausgeschlossen werden – s. 3.3).

3.4.2.3 Weitere Tourniquettests

Pratt-, Mahorner-Ochsner- und Linton-Test arbeiten mit elastischen Binden bzw.
mehreren Tourniquets und sollen insuffiziente Perforansvenen lokalisieren bzw.
den tiefen Abfluß prüfen. Sie sind heute weitgehend entbehrlich.

3.4.3 Apparative Diagnostik

3.4.3.1 Die Ultraschall-Doppler-Untersuchung (USD-Untersuchung)

Wegen ihrer vielfältigen Vorteile sei die USD-Untersuchung an den Anfang gestellt
und ausführlicher beschrieben. Eine weiterführende Darstellung der USD-Metho-

de - vor allem auch für die *ergänzend immer erforderliche Untersuchung des Arteriensystems* - findet sich bei Marshall [26].

In Anbetracht der erheblichen sozialmedizinischen Bedeutung der Venenerkrankungen (s. 2) bedeutet die Verfügbarkeit einer raschen, subtilen, ungefährlichen und zuverlässigen Methode zur Diagnostik und Beurteilung eine besondere Verpflichtung für jeden betroffenen Arzt, sich intensiv damit zu befassen.

Die USD-Untersuchung ist je nach Fragestellung eine wenig bis mäßig zeitaufwendige Methode, die in den Grundzügen relativ leicht erlernt werden kann und gut reproduzierbare Ergebnisse mit hohem Aussagewert liefert. Sie gilt heute von den nichtinvasiven, apparativen angiologischen Methoden allgemein als vielseitigste und kostengünstigste und ist daher für Klinik und Praxis in besonderer Weise geeignet. (Sie geht zurück auf Satomura und Kaneko 1960 und Franklin et al. 1961.)

Physikalische und technische Grundlagen der USD-Methode

Neben den *direktionalen* Geräten, die außer der Geschwindigkeit auch die Strömungsrichtung des Blutes anzeigen, und die inzwischen in Handhabung und Technik weit ausgereift sind und mit meist 2 Ultraschallfrequenzen und „Outphaser" arbeiten, gibt es auch kleine *nichtdirektionale* Geräte, die zuverlässig und preisgünstig sind, und deren Bedienung so vereinfacht wurde, daß grundlegende angiologische Voruntersuchungen einer eingearbeiteten Hilfskraft übertragen werden können. Bereits mit diesen einfachen Geräten kann man in der täglichen Praxis hochwertige diagnostische Informationen aus dem akustischen Doppler-Signal gewinnen (periphere arterielle Blutdruckmessung; orientierende Venendiagnostik) (Abb. 13). Für eine korrekte Untersuchung des Venensystems sind aber immer die aufwendigeren direktionalen USD-Geräte erforderlich (Abb. 14) (s. unten).

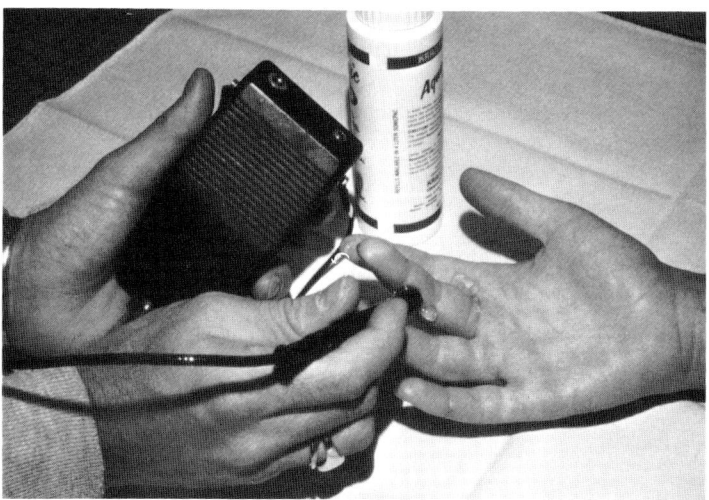

Abb. 13. Einfaches, nichtdirektionales Ultraschall-Doppler-Gerät (Taschengerät) zur Untersuchung der peripheren Arterien - hier der Digitalarterien - und orientierend der Venen nach dem Doppler-Prinzip. Ausgewertet wird das akustische Signal

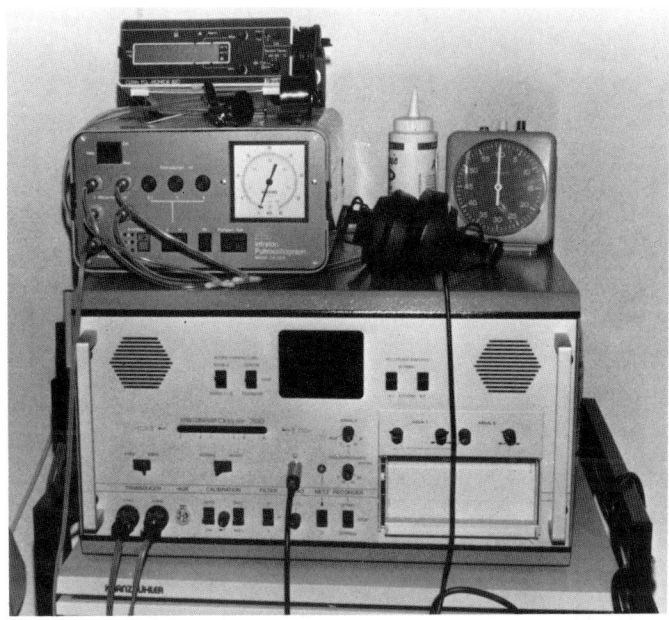

Abb. 14. Angiologischer Untersuchungsplatz mit modernem Ultraschall-Doppler-Gerät mit 2 Frequenzen (4 und 8 MHz), Outphaser-Technik und Zweikanalschreiber zur Feststellung von Strömungsrichtung und -geschwindigkeit (und elektronischem Pulsoszillograph und Gerät zur perkutanen pO_2-Messung)

Physikalische Prinzipien. Die Ultraschall-Doppler-Technik macht sich 2 physikalische Phänomene zunutze [24, 26]:

a) *Hochfrequenter Ultraschall* durchdringt biologische Gewebe und wird an Grenzflächen zwischen Geweben unterschiedlicher (akustischer) Dichte teilweise reflektiert.
b) Befinden sich diese Grenzflächen in Bewegung, tritt aufgrund des *Doppler-Effektes* beim reflektierten Ultraschall eine Frequenzänderung gegenüber der Sendefrequenz ein.

In Blutgefäßen wird Ultraschall vor allem an den Erythrozyten reflektiert. Die Ultraschall-Doppler-Geräte können also aufgrund von US-Frequenzänderungen, die durch die Reflexion an vorbeiströmenden Erythrozyten verursacht werden, arterielle und venöse Blutströmungen nachweisen. Qualitativ gibt das registrierte Signal die *Strömungsgeschwindigkeit des Blutes* und ihre Veränderungen wieder.

Feststellung der Blutströmungsgeschwindigkeit. Ein Sender im Kopf der Doppler-Sonde schickt *kontinuierlich* Ultraschallwellen (continuous wave = cw) aus, die von den vorbeiströmenden Blutkörperchen unter entsprechender Frequenzänderung (Doppler-Effekt) reflektiert und von einem Empfänger im Sondenkopf aufgenommen werden (Abb. 15).

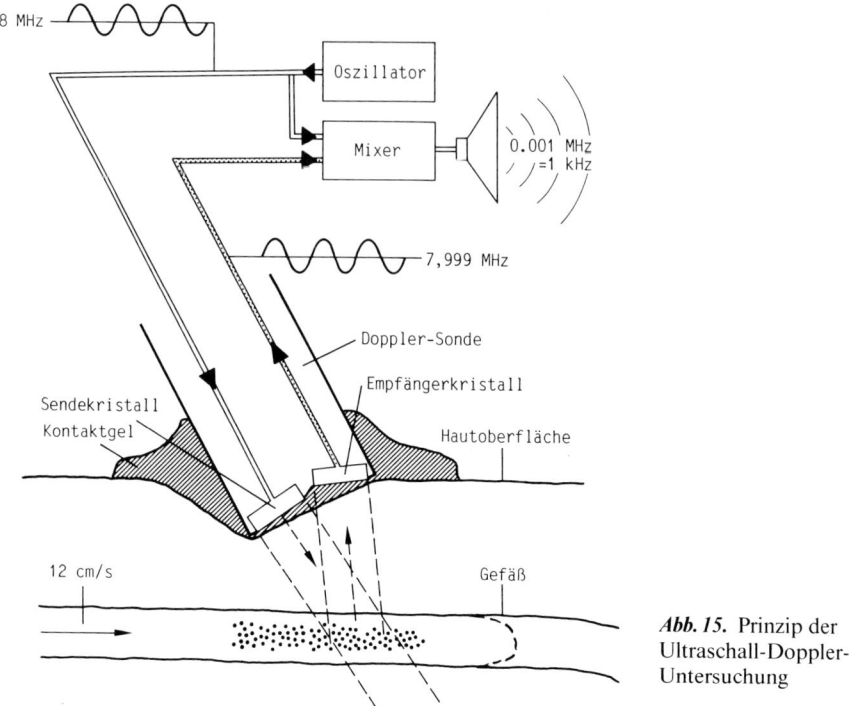

8 MHz

Oszillator

Mixer

0.001 MHz
=1 kHz

7,999 MHz

Doppler-Sonde

Empfängerkristall

Sendekristall
Kontaktgel

Hautoberfläche

12 cm/s

Gefäß

Abb. 15. Prinzip der Ultraschall-Doppler-Untersuchung

Es gilt dabei folgende Beziehung:

$$\Delta F \;=\; V \cdot \frac{2\,F_a \cdot \cos \beta}{c}$$

ΔF = Differenz zwischen Frequenz des ausgesandten (F_a) und des reflektierten Ultraschalls;

V = Blutstromgeschwindigkeit;

β = Einfallswinkel des ausgesandten Ultraschalls zur Gefäßlängsachse;

c = Geschwindigkeit des Ultraschalls im Gewebe.

Soweit $\dfrac{2F_a \cdot \cos \beta}{c}$ konstant zu halten ist, gilt:

ΔF proportional V,

die Frequenz des reflektierten Ultraschalls ist also der Blutstromgeschwindigkeit direkt proportional.

Ferner gilt: Bewegt sich der Blutstrom auf die Sonde zu, kommt es gemäß dem Doppler-Prinzip zu einem Frequenzanstieg des reflektierten Ultraschalls und umgekehrt. Die verwendeten Ultraschallfrequenzen sind so gewählt, daß diese Frequenzänderungen, d.h. der Nettobetrag der „Doppler-Verschiebung", im hörbaren Bereich liegen (80–5000 Hz). Es entspricht ein hoher Ton einer schnellen (arteriellen) und ein tiefer einer langsamen (z.B. venösen) Blutströmung.

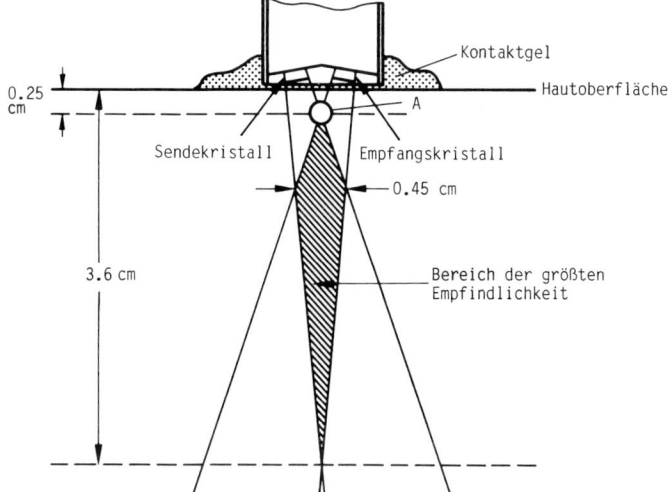

Abb. 16. „Bereich der größten Empfindlichkeit" bei der Anwendung der USD-Sonde, hier mit 8 MHz. *A* oberflächennahe, kleine Arterie

Das beste Doppler-Signal wird empfangen, wenn der Winkel β der Doppler-Sonde zum untersuchten Gefäß etwa 45° beträgt (Abb. 15). Beträgt er 90°, kann kein bzw. nur ein schwaches, von Gefäßwandbewegungen erzeugtes Signal empfangen werden (cos 90° = 0). Es sei darauf hingewiesen, daß oberflächennahe Gefäße üblicherweise weitgehend parallel zur Hautoberfläche verlaufen.

Das unverarbeitete Doppler-Signal ist ein Frequenzspektrum entsprechend den unterschiedlichen Geschwindigkeiten der einzelnen Blutstromschichten (z. B. normales paraboloides Strömungsprofil wie in Abb. 15), aus dem im Idealfall die vorherrschende instante Geschwindigkeit integriert und registriert wird.

Arbeitsfrequenzen der Ultraschall-Doppler-Geräte. Es werden bevorzugt Doppler-Geräte mit Arbeitsfrequenzen von etwa 8–10 MHz und 4–5 MHz verwendet. Für die Auswahl gerade dieser Frequenzen sind 2 Gesichtspunkte entscheidend:

a) Von der Frequenz ist die Eindringtiefe abhängig. Je höher die Frequenz, desto geringer die Eindringtiefe:
bei 8 MHz maximal 3,5 cm
bei 4 MHz maximal 8,0 cm.
Diese maximale Eindringtiefe muß bei der Untersuchung tiefliegender Gefäße bedacht werden, z. B. der V. cava inferior, der A. vertebralis oder auch der V. poplitea bei adipösen Patienten (s. Abb. 16).

b) Von der Frquenz ist die geringste noch nachweisbare Geschwindigkeit (Empfindlichkeit) abhängig:
bei 8 MHz um 2 bis 3 cm/s minimal.
Dies kann bei extremer Verlangsamung der Blutströmungsgeschwindigkeit von Bedeutung sein, z. B. in der Diastole, bei Shuntumkehr in der A. supratrochlearis/A. ophthalmica, bei peripherer Ischämie und allgemein im venösen Bereich. Zum Vergleich: Die systolische Blutströmungsgeschwindigkeit in größeren Arterien kann über 1 m/s erreichen; die mittlere Strömungsgeschwindigkeit in der A.

femoralis beträgt 15,2 ± 5,6 cm/s bei einem mittleren Strom-Zeit-Volumen von etwa 3,5 ml/s; die mittlere Strömungsgeschwindigkeit in der V. femoralis beträgt bei gesunden, jungen Männern 16,2 ± 7,8 cm/s [26].
Für spezielle, z.B. wissenschaftliche Fragestellungen können höhere oder tiefere US-Frequenzen erforderlich sein.

Richtungsunterscheidung. Da sich bei einer Strömung auf die Sonde zu eine – bezogen auf die Sendefrequenz – positive Doppler-Verschiebung ergibt, bei entgegengesetzter Strömung eine negative, läßt sich aus dem Doppler-Signal auch die Strömungsrichtung bestimmen.

Die Frequenzänderung, die also bei direktionalen Geräten neben der Geschwindigkeit auch die Richtung der Blutströmung angibt, wird über einen Lautsprecher oder Kopfhörer „hörbar" gemacht – gegebenenfalls in Zweikanaltechnik nach Vor-

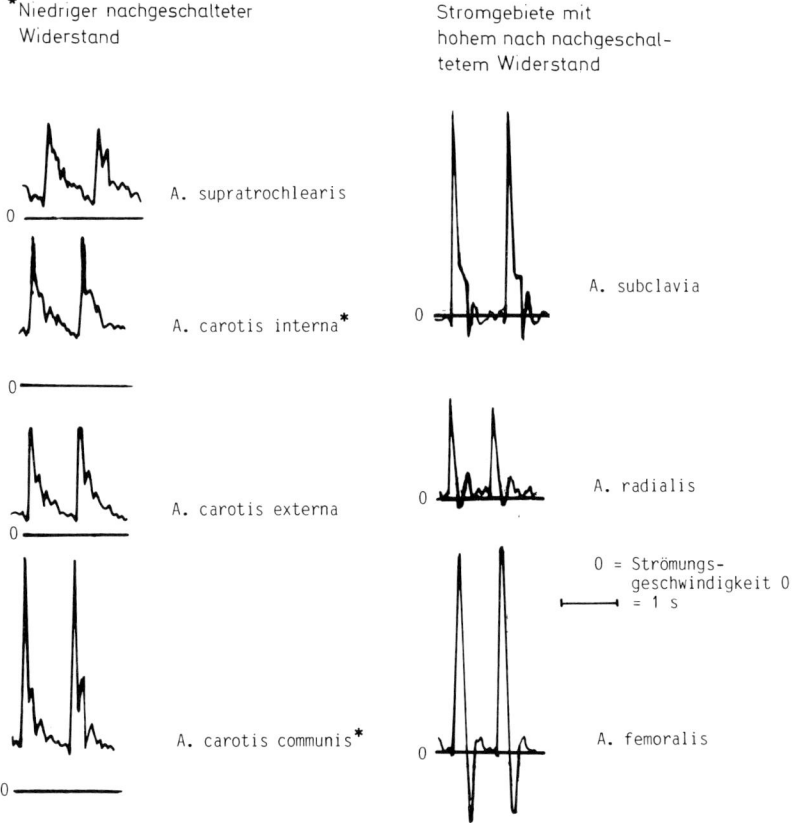

Abb. 17. Charakteristische Doppler-Kurven einiger Arterien, die der Doppler-Sonde zugänglich sind. Positive Ausschläge bedeuten orthograde, negative retrograde Blutströmung; bei den Venen umgekehrt. Die Extremitätenarterien zeigen demnach in der frühen Diastole einen Blutrückstrom („Dip"). Die Venen zeigen ein wesentlich gleichmäßigeres Strömungsverhalten. Die Amplitudenhöhe entspricht der Blutströmungsgeschwindigkeit. (Aus [26])

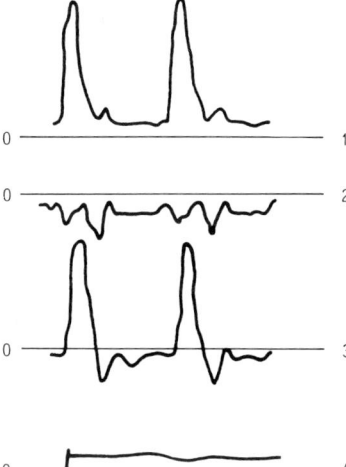

Abb. 18. Doppler-Kurve der A. subclavia bei Aorten-
klappeninsuffizienz mit moderner Outphaser-Technik
aufgezeichnet. *1* Instanter Vorfluß (orthograd); *2* instanter Rückfluß (retrograd); *3* Summenkurve aus Vor-
und Rückfluß; *4* Trendkurve (mittlere Strömungsgeschwindigkeit). (Aus [26])

und Rückfluß „stereophon" getrennt. Die aufgezeichnete Doppler-Kurve, deren
Verlauf Geschwindigkeits- und Richtungsänderungen dokumentiert, läßt eine subtile qualitative und z. T. quantitative Beurteilung zu (Abb. 17).

Weiterhin ermöglichen moderne *Outphaser-Systeme* auch, gleichzeitig vorhandene Vor- und Rückflußanteile *(instanter Vor- und Rückfluß)* präzise zu differenzieren
und getrennt akustisch wiederzugeben und aufzuzeichnen. Aus diesen getrennten
Vor- und Rückflußkurven kann die instante Summenkurve gebildet werden *(inte-
griertes instantes Hämotachygramm);* ferner besteht die Möglichkeit, aus dieser
Summen- eine über 5 oder 7 s gemittelte *Trendkurve* abzuleiten, die die mittlere
Strömungsgeschwindigkeit angibt (Abb. 18).

Die modernen USD-Geräte arbeiten auf der Basis von Nulldurchgangsdetekto-
ren, wodurch die hohe Anzeigeempfindlichkeit ermöglicht wird. Andererseits darf
die untere Empfindlichkeitsgrenze, die „Ansprechschwelle", nicht zu niedrig gewählt werden, weil sonst z. B. Signale aus der Umgebung des Gefäßes oder Umge-
bungsgeräusche die Messung zunehmend stören würden.

Ultraschall-Doppler-Untersuchung des Venensystems

Da die USD-Untersuchung der Venen nicht invasiv und vom Aufwand – gemessen
an der diagnostischen Aussage – gut vertretbar ist, kann sie auch zur Venendiagnostik in der allgemeinärztlichen und internistischen Praxis uneingeschränkt empfohlen werden. Die fehlende Gefährdung des Patienten ergibt als weiteren Vorteil, daß
diese Untersuchung zur Überwachung thrombosegefährdeter Patienten, auch in
der Schwangerschaft, ggf. auch wiederholt eingesetzt werden kann.

Beurteilt werden können die V. iliaca externa mit dem Abstromgebiet über die
V. iliaca communis und V. cava inferior, die V. femoralis (V. femoralis communis
und V. femoralis superficialis), V. saphena magna und parva, V. poplitea und Vv. tibiales posteriores und entsprechende Venen am Arm und Schultergürtel. Beurtei-

lungskriterien sind fehlender venöser Fluß oder pathologisches Strömungsverhalten. Der Seitenvergleich ist immer heranzuziehen, da die intraindividuellen Seitenunterschiede normalerweise gering sind, die interindividuellen Unterschiede dagegen groß sein können.

Der Verschluß einer großen, oberflächennahen Vene, z. B. der V. femoralis in der Leistenbeuge, kann bereits mit den einfachen, nichtdirektionalen Geräten (s. Abb. 13) zuverlässig nachgewiesen werden, während für jede weiterreichende Venendiagnostik die aufwendigeren, Blutstromrichtung und -geschwindigkeit anzeigenden Geräte mit der Möglichkeit zur Aufzeichnung (s. Abb. 14) erforderlich sind. Es kann damit nur eine Venenfunktionsdiagnostik im ileo-femoro-poplitealen und axillären Bereich durchgeführt werden. Thrombosen einzelner tiefer Unterschenkelvenen sind der USD-Untersuchung meist nicht zugänglich, lediglich in einem gewissen Umfang über die Beschallung der Vv. tibiales posteriores.

Methodisches Vorgehen (Tabelle 3)

Leitgebilde zum Auffinden der Venen sind jeweils die zugehörigen Arterien. In der Körperperipherie kann das venöse Strömungssignal immer nur mit arterieller Überlagerung abgeleitet werden, was aber die venöse Funktionsdiagnostik nicht beeinträchtigt (ggf. kann der arterielle und venöse Blutstrom mit „Outphaser" getrennt aufgezeichnet werden [26]).

Tabelle 3. Typische Befunde bei der Ultraschall-Doppler-Untersuchung des Venensystems in der Leistenbeuge (entsprechende Befunde z. T. auch an V. axillaris/subclavia und an V. poplitea zu erheben)

Manöver	Normale Verhältnisse	Tiefe Thrombose (Beckenvenen)	Klappen- insuffizienz
Atemabhängig- keit des Doppler-Signals	+	Fehlt	Bei postthrombotischem Syndrom verminderte Atemabhängigkeit
Valsalva	Sistieren der venösen Blutströmung	Strömung herzwärts anhaltend	Rückstrom
Valsalva mit Stauung distal der Einmündung der V. saph. magna	Sistieren der venösen Blutströmung	[a]	Rückstrom nur bei Insuffizienz der tiefen Venen
„A-sounds" bei Kompression	+	fehlend[a]	(Retrograder Fluß über insuffiziente Perforansvenen)
„S-sounds" in Kollateralvenen	Ø	+ [nach wenigen Stunden (in V. saphena magna umgehend)]	(Bei schlecht kompensiertem post- thrombotischen Syndrom Fortbestehen von Kollateralvarizen)

[a] *Cave:* keine intensiven Manipulationen am erkrankten Bein!

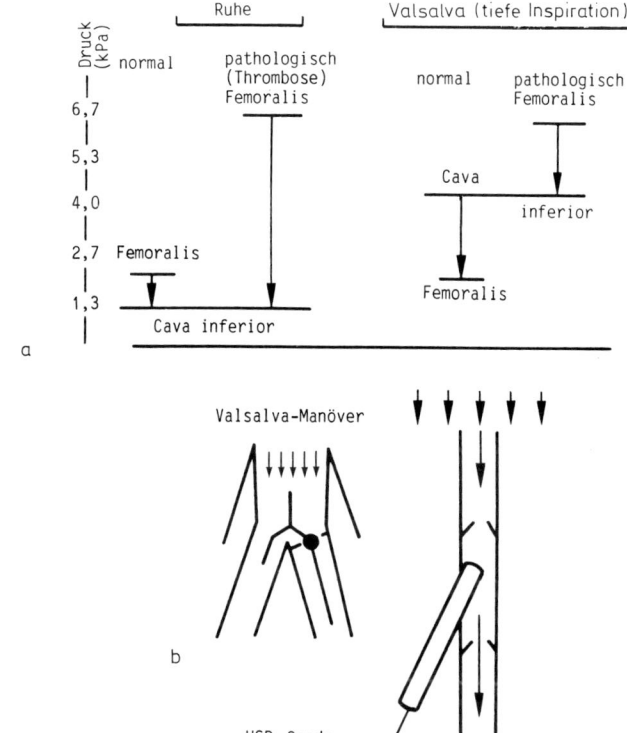

Abb. 19. *a* Druckgradienten zwischen V. femoralis und V. cava inferior unter normalen Bedingungen und bei Beckenvenenthrombose, in Ruhe und beim Valsalvapreßversuch. Bei pathologisch erhöhtem Femoralvenendruck infolge Beckenvenenthrombose bleibt auch beim Vasalvaversuch ein Druckgradient in Richtung V. cava und daher eine herzwärts gerichtete Blutströmung bestehen. *b* Schematische Darstellung des Venensystems in der Leistenbeuge mit dem Valsalvamanöver, auch zum Nachweis von Klappeninsuffizienzen der Beinvenen. (Aus [26])

Der venöse Blutstrom ist durch die fehlende Pulsation und normalerweise durch die Atemabhängigkeit des Signals gut vom arteriellen abgrenzbar. Das venöse Doppler-Signal gleicht dem Heulen oder Brausen des Windes. In der unteren Körperhälfte kommt es inspiratorisch zu einer kontinuierlichen Abnahme der venösen Strömungsgeschwindigkeit mit typischem *endinspiratorischen Stopp* bei tiefer Einatmung (Abb. 19).

Im Bein-Becken-Bereich beginnt die Untersuchung immer in der Leistenbeuge. Bei sehr adipösen Patienten oder ausgeprägten Hüftanomalien kann diese USD-Untersuchung Schwierigkeiten bereiten. Bei Verdacht auf akute tiefe Venenthrombose beginnt die Untersuchung immer auf der erkrankten Seite!

Tiefe Venenthrombose

Basisuntersuchung: Ähnlich wie bei tiefer Inspiration kommt es beim Valsalvapreßversuch beim Gesunden nach einem kurzen initialen Rückstrom zum Sistieren der

Femoralvenenströmung, während bei pathologisch erhöhtem Femoralvenendruck infolge einer *Beckenvenenthrombose* der Blutfluß in der gestauten Femoralvene beim Valsalvamanöver über Kollateralen herzwärts anhält. Wegen des erhöhten Venendrucks distal einer Thrombose ist – als wichtiges vororientierendes Symptom – auch die typische Atemabhängigkeit des venösen Strömungssignals weitgehend aufgehoben. Bei lediglich *stenosierenden,* aber funktionell wirksamen Beckenvenenprozessen verschwindet der endinspiratorische Stopp des USD-Signals der V. femoralis (Seitenvergleich!); dies ggf. auch bei einem stark ausgeprägten „Beckenvenensporn" (links) [24, 26]. Diese Befunde lassen sich in der Leistenbeuge mit der Doppler-Sonde an der medial der Arterie liegenden Vene nachweisen (Abb. 19, Tabelle 3).

Die Treffsicherheit dieser Untersuchung liegt bei etwa 90%. Entsprechende Befunde können unter günstigen Bedingungen in der Kniekehle bei Femoralvenenthrombose und in der Achselhöhle bzw. infraklavikulär bei Thrombose der V. subclavia erhoben werden.

Ergänzende Methodik

Tabelle 3 zeigt weitere Kriterien, die geeignet sind, die bei tiefer Bauchatmung bzw. beim Valsalvamanöver erhobenen Befunde zu ergänzen bzw. zu untermauern:

a) Hervorrufen einer verstärkten orthograden Strömung – sog. *A-Geräusche* (angehoben, *a*ugmented) – durch dosierte manuelle Kompression des Beins oder Arms distal der Untersuchungsstelle (Abb. 20) oder durch Dorsalflexion des Fußes (Sprunggelenkvenenpumpe). Ein hochwertiger Hinweis auf einen Venenverschluß liegt vor, wenn herzwärts keine A-Geräusche auftreten (u. U. ist dieser Effekt auch noch im Bereich der V. cava inferior rechts des Nabels nachweisbar bei Untersuchung auf Beckenvenenthrombose). A-Geräusche sind auch zuverlässig im Bereich der V. poplitea und der Vv. tibiales posteriores bei Fußkompression nachweisbar.
Um einen verstärkten Abfluß über oberflächliche Venen auszuschließen, können die A-Geräusche der V. femoralis auch nach Anlegen eines Stauschlauchs am Oberschenkel geprüft werden.
Selbstverständlich sind A-Geräusche auch mit nichtdirektionalen USD-Geräten gut nachweisbar.
Distal der jeweiligen Kompressionsstelle läßt sich unmittelbar *nach* Aufheben der Kompression ebenfalls eine beschleunigte orthograde Strömung nachweisen. Fehlen derart verstärkte venöse Signale in den Vv. tibiales posteriores, so weist dies auf einen Verschluß dieser Vene im Rahmen einer – allerdings seltenen – Mitbeteiligung bei einer Unterschenkelvenenthrombose (in rund 15% der Fälle).

b) Hilfreich ist weiterhin der Nachweis der hochfrequenten, aber nicht pulsatilen, sich mit der Atmung gering ändernden „*S-Geräusche*" (*s*pontan, *s*chnell) als Zeichen einer schnellen venösen Strömung in einer inguinalen Kollateralvene bei Beckenvenenthrombose. Bei leichter manueller Kompression über der Symphyse und Leistenbeuge sistiert dieses Geräusch über der Kollateralvene im Gegensatz zu einem arteriellen Signal. Ein entsprechender Befund ist auch im Schulter-

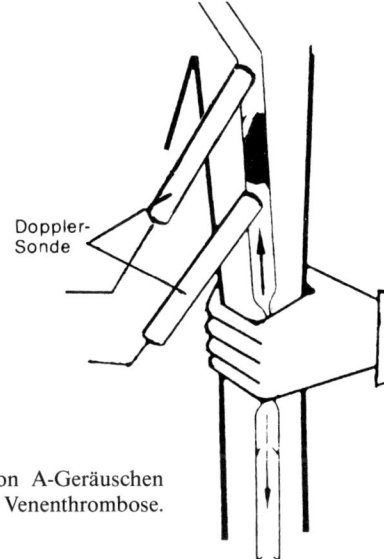

Abb. 20. Schematische Darstellung der Auslösung von A-Geräuschen bzw. der fehlenden Auslösbarkeit bei verschließender Venenthrombose. (Aus [26])

bereich bei Thrombose der V.axillaris/subclavia zu erheben. Diese venösen Kollateralen in stets vorgegebenen Bahnen bilden sich im Verlauf einer akuten tiefen Venenthrombose ganz frühzeitig aus.

Da bei tiefer Oberschenkelvenenthrombose die *V. saphena magna* als wichtiges Kollateralgefäß wirkt, ist der Nachweis einer im Seitenvergleich deutlich beschleunigten Strömung in dieser Vene am Oberschenkel ein hochwertiges indirektes Zeichen für Obliteration der tiefen Strombahn, das praktisch sofort mit der akuten Thrombose auftritt (Abb. 21). Selbstverständlich gilt Entsprechendes für einen thrombotischen Verschluß der V.poplitea oder für ausgedehnte tiefe Unterschenkelvenenthrombosen, wobei jeweils die V.saphena magna ebenfalls als wichtige Kollaterale fungiert. In letzterem Fall übernimmt auch die V.saphena parva Kollateralfunktion.

Bei Verdacht auf akute tiefe Venenthrombose müssen die entsprechenden Untersuchungsmanöver mit äußerster Vorsicht durchgeführt werden (bei Verdacht auf Beckenvenenthrombose genügt der Nachweis einer aufgehobenen Atemmodulation in der V.femoralis im Seitenvergleich)! Die *Sensitivität* (richtige Diagnosen: Gesamtzahl der Erkrankungen) all dieser Untersuchungen auf tiefe Venenthrombose im ileo-femoro-poplitealen Bereich beträgt nach einer Zusammenstellung verschiedener großer Studien in der Literatur und eigenen Erfahrungen 84% (76–94%), die *Spezifität* (richtig erkannte Normalbefunde: Gesamtzahl der Normalbefunde) 87% (78–91%) [26]. Die USD-Untersuchung zeichnet sich demnach für diese Fragestellung durch eine hohe Zuverlässigkeit aus. Sensitivität und Spezifität der klinischen, nichtapparativen Diagnostik liegen bei tiefer Venenthrombose um 50%.

Veneninsuffizienz. Bei Klappeninsuffizienz der Becken- und proximalen Beinvenen kommt es beim Preßversuch zu einem heftigen, anhaltenden Blutrückstrom („blow

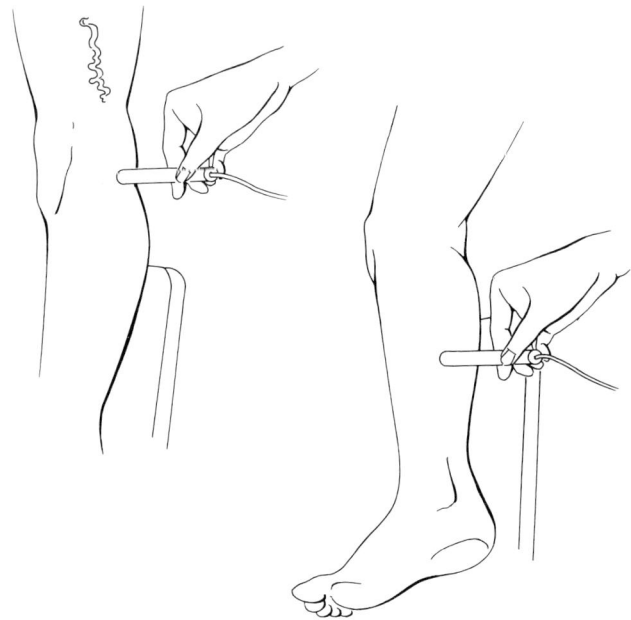

Abb. 21. Die Ultraschall-Doppler-Untersuchung der V. saphena magna z. B. zum Nachweis von S-Geräuschen bei Thrombose der tiefen Beinvenen oder zum Nachweis und zur Bestimmung der Ausdehnung einer Insuffizienz dieser Vene

down"), der in Dauer und Ausmaß mit der Schwere der Klappeninsuffizienz und ggf. der Kompensation eines postthrombotischen Syndroms korreliert und ebenfalls mit der direktionalen Doppler-Sonde zu erfassen ist (Abb. 22 und 23, s. auch Abb. 21). Durch Kompression der oberflächlichen Stammvenen mit einer elastischen Binde kann zusätzlich eine Differenzierung in Insuffizienz der tiefen und oberflächlichen Venen durchgeführt werden, weil bei Insuffizienz der tiefen Venen trotz oberflächlicher Kompression ein Rückstrom erhalten bleibt (Tabelle 3). Auch läßt sich die Ausdehnung einer oberflächlichen Stammvarikosis durch Beschallung entlang des jeweiligen Saphenastammes, ggf. auch *im Stehen,* genau bestimmen (Abb. 21). Diese Befunde können sich allerdings mit den Befunden bei tiefer Venenthrombose bzw. bei postthrombotischem Syndrom überlagern.

Beim Valsalvamanöver kann es initial zu einem deutlichen zentrifugalen Strom in der V. femoralis kommen, wenn die erste schlußfähige Klappe weit peripher und nicht in der V. iliaca externa oder femoralis communis liegt. Dies darf dann nicht im Sinne einer Klappeninsuffizienz interpretiert werden (s. Abb. 23). Die Grenze zwischen diesem kurzen initialen Rückstrom (meist < 1 s) und einer geringfügigen proximalen Beinveneninsuffizienz („frühe Inkompetenz", Rückstrom > 2 s) ist nicht ganz scharf zu ziehen.

Weiterhin kann sich beim Valsalvamanöver ein relativ hoher, zentripedal gerichteter Druckgradient aufbauen und nach dem Manöver – ähnlich einem A-Geräusch – zu einer deutlichen zentripedalen Strömungsspitze („overshoot") führen (Abb. 23); dies weist auf einen freien proximalen Abstrom.

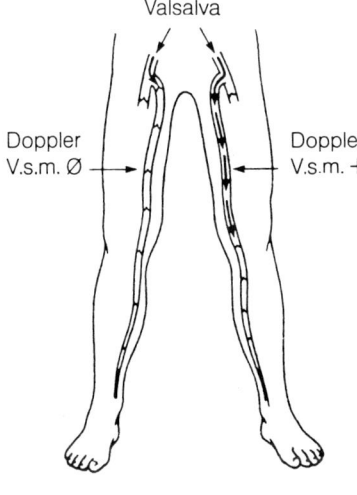

Abb. 22. Schematische Darstellung zum Nachweis eines Refluxes in der V. saphena magna (V. s. m.) mittels Doppler-Sonde bei Krosseninsuffizienz und Klappeninsuffizienz am gesamten Oberschenkel links

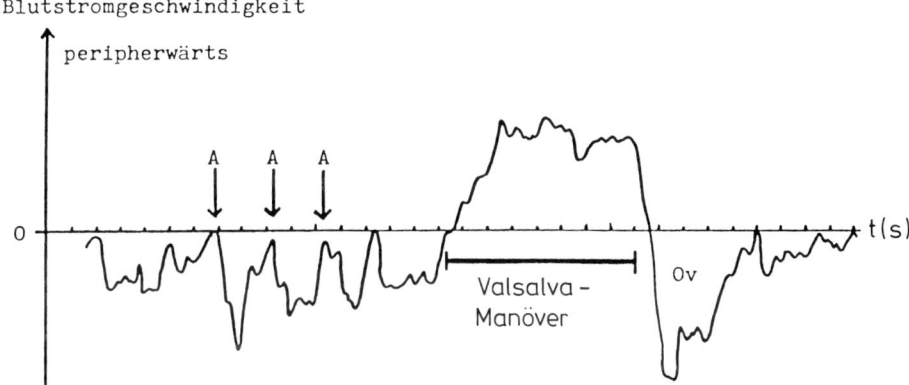

Abb. 23. Hämodynamik in der V. femoralis sinistra einer 35jährigen Angestellten mit ausgedehntem postthrombotischen Venenklappenschaden im Oberschenkel-Becken-Bereich. *A* Auslösung von A-Geräuschen durch Oberschenkel- und Wadenkompression; hier normaler Testausfall bei rekanalisiertem tiefen Venensystem. Beim Valsalvamanöver kommt es zu einem ausgeprägten pathologischen Rückstrom; *Ov* „overshoot" nach dem Valsalvamanöver

Insuffizienz von Perforansvenen. Auch insuffiziente Vv. perforantes lassen sich mit der USD-Methode erfassen und exakt lokalisieren. Über einer intakten Perforansvene – soweit diese überhaupt auffindbar ist – ist kein Doppler-Signal zu hören. Es fehlt auch dann, wenn – bei Untersuchungen am Unterschenkel – die Wade proximal manuell komprimiert wird; erst beim Loslassen der Kompression erzeugt das vermehrt in die Tiefe frei abfließende Blut ein entsprechend gerichtetes Doppler-Signal. Bei Klappeninsuffizienz kommt es auch *bei* der Kompression zu einem

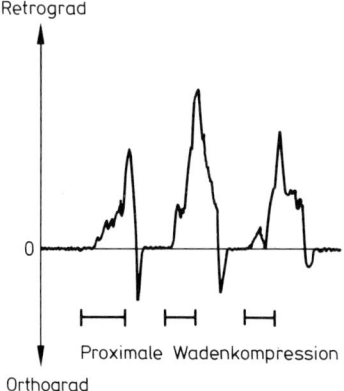

Retrograd

0

Orthograd

Proximale Wadenkompression

Abb. 24. H. M. ♀, 44 Jahre, Hausfrau: PTS am rechten Unterschenkel mit Perforansinsuffizienz Cockett III nach 4maliger Sklerosierungsbehandlung

Doppler-Signal mit umgekehrter Ausschlagsrichtung bei der direktionalen Aufzeichnung, da das Blut retrograd an die Oberfläche gepreßt wird („blow out") (Abb. 24) [26]. (Entsprechendes gilt für die Einmündungsstellen der Stammvenen, die im Bereich der Krosse ja letztlich auch Perforansvenen sind).

Diese sehr empfindliche Untersuchung kann auch mit nichtdirektionalen Geräten mit hoher Zuverlässigkeit durchgeführt werden; und sie kann durch eine Untersuchung im Stehen und ggf. mit einem proximalen Tourniquet, um das oberflächliche Venensystem zu unterbinden, ergänzt werden (stattdessen kann auch ein Gummiring um die Abgangsstelle der Perforansvene aufgedrückt werden).

Abgrenzung von oberflächlicher Thrombophlebitis und Lymphangitis. Da Lymphgefäße parallel zu den oberflächlichen Venen verlaufen, kann es Schwierigkeiten bereiten, Entzündungen dieser Systeme voneinander abzugrenzen. Wenn die oberflächliche Vene sich bei der USD-Untersuchung als thrombosiert erweist, handelt es sich um eine Thrombophlebitis. Zeigt sich in der Vene im Entzündungsgebiet Blutströmung, ist eine Lymphangitis wahrscheinlich.

Fehlermöglichkeiten bei der USD-Untersuchung des Venensystems

Wichtige Fehlerquellen und Probleme der USD-Diagnostik der Becken- und Beinvenenthrombose:
1. Kompression einer Vene von außen
   (Tumor im kleinen Becken; Baker-Zyste in der Kniekehle);
2. nicht verschließende, nicht hochgradig stenosierende Thrombose;
3. Thrombosen außerhalb der Hauptleiter (trotzdem entsprechende Klinik und die Gefahr – meist kleiner – Lungenembolien);
4. doppelt angelegte V. femoralis und/oder V. poplitea;
5. ausgeprägte Kollateralvenen;
6. Hyperzirkulation an einem Bein: Entzündung, Tumor;
7. Beurteilungsprobleme bei Rezidivthrombose bei postthrombotischem Syndrom;
8. falscher – thorakaler – Atemtyp mit fehlendem endinspiratorischen Stopp oder dispositionell hohe venöse Strömungsgeschwindigkeit (hoher Venentonus?);
9. (mangelnde Erfahrung des Untersuchers).

Zum Teil treffen diese Fehlermöglichkeiten auch für die Phlebographie zu (1., 2., 3., 4., 7., 9.) oder sie beinhalten auf jeden Fall eine wichtige diagnostische Information (1., 6.).

Auf die Bedeutung des Seitenvergleichs und das Problem einer doppelt angelegten V.femoralis oder poplitea sei ausdrücklich hingewiesen (im letzteren Fall kann auch die Phlebographie in die Irre führen).

Bei Stauung im Niederdrucksystem infolge einer Rechtsherzinsuffizienz können als frühes Zeichen die Aktionen des rechten Herzens oft retrograd bis weit in die Peripherie übertragen werden; Entsprechendes gilt selbstverständlich für die Trikuspidalinsuffizienz. Diese dann pulsatilen Signale können mit den arteriellen verwechselt werden (Abb. 25).

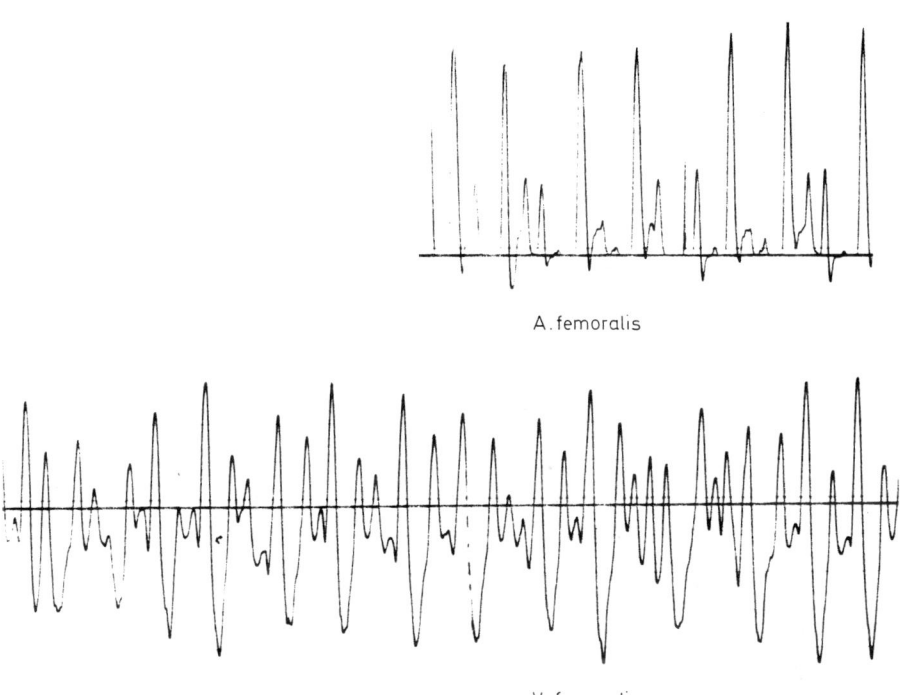

A. femoralis

V. femoralis

Abb. 25. W.R. ♂, 76 Jahre: Trikuspidalinsuffizienz (mit schwerer Rechtsherzinsuffizienz, zeitweise Bigeminus) – entsprechend verändertes Doppler-Signal in der V.femoralis

Bei einseitiger arterieller Hyperzirkulation, z. B. infolge einer Dermatitis oder arteriovenösen Kurzschlüssen, findet sich ein konsekutiv verändertes venöses Signal mit verminderter Atemabhängigkeit und gesteigerter mittlerer Strömungsgeschwindigkeit (venöse Hyperzirkulation) (Abb. 26). Aus diesem Grund sollte zu Beginn der Untersuchung jeweils die USD-Kurve der A.femoralis abgeleitet werden, um Änderungen des arteriellen Einstroms erkennen zu können (vgl. Abb. 26).

Abschließende Bewertung der USD-Methode

Die besonderen Vorteile der USD-Untersuchung liegen in der Vielseitigkeit bei optimaler Kosten-Nutzen-Relation und darin, daß ihre Aussagen ganz von der Phy-

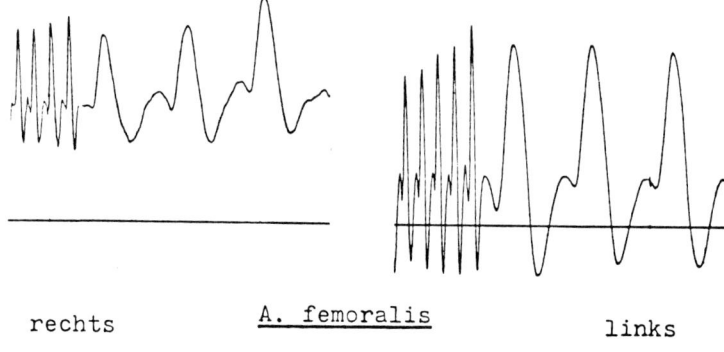

a   rechts   A. femoralis   links

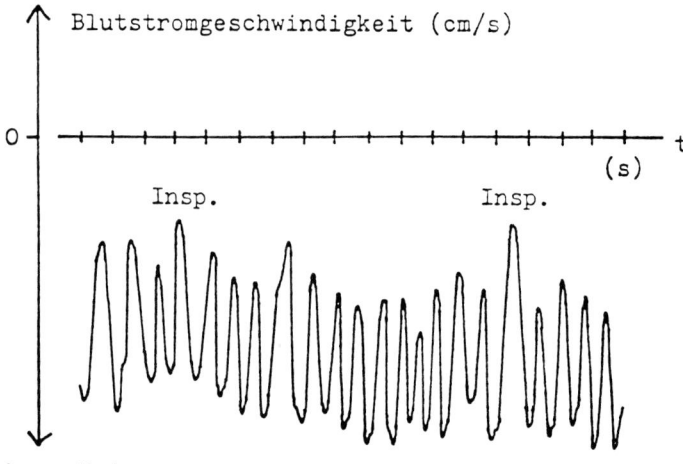

b   herzwärts

Abb. 26. a Hyperzirkulation in der A. femoralis rechts nach Anlage einer Fistel zwischen A. und V. femoralis nach Thrombektomie rechts bei Becken-Cava inferior-Venenthrombose. (P. K. ♂, 19 Jahre). *b* Hyperzirkulation in der V. femoralis links bei einem 7jährigen Schüler mit ausgeprägtem Parkes-Weber-Syndrom am linken Bein. Überleitung der arteriellen Pulsationen durch die multiplen arteriovenösen Kurzschlüsse, die sich den stark gedämpften atemabhängigen Schwankungen überlagern; mittlere Strömungsgeschwindigkeit gegenüber der Gegenseite 3fach gesteigert

siologie und Pathophysiologie bzw. der Beeinflussung der Hämodynamik des Venensystems bestimmt werden. Dadurch wird das Verständnis für die normale und gestörte venöse Hämodynamik wesentlich gefördert. Daneben bietet die USD-Untersuchung optimale Möglichkeiten zur differentialdiagnostischen Abgrenzung arterieller Erkrankungen – auch beim gemischten Ulcus cruris – und in der Abgrenzung von Lymphödemen [24, 26]. Die USD-Untersuchung muß daher heute am Anfang aller apparativen Methoden in der angiologischen Diagnostik stehen (dies auch im Sinne einer verantwortungsbewußten Strahlenhygiene).

3.4.3.2 Venenfunktionsprüfungen durch Bestimmung von Volumen- oder Druckänderungen

Plethysmographische Verfahren

Die Plethysmographie dient zur quantitativen Erfassung rascher Änderungen der Blutfülle einer Extremität bzw. eines Segments durch Registrierung entsprechender Volumenschwankungen. Anfänglich wurden diese Volumenänderungen durch die Verdrängung von Wasser in einem umgebenden Gefäß z. B. über ein Steigrohr gemessen. Heute gibt es die verschiedensten Formen und Modifikationen der Plethysmographie, z. T. speziell zur Messung verschiedener Venenfunktionen konzipiert, wie z. B. Wasser-, Luft-, Dehnungsmeßstreifen- (strain gauge), Impedanz- und Lichtplethysmographie.

Trotz erheblichen apparativen Aufwands sind die plethysmographischen Verfahren nicht sehr zuverlässig und genau und entsprechend schlecht reproduzierbar. Daher sind auch intraindividuelle Longitudinalbeobachtungen nur mit Einschränkungen möglich.

Venenverschlußplethysmographie (VVP) (Venenstauplethysmographie). Die Venenverschlußplethysmographie bestimmt – meist mit Dehnungsmeßstreifen (strain gauge):

a) die Volumenzunahme eines Extremitätenabschnitts während venöser Stauung bei erhaltenem arteriellen Einstrom z. B. mittels einer auf 60 mmHg (= 8 kPa) aufgepumpten Staumanschette am Oberschenkel (bei dickeren Beinen ist ein Staudruck von 80 mmHg = 10,7 kPa erforderlich) und

b) den venösen Abstrom nach Lösen der Stauung (Abb. 27).

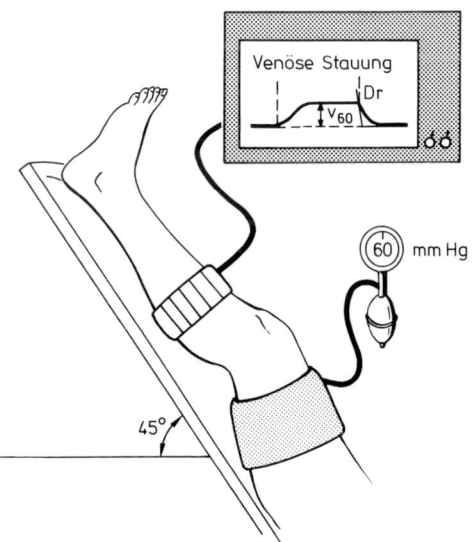

Abb. 27. Venenverschlußplethysmographie: Mit Dehnungsmeßstreifen wird die Volumenzunahme des größten Wadensegments unter einer venösen Stauung am distalen Oberschenkel („Venenkapazität V_{60}") sowie die Volumenabnahme pro Zeiteinheit („Drainage Dr") gemessen

Sie kann zur Abklärung von Schwellungszuständen der Beine, zum Nachweis der Insuffizienz von Vv. perforantes, zur Objektivierung therapeutischer Erfolge und für wissenschaftliche Fragestellungen herangezogen werden. Diese Untersuchungen sind zwar nicht eingreifend und können ambulant durchgeführt werden, aber vom Aufwand her sind sie für die Praxis wenig empfehlenswert (wegen der Manipulationen am Bein sollte sie nicht zur Diagnostik der akuten Venenthrombose herangezogen werden).

Die Dehnungsmeßstreifen (strain gauge) sind mit Quecksilber gefüllte Silikonschläuche. Zur Messung wird die bei Dehnung auftretende Zunahme des elektrischen Widerstands der Quecksilbersäule herangezogen („mercury in rubber strain gauge method" [2]).

Wichtig ist die Bestimmung einer verminderten „venösen Kapazität" und vor allem eines verminderten „maximalen Abstroms" nach Lösen der venösen Stauung. Die *venöse Kapazität (" Venenkapazität")* liegt normalerweise um 3,5 ml/100 ml Gewebe; sie ist vermindert beim postthrombotischen Syndrom bzw. beim Ödem ($\leq$2,5 ml/100 ml) und erhöht bei Varikosis (>4,5 ml/100 ml). Der *maximale Abstrom* (venöser Ausstrom, „Drainage Dr") beträgt normalerweise um 60 ml/100 ml Gewebe · min und ist vermindert beim schlecht kompensierten postthrombotischen Syndrom (<40) und gesteigert bei Varikosis (>85 ml/100 ml · min) (Abb. 28). Es gibt auch Versuche, die Strain-gauge-Venenverschlußplethysmographie durch bestimmte Umrechnungsverfahren zur Venendruckmessung und zur Funktionsprüfung der Beinvenenpumpen heranzuziehen. Doch sind dafür andere Methoden überlegen (s. unten).

Computerunterstützte Videoplethysmographie (CVP). Hier handelt es sich um ein neues Verfahren mit computerisierter Auswertung der Flächenänderungen des Schattenbildes des Unterschenkels. Umfangreichere Erfahrungen liegen noch nicht vor.

Wasserplethysmographie. Sie dient zur nichtinvasiven Funktionsprüfung der Beinvenenpumpen bzw. von Perforansvenen durch Bestimmung des distalen Beinvolu-

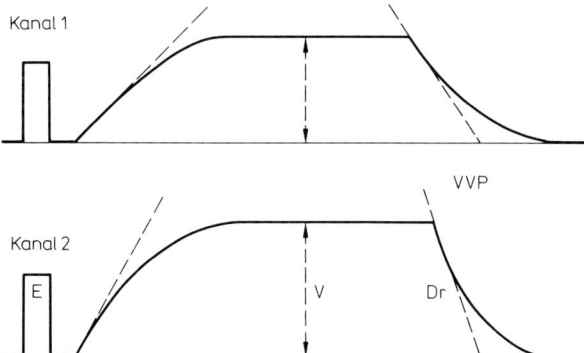

Abb. 28. Venenverschlußplethysmographiekurven *(VVP)* vom linken Bein *(Kanal 1)* und rechten Bein *(Kanal 2)* bei postthrombotischem Syndrom (PTS) links. *E* Eichzacke, *V* Venenkapazität (vermindert bei PTS), *Dr* Drainage (maximaler Abstrom) (vermindert bei PTS)

mens vor und nach Belastung mit Kniebeugen oder Orthostase, ggf. vor und nach Abdrücken insuffizienter Krossen oder Perforansvenen; gemessen wird das jeweils verdrängte Wasservolumen. Ein entsprechendes Fußvolumeter nach Thulesius [41] ist einfach zu bedienen; die Meßergebnisse sind aber bei kombinierten Venenschäden und bei Ödemleiden unzuverlässig und schlecht reproduzierbar.

Luftplethysmographie. Dabei werden Volumenänderungen einer Extremität durch die Volumenverschiebungen in flexiblen luftgefüllten Meßmanschetten aufgezeichnet (Vasoscript-Gerät).

Impedanzplethysmographie. Dabei werden die Volumenänderungen in Extremitätenabschnitten über Änderungen der elektrischen Leitfähigkeit bzw. der Impedanz (elektrischer Widerstand eines Wechselstromkreises) registriert. Unterschenkelvenenthrombosen können mit dieser Methode nicht ausreichend zuverlässig erfaßt werden.

Lichtplethysmographische Verfahren. Es wird hierbei die Lichtreflexion an dem blutgefüllten oberflächlichen Hautgefäßplexus mit elektronischer Verstärkung registriert. Die Blutfüllung dieses Gefäßplexus wird durch bestimmte Bewegungsprogramme über eine Verstärkung der venösen Abschöpfung moduliert, wodurch sich die Intensität der Lichtreflexion der Haut ändert. (In der arteriellen Diagnostik sind entsprechende Verfahren schon länger im Gebrauch.) Für die venöse Diagnostik stehen 2 Geräte zur Verfügung:

- der Photoplethysmograph (PPG), ein Zweikanalgerät und das
- Lichtreflexionsrheographiegerät (LRR), das durch eine intensive, einseitige Werbung in letzter Zeit eine unangebrachte Verbreitung gefunden hat.

Das Funktionsprinzip ist bei beiden Geräten das gleiche. Beide haben einen ähnlich gebauten Impulsaufnehmer („Meßkopf") mit 2 elektronischen Einheiten, die jeweils nur unterschiedlich groß und in unterschiedlicher Zahl und Anordnung montiert sind:

1. Eine *licht*emittierende *D*iode (LED); es wird jeweils Kaltlicht aus dem infrarotnahen Bereich verwendet. Das LRR-Gerät hat 3 symmetrisch angeordnete, eng beieinanderliegende Strahlungsquellen, wodurch eine homogenere Hautdurchleuchtung und damit eher eine artefaktfreie Signalaufnahme erreicht werden soll.
2. Ein Phototransistor, der das reflektierte Licht in elektrische Impulse umwandelt.

Bestimmt wird die Lichtreflexion an dem oberflächlichen Hautvenenplexus bis in etwa 2 mm Tiefe in einem eng umschriebenen Bereich, bzw. deren Änderung unter und nach einem bestimmten Bewegungsprogramm, nämlich den Fuß heben und senken beim sitzenden Patienten [2, 47]. Durch das Bewegungsprogramm kommt es zu einer Entleerung der Hautvenenplexus und damit zu einer vermehrten Lichtreflexion. Neben der belastungsinduzierten Entleerung der Hautplexus wird auch die Wiederauffüllung *(Wiederauffüllzeit)* beobachtet. Man erhält relative Veränderungen der Lichtreflexion, die in ihrem Verlauf dem Spiegelbild einer phlebodynamometrischen Kurve sehr ähnlich sehen (s. unten) und bei Störungen der venösen Abschöpfung entsprechende, aber nicht quantifizierbare Abweichungen aufweisen (Abb. 29). Ob aus der Untersuchung an einem ganz kleinen Hautareal

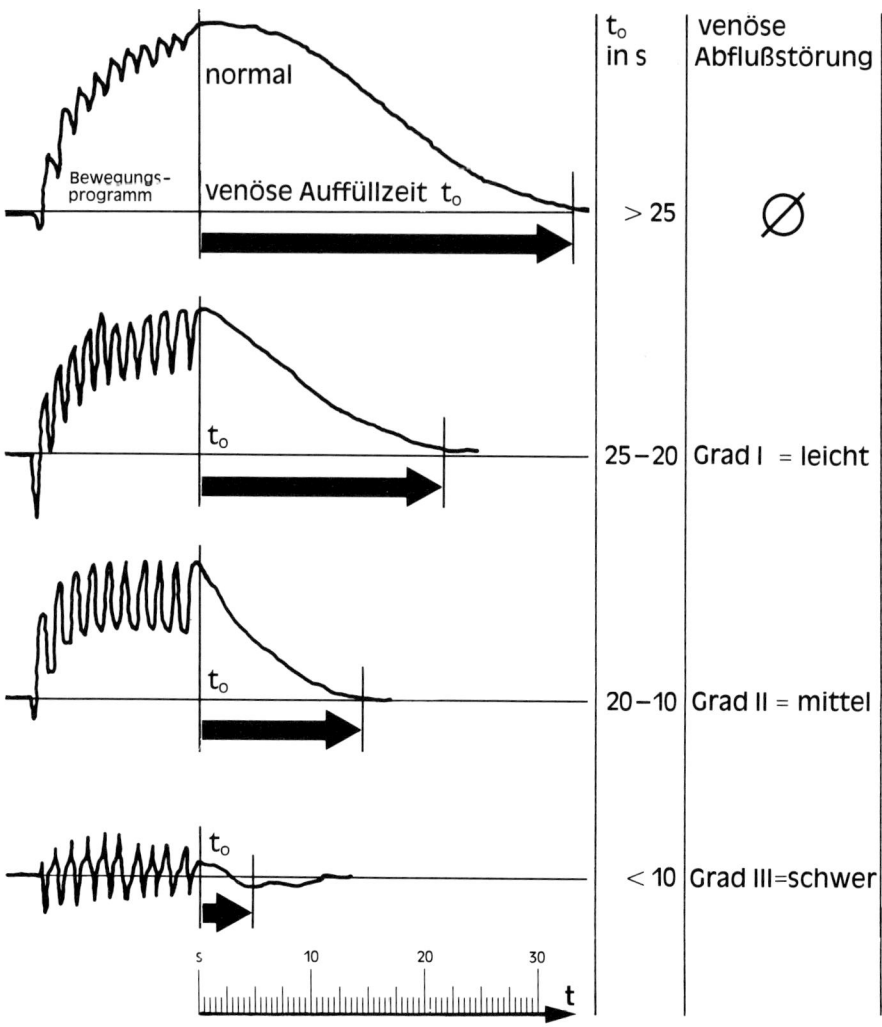

Abb. 29. Normale und pathologische Lichtreflexionsrheographiekurven (LRR) mit unterschiedlichem Schweregrad der venösen Abschöpfungsstörung, d. h. zunehmender Verkürzung der Auffüllzeit

Rückschlüsse auf die venöse Abschöpfung eines ganzen Beinabschnittes gezogen werden dürfen, erscheint fraglich. Auch können durch Änderungen des Bewegungsprogramms oder Versetzen des Impulsaufnehmers am Unterschenkel ganz erhebliche Variationen der LRR-Kurven induziert werden (Abb. 30). Störungen dieser Untersuchungen können sich auch bei kombinierten Venenschäden, bei chronischer Veneninsuffizienz mit Hautinduration, allgemein bei Ödemen, Hämatomen und Dermatitiden ergeben. Bei Gelenksversteifungen am Bein (meist Sprunggelenk) ist die Methode nicht anwendbar.

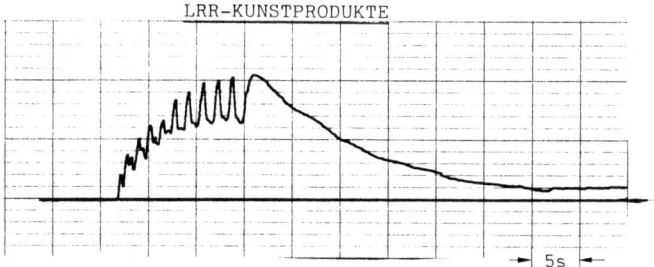

LRR-KUNSTPRODUKTE

├─┤ 5s ├─

übliche Aufzeichnung

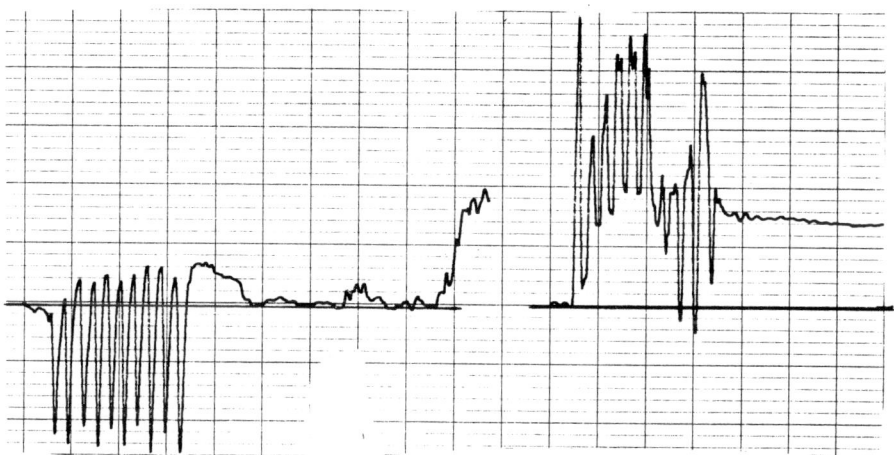

Ableitung im Stehen   Ableitung im Liegen

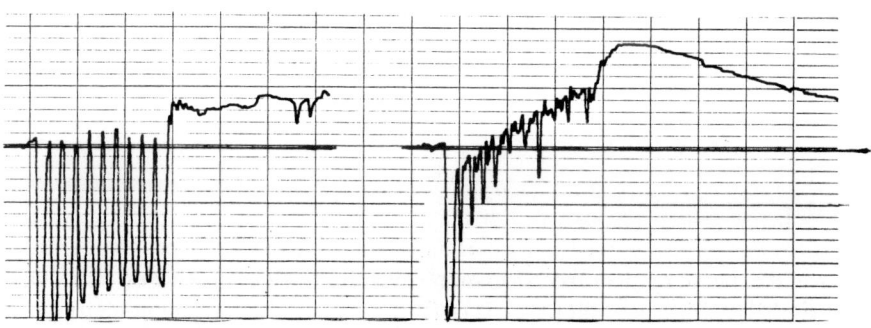

Ableitung über Fibularisloge

mit Fußstrecken   mit Fußheben

Abb. 30. LRR-Kunstprodukte: massive Veränderungen der LRR-Kurven jeweils von demselben gesunden Bein durch Ableitung in veränderter Körperstellung, versetztem „Meßkopf" oder abgewandeltem Bewegungsprogramm. Alle Aufzeichnungen von derselben Versuchsperson am rechten Bein

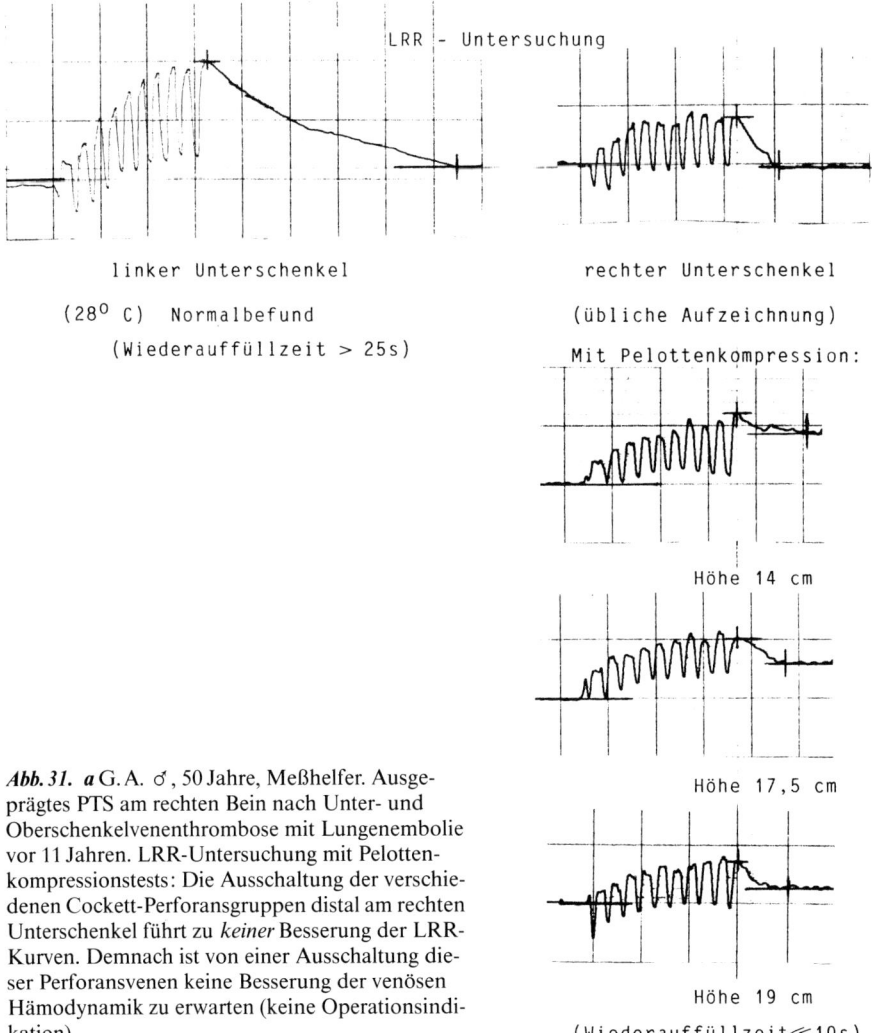

Abb. 31. a G. A. ♂, 50 Jahre, Meßhelfer. Ausgeprägtes PTS am rechten Bein nach Unter- und
Oberschenkelvenenthrombose mit Lungenembolie
vor 11 Jahren. LRR-Untersuchung mit Pelottenkompressionstests: Die Ausschaltung der verschiedenen Cockett-Perforansgruppen distal am rechten
Unterschenkel führt zu *keiner* Besserung der LRR-
Kurven. Demnach ist von einer Ausschaltung dieser Perforansvenen keine Besserung der venösen
Hämodynamik zu erwarten (keine Operationsindi-
kation)

Der einzige potentiell positive Einsatz der nichtinvasiven Lichtreflexionsmetho-
dik ist bei der Funktionsprüfung insuffizienter Krossen und Perforansvenen zu sehen, wenn es bei deren Kompression mittels Pelotte zu einer deutlichen Normalisierung der LRR-Kurve kommt (Abb. 31) (s. auch unten: Phlebodynamometrie).

In Tabelle 4 sind Vor- und Nachteile der USD- und LRR-Methode gegenüberge-
stellt – speziell auch unter den Gesichtspunkten der Praxis. Es zeigt sich die beein-
druckende Überlegenheit der USD-Methode, so daß vom primären Einsatz der
LRR in der Praxis dringend abgeraten werden muß. Wenn die LRR wegen ihrer
einfachen – aber sehr fehlerträchtigen – Durchführbarkeit (Abb. 30) zur Verdrängung der USD-Methode aus der Praxis führt, muß sie als schwerwiegende Fehlent-
wicklung in der angiologisch-phlebologischen Diagnostik bewertet werden.

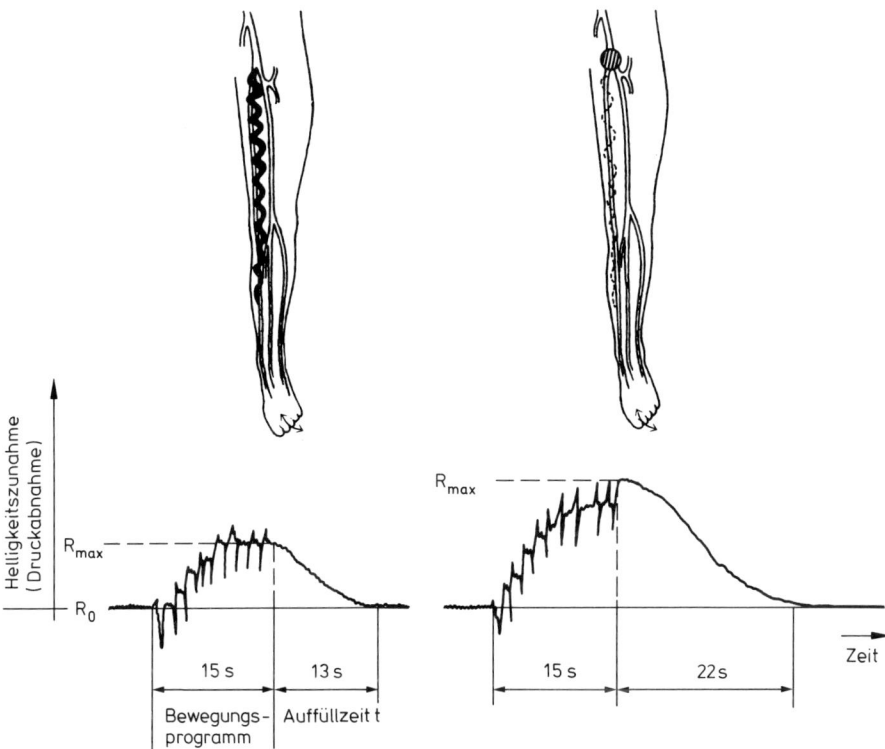

Abb. 31. *b* Verhalten der LRR-Kurve bei Stammvarikosis mit Krosseninsuffizienz der V. saphena magna *links* ohne und *rechts* mit Kompression der Krosse

Periphere Venendruckmessung (Phlebodynamometrie)

Die periphere Venendruckmessung mit Phlebomanometern bedeutet für die Praxis einen hohen Aufwand, und sie ist für die Frühdiagnostik einer tiefen Bein- bzw. Beckenvenenthrombose wenig aussagekräftig und wegen des erforderlichen Bewegungsprogramms nicht zulässig.

Der Fußvenendruck beträgt im Liegen 6–10 mmHg (0.8–1.3 kPa), im Stehen 75–90 mmHg (10–12 kPa); beim Gehen bzw. nach Kniebeugen und Zehenständen kommt es zu einem Abfall um 40–60 mmHg (5.3–8 kPa), der bei Varikose und besonders beim postthrombotischen Syndrom geringer ausfällt. Die periphere Venendruckmessung in Form der Phlebodynamometrie nach jeweils 10 Zehenständen (Sprunggelenk-, Wadenvenenpumpe) und 10 Kniebeugen jeweils innerhalb von 15 s ist allerdings eine wichtige Untersuchung vor invasiven Therapiemaßnahmen (Stripping-Operation, Sklerosierung). Gegebenenfalls kann die Phlebodynamometrie mit Pelottenkompressionstests kombiniert werden, um die funktionelle Bedeutung insuffizienter Stamm- und/oder Perforansvenen bzw. deren Ausschaltung abschätzen zu können. Es wird der Druckabfall nach den Belastungen und die Wiederanstiegszeit bzw. deren Verhalten mit und ohne Kompression der Stammvenenmündung (V. saphena magna und parva) bzw. des Abgangs insuffizienter Perforansvenen (bes. Dodd- und Cockett-Gruppe) bestimmt.

Tabelle 4. Vergleich der Ultraschall-Doppler-Methode (USD) und Lichtreflexionsrheographie (LRR) zur nichtinvasiven Untersuchung des Venensystems. (In Klammern: Versuch einer Punktewertung der einzelnen methodischen Charakteristika)

		USD	LRR
	Prinzip	Direkte Untersuchung der venösen Hämodynamik (2)	Indirekte Rückschlüsse über Abschöpfung des kutanen Venenplexus umschrieben medial am Unterschenkel (0)
Allgemein	Diagnostische Zuverlässigkeit (Sensitivität/Spezifität)	+ + (2)	? (0)
	Zeitaufwand	Gering (2)	Gering (2)
	Vielseitigkeit, venös und differentialdiagnostisch	+ + + (3) + + + (3)	Ø (0) Ø (0)
	Investitions- und laufende Kosten	Relativ gering (2)	Relativ gering (2)
Klinisch	Quantitative hämodynamische Messungen	Unter bestimmten Umständen (sonst semi) (1)	Ø (0)
	Funktionstests	+ + (2)	+ (1)!
	Exakte Lokalisierung	+ + (2)	Ø (0)
	Untersuchung im Liegen und Stehen – ohne Manipulation – bei Gelenksversteifung am Bein	Ja (2) Ja (1) Ja (2)	Nein (0) Nein (0) Nein (0)
	Untersuchung auf frische Thrombose	Ja (3)	Nein (0)
	Untersuchung der oberen Extremität	Ja (3)	Nein (0)
Praktische Anwendung	Ausbildungsanforderungen	Relativ hoch (0?)	Gering (1?)
	Durchführung durch Assistenzpersonal	Ø (0?) (ausnahmsweise)	Möglich (1?)
	Abrechnungsziffern	Mehrere (2)	Nur analog[a] (1)
	Fazit	Sehr empfehlenswert (Punkte 32)	Nicht empfehlenswert zugunsten der USD-Untersuchung, ggf. als Ergänzung (Punkte: 10)

[a] Neuerdings: 617 Rheographische Untersuchung der Extremitäten an mehreren Segmenten oder Licht-Reflexions-Rheographie.

Insgesamt liefert die Phlebodynamometrie also quantitative, gut reproduzierbare Aussagen über die Venenfunktion der unteren Extremität. Durch Punktion der *V. femoralis* können die venösen Druckverhältnisse im Beckenbereich beurteilt und damit z. B. die Indikation zur Umleitoperation nach Palma geprüft werden.

Zur Methodik. Es wird eine Fußrückenvene punktiert und diese mit korrekter

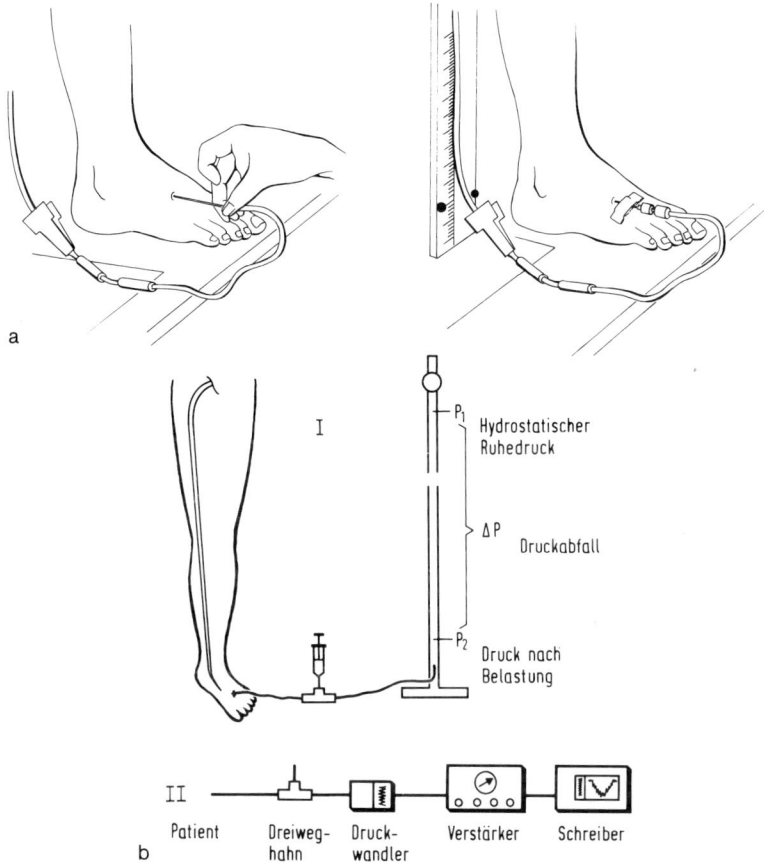

a

b

II	Patient	Dreiweg-hahn	Druck-wandler	Verstärker	Schreiber

Abb. 32 a, b. Phlebodynamometrie (Venendruckmessung). *a* Punktion einer Fußrückenvene und Anschluß an ein Steigrohrmanometer (Phlebometron). *b* Schematische Darstellung der elektronischen Meßeinrichtung. *I* Einfache Messung mit dem „Phlebometron", *II* elektronisch

Einstellung der Meßstelle in Höhe des Fußrückens über einen mit 0,9% NaCl-Lösung gefüllten Katheter mit der Meßeinrichtung verbunden (Abb. 32). Mit den aufwendigen, empfindlichen elektronischen (Statham-Element) Phlebomanometern kann vorteilhafterweise eine fortlaufende Druckregistrierung vor, während und nach dem standardisierten Belastungsprogramm durchgeführt werden. Bei Verwendung einfacher Steigrohrmanometer (z. B. „Phlebometron" nach Varady) müssen die Drücke jeweils abgelesen und in ein entsprechendes Koordinatensystem übertragen werden (Abb. 32).

Der *maximale Druckabfall (Δ P)* bei Belastung (s. oben) erreicht beim Gesunden 40–50% des Ausgangsruhedrucks (Abb. 33).

Die *Druckabfallzeit* t_1 beträgt bei korrektem Belastungsprogramm physiologischerweise rund 6 s. Die *Druckausgleichszeit* bzw. *Wiederauffüllzeit* t_2 vom Ende der Belastung bis zum Erreichen des Ausgangsdruckes liegt normalerweise beim 2fachen der Druckabfallzeit (Abb. 33).

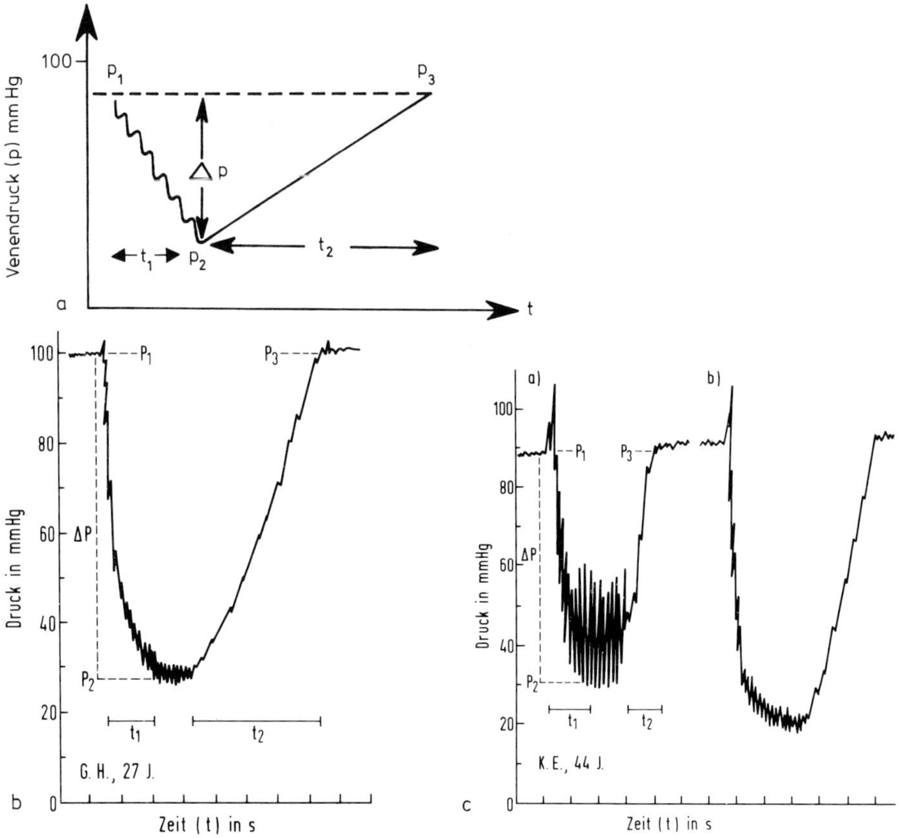

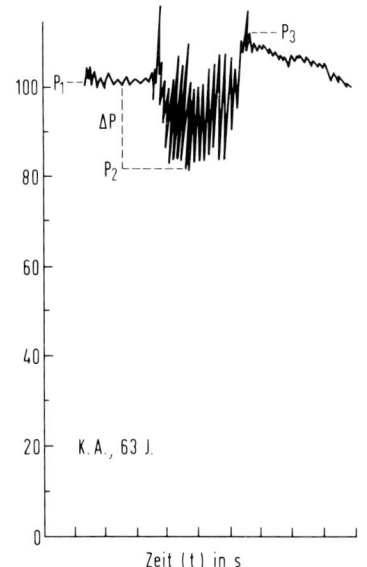

Abb. 33. *a* Schematische Druckkurve der Phlebodynamometrie. Verhalten des peripheren Venendrucks beim Gesunden unter Belastung (p₁ nach p₂) und nach Belastung (p₂ nach p₃). △ p Entstauung nach Kniebeugen bzw. Zehenständen. Phlebodynamometriekurven *(b, c, d):* Originalregistrierung bei Gesunden und bei Patienten (nach [2]). *b* Druckkurve beim Gesunden. *c* Venendruckkurve bei Stammvarikosis unter 20 Kniebeugen vor (links) und nach Abdrücken (rechts) der insuffizienten Krosse der V. saphena magna. *d* Druckkurve beim postthrombotischen Syndrom. *t₁* Druckabfallzeit, *t₂* Wiederauffüllzeit (Druckausgleichszeit), *P₃* Druck nach Testende. Relativer Druckabfall $(\triangle\ P\ \%) = \dfrac{P_2\ 100}{P_1}$

Bei *ausgeprägter Stammveneninsuffizienz* ist vor allem der maximale Druckabfall (ΔP) vermindert, die einzelnen Druckamplitudenschwankungen sind vergrößert und relativ gleichbleibend und die Wiederauffüllzeit (t_2) verkürzt (Abb. 33). Beim *postthrombotischen Syndrom* ist der Druckabfall stark vermindert, teilweise kommt es initial sogar zum Druckanstieg. Nach Erreichen des Minimaldrucks findet sich häufig ein Niveauanstieg; die ausgeprägten Druckamplitudenschwankungen zeigen einen mehr bandförmigen Verlauf und nach Ende der Belastung kann der Druck über den Ausgangsdruck ansteigen mit inversen Nachschwankungen (Abb. 33). Große, relativ konstante Druckamplitudenschwankungen beim Belastungsprogramm sind möglicherweise Ausdruck einer *Perforansveneninsuffizienz*.

In der spezialisierten Venenfunktionsdiagnostik hat die Phlebodynamometrie als wenig invasives, metrisches und gut reproduzierbares Verfahren einen hohen Stellenwert.

Vorteile und Möglichkeiten einer entsprechenden Diagnostik sind im folgenden zusammengestellt:

- objektive Funktionsbeurteilung und Lokalisation operationswürdiger Vv. perforantes;
- Prognose über Behandlungserfolg (Abwägen des Behandlungsrisikos und der Therapiewahl);
- Kontrolle des Therapieerfolges;
- Gutachen;
- differentialdiagnostisch bei unklaren phlebologischen Befunden und Ödemen;
- Anwendung auch während der Schwangerschaft möglich.

Unseres Erachtens erlaubt besonders die *Kombination aus Ultraschall-Doppler-Untersuchung und Phlebodynamometrie* eine ausgezeichnete, risikoarme Venenfunktionsdiagnostik, z. B. auch bei gutachterlichen Fragestellungen.

3.5 Klinische Untersuchungsmethoden

3.5.1 Radiofibrinogentest (Fibrinogen-Uptake-Test)

Er dient dem frühen und empfindlichen Nachweis von Beinvenenthrombosen, da diese intravenös verabreichtes [125]J-Humanfibrinogen anreichern. Die Radioaktivität dieses eingelagerten Fibrinogens wird mittels eines Detektors - in Relation zur Aktivität über dem Herzen - über 8-12 Punkten entlang den Beinen ggf. über mehrere Tage gemessen. Die Treffsicherheit dieses Tests, der z. B. für wissenschaftliche Untersuchungen über die Thromboseprophylaxe eingesetzt wird, wird mit etwa 90% angegeben. Überlegen ist diese Methode zum Nachweis umschriebener Unterschenkelvenenthrombosen. Eine Unterscheidung in oberflächliche und tiefe Thrombosen und die Erkennung älterer Thrombosen ist nicht möglich.

3.5.2 Thermographie

Die Thermographie mißt bei Venenthrombosen den - ggf. topographisch unterschiedlich verteilten - Anstieg der Hauttemperatur in der erkrankten Extremität.

Sie kann so typische Muster für die verschiedenen Lokalisationen der tiefen Venenthrombosen erbringen.

Es gibt verschiedene Registriermethoden (Kontakt-, Tele-Thermographie); geeignete Geräte sind sehr teuer.

3.5.3 Phlebographie

In der Hand des erfahrenen Untersuchers ist sie die entscheidende klinische Methode mit der höchsten Treffsicherheit zum Nachweis tiefer Venenthrombosen und insuffizienter Perforansvenen (vgl. Abb. 34 und 35). Sie muß bei Verdacht auf eine tiefe Venenthrombose wegen der hohen Komplikationsgefahr und vor jeder eingreifenden Therapie, wie Operation oder Thrombolyse, durchgeführt werden, soweit keine Kontraindikation besteht, oder die Ultraschall-Doppler-Untersuchung keinen für Therapieentscheidungen ausreichend sicheren Befund erbracht hat (Abb. 35).

Allerdings ergibt die Phlebographie bei isolierten Unterschenkelvenenthrombosen, die wahrscheinlich relativ häufig sind und durchaus auch zu embolischen und bei entsprechender Ausdehnung zu postthrombotischen Komplikationen (etwa in ⅓ der Fälle Ursache von postthrombotischen Schäden) führen können, oft keinen eindeutigen Befund. Auch die Thrombose eines Schenkels einer doppelt angelegten

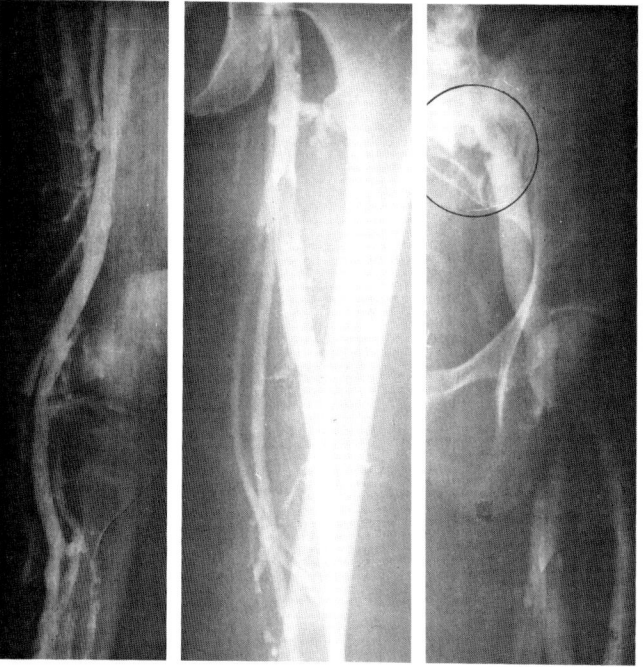

Abb. 34. Aszendierende Phlebographie am linken Bein. Gute Darstellung der Venenklappen. ○ Ausgeprägter „Venensporn" der proximalen linken V. ilica communis

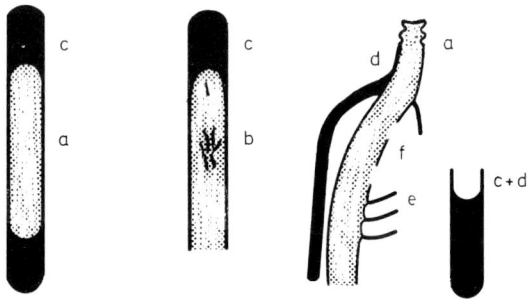

Abb. 35. Röntgenzeichen bei akuter Venenthrombose (schematisch). *a* Randstromphänomen, *b* Radiergummiphänomen, *c* Kuppelphänomen, Kuppelzeichen (*links* proximal, *rechts* distal), *d* Blockadephänomen, *e* isolierte Zustromvenen, *f* Füllungsausfall

V. poplitea oder V. femoralis kann übersehen werden, und eine Kompression von außen kann nicht immer zweifelsfrei von einer Thrombose abgegrenzt werden (vgl. 3.4.3.1).

Prinzip der Untersuchung. Injektion eines wasserlöslichen Kontrastmittels in das erkrankte Venensystem und röntgenologische Beobachtung und Dokumentation des Abflusses (Abb. 34).

Zur Technik

Das heute ganz bevorzugt angewandte Verfahren - die aszendierende Phlebographie mit Durchleuchtung und Valsalvamanöver - geht besonders auf May und Nißl [30] und Hach [10] zurück.

Die retrograde, deszendierende Phlebographie von einer Punktion der V. femoralis und V. saphena magna aus ist durch die Möglichkeiten der Ultraschall-Doppler-Untersuchung als überholt anzusehen.

Bei der *aszendierenden Phlebographie* ist die intravenöse oder die intraossäre Kontrastmittelgabe möglich. Doch ist die intraossäre Methode auf Ausnahmen zu beschränken, da sie sehr komplikationsreich und an eine Narkose gebunden ist.

(Bei allergischer Diathese hat sich die Vorgabe von Histaminantagonisten bewährt: ca. 5 ml Tavegil (Clemastinhydrogenfumarat, 0,03 mg/kg) plus ca. 2 ml Tagamet (Cimetidin-HCl, 5 mg/kg), oder neuerdings Ranitidin.) Nach entsprechender Vorbereitung wird nach einem warmen Fußbad bevorzugt die V. mediana der großen Zehe punktiert, da von dieser weit peripher gelegenen Vene meist eine gleichmäßige Füllung aller Unterschenkelvenen zu erreichen ist. Es kommen 45- bis 60%ige trijodierte, nierengängige, ionische Kontrastmittel oder neuerdings nichtionische Kontrastmittel zur Anwendung; Injektionsgeschwindigkeit etwa 0,5 ml/s, Gesamtmenge 20-40 ml. Bei kräftiger Stauung der oberflächlichen Venen mit einem Gummischlauch möglichst weit distal am Unterschenkel gelangt das Kontrastmittel selektiv in das tiefe Venensystem. Die Neigung des Untersuchungstisches sollte 45-60° und der Patient mit einem Gurt gesichert sein.

Üblicherweise wird mit - durchleuchtungskontrollierten („Phleboskopie") -

Aufnahmen des Unterschenkels distal und proximal in 30° Innenrotation begonnen. Danach folgen Aufnahmen des Unterschenkels mit nach außen rotiertem Fuß und anschließend Aufnahmen des Oberschenkels, der Leiste und der Beckenregion. Ein Valsalvamanöver bei der Kontrastmittelpassage der V. poplitea und der V. femoralis erlaubt u.a. die Beurteilung der Funktionsfähigkeit der Mündungsklappen der Stammvenen (Krosseninsuffizienz).

Anmerkung: Das herzwärts gerichtete „Kuppelzeichen" im Phlebogramm weist auf eine aszendierende Thrombose (Abb. 35). Ein nach distal gerichtetes Kuppelzeichen („Stalaktitenzeichen") soll eine *deszendierende* Beinvenenthrombose anzeigen, wie sie bei extravasaler Venenkompression auftreten kann. (Therapeutisch müßte dabei zunächst die Ursache dieser Venenkompression ausgeschaltet werden; die Phlebographie würde also einen Hinweis auf das therapeutische Vorgehen geben.)

Nach der Untersuchung ist darauf zu achten, das Kontrastmittel möglichst rasch aus dem Beinvenensystem zu entfernen (s. auch unten):
- Nachinjektion von 50–100 ml 0,9% NaCl-Lösung mit Heparin;
- Horizontallagerung des Patienten und Hochlagerung des Beines;
- aktive Bewegung des Beines, sofern keine frische Thrombose vorliegt;
- viel trinken lassen (nach [15]).

Indikationen

Die *Indikation* zur Phlebographie ist niemals die Kompensation einer schlechten klinischen Untersuchung und die mangelnde Beherrschung nichtinvasiver Verfahren, wie die Ultraschall-Doppler-Methode. Die Phlebographie muß vielmehr Zusatzinformationen liefern. Die Indikationsstellung zur Phlebographie setzt demnach meist voraus, daß aus dem Befund - üblicherweise risikobehaftete - therapeutische Konsequenzen abgeleitet werden sollen. Sie sollte beispielsweise nicht routinemäßig vor einer Stripping-Operation durchgeführt werden.

Indikationen zur Phlebographie

Allgemein: Indikationsstellung zu risikoreichen Therapieverfahren.

Speziell:
- Jeder klinische Verdacht auf eine tiefe Bein-, Becken-, Arm-Schultergürtel-Venenthrombose (*nach* Ultraschall-Doppler-Untersuchung);
- Lungenembolie(n) und multiple Mikroembolien mit pulmonaler Hypertonie;
- postthrombotisches Syndrom ohne oder mit Ulcera cruris vor eingreifenden therapeutischen Maßnahmen;
- Beinödeme unklarer Genese (*nicht* beim primären Lymphödem);
- vor Varizenoperation oder Sklerosierungsbehandlung, falls Anhalt für eine früher durchgemachte tiefe Thrombose besteht, oder zur Lokalisation von insuffizienten Perforansvenen oder zur Klärung von Mündungsvarianten der Beinvenen, soweit Doppler-Sonographie nicht ausreichend;
- Rezidivvarikose nach Operation oder Verödung;

- Ulcus cruris venosum (insuffiziente Perforansvene) und Ulcus cruris postthromboticum;
- kongenitale Angiodysplasien und weitere Anomalien;
- Kontrolle therapeutischer Maßnahmen (Lysebehandlung mit Plasminogenaktivatoren, Operationen), soweit der Ultraschall-Doppler-Befund zur Beurteilung nicht ausreicht;
- gutachterliche Fragestellungen, soweit der Ultraschall-Doppler-Befund nicht ausreichend ist.

Komplikationen

Es gibt 3 Gruppen von Komplikationen: Allgemeinreaktionen, lokale Reaktionen im Bereich der Injektionsstelle des Kontrastmittels und Reaktionen am Venensystem:

1. Allgemeine Komplikationen:
- Kontrastmittel (KM)-Reaktion leicht (2–8%),
- KM-Reaktion schwer (1:40000 bis 1:400000),
- Kollaps, selten in ausgeprägter Form.

2. Lokale Komplikationen:
- Rötung, Juckreiz (häufig), Quaddel und Nekrose (sehr selten).

3. Venöse Komplikationen:
- Embolie, sehr selten;
- oberflächliche Thrombophlebitis,
- tiefe Phlebothrombose, 0,5–8% phlebographisch gesichert, bis 50% im Fibrinogen-Uptake-Test.

Bei den *Allgemeinreaktionen* handelt es sich besonders um Kontrastmittelzwischenfälle, die in schwerer Form einschließlich letalem Ausgang äußerst selten sind (1:40000 bis 1:400000) (15). Weiterhin um den Kreislaufkollaps, der bei disponierten Personen bei der Venenpunktion in aufgerichteter Körperhaltung auftreten kann; in leichterer Form ist dies nicht selten.

Lokale Reaktionen entstehen durch Austritt von Kontrastmittel in das die Punktionsstelle umgebende Gewebe. Sie bestehen in Rötung, Schmerzen und Schwellung des Fußrückens. Im schlimmsten Falle kann es zu ausgedehnten Hautnekrosen kommen, speziell wenn zusätzlich schwere arterielle Durchblutungsstörungen bestehen und/oder zu lange und zu fest distal gestaut wird.

Die *Reaktionen am Venensystem* betreffen Entzündungen der punktierten Vene und Phlebothrombosen der ableitenden tiefen Venen – meist im Unterschenkelbereich. Thrombotische Komplikationen finden sich bei Verwendung des Fibrinogen-Uptake-Tests nicht selten (bis 50%), doch scheint deren klinische Bedeutung sehr gering zu sein. Äußerst selten kann es bei der Phlebographie beim Vorliegen von Beckenvenenthrombosen zu einer Lungenembolie kommen. Dabei ist nicht geklärt, ob diese nicht vor allem durch den Einsatz eines Valsalvamanövers mit anschließend orthograd beschleunigtem venösen Blutstrom ausgelöst wird.

In der folgenden Übersicht sind die prophylaktischen Maßnahmen zur Verhütung von Komplikationen bei der Beinphlebographie – und gegebenenfalls entsprechend bei der Armphlebographie – zusammengefaßt.

Maßnahmen zur Verhütung der Komplikationen von Phlebographien (nach [15]):

Allgemein:
- Erhebung der Allergieanamnese und entsprechende Maßnahmen;
- Patientenführung, Brustgurt, kippbares Untersuchungsgerät;
- Testinjektion zur Vermeidung des Paravasats, möglichst wenig Punktionen, nicht zu strammer Tourniquet;
- Verkürzung der Verweildauer des KM in den Venen;
- Reduktion der Konzentration des KM auf 30–45%;
- Verwendung von nichtionischen Kontrastmitteln.

Maßnahmen *nach* der Beinphlebographie:
1. Injektion von 50–100 ml 0,9%ige NaCl-Lösung mit Heparin;
2. Horizontallagerung des Patienten und Hochlagerung des Beins;
3. Bei Patienten ohne Thrombose: aktive Bewegungen des Beines;
4. Viel trinken.

Kontraindikationen der Phlebographie

Die wichtigsten Kontraindikationen sind:
- primär fehlende therapeutische Konsequenz,
- Schwangerschaft,
- Phlegmasia coerulea dolens,
- Hyperthyrose,
- Kontrastmittelallergie/-unverträglichkeit, soweit keine entsprechenden Gegenmaßnahmen getroffen werden können.

Relative Kontraindikationen:
- dekompensierte Herzinsuffizienz (speziell mit ausgeprägter pulmonaler Stauung),
- schwere Niereninsuffizienz,
- schwere Leberschädigung.

Bei Beachtung der Kontraindikationen und entsprechender prophylaktischer Maßnahmen bei Kontrastmittelunverträglichkeit sind schwere Zwischenfälle bei der Phlebographie sehr selten. Dennoch müssen selbstverständlich alle Maßnahmen zur sofortigen Behandlung eines Zwischenfalles immer getroffen sein: Möglichkeit zur Kreislaufüberwachung und Reanimation, Bereitstellung von Sauerstoff, Volumenersatzmitteln und der wichtigen Notfallmedikamente!

Bei Vorliegen von Kontraindikationen kann häufig die Ultraschall-Doppler-Untersuchung, evt. in Kombination mit der Phlebodynamometrie, für Therapieentscheidungen ausreichende Befunde liefern (s. 3.4.3).

3.5.4 Digitale Subtraktionsangiographie (DSA)

Prinzip. Computermäßige Digitalisierung des Bildverstärker-Fernsehbildes und Subtraktion des Leerbildes (Maske) vom Füllungsbild.

Die DSA ist nicht für eine aszendierende Beinphlebographie geeignet, da zu viele Kontrastmittelinjektionen erforderlich wären. Sie eignet sich jedoch ergänzend zur

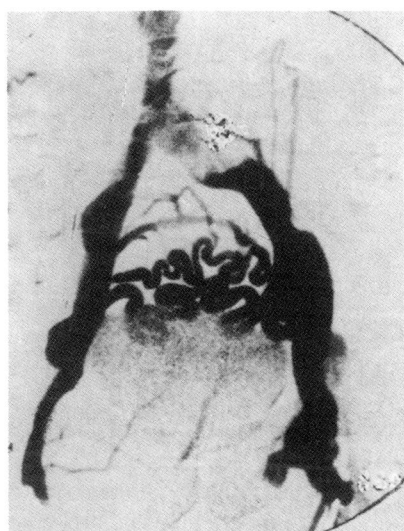

Abb. 36. Intravenöse DSA der Beckenvenen
links (digitale Subtraktionsphlebographie).
Strombahnhindernis in der V. iliaca communis
links mit ausgeprägten präsakralen Kollateralvenen

Darstellung der Beckenvenen und der V. cava inferior, da diese bei der konventionellen Phlebographie infolge zu starker Verdünnung des Kontrastmittels sehr oft
nicht ausreichend beurteilbar sind. Das heißt, die DSA wird zur gezielten Darstellung bestimmter Venensegmente herangezogen (digitale Subtraktionsphlebographie) (Abb. 36).

3.5.5 Radionuklidphlebographie („Isotopenphlebographie")

Die Indikation ergibt sich vor allem, wenn bei Verdacht auf Lungenembolie (s. unten) ein Lungenszintigramm durchgeführt werden soll. Man injiziert dann das Ra-
dionuklid – meist mit ^{99m}Technetium markierte Albuminmikrosphären – nicht in
eine Arm-, sondern in eine Fußrückenvene und verfolgt mittels γ-Kamera den Nu-
klidabstrom über dem thromboseverdächtigen Gebiet. Es können lediglich die größeren tiefen und oberflächlichen Venen proximal des Kniegelenks beurteilt werden.
Aus Gefäßabbrüchen und Kollateralkreisläufen wird auf einen thrombotischen
Verschluß rückgeschlossen. Falsch-positive Befunde, besonders durch Strömungs-
phänomene, sind häufig.

Wegen des schlechten Auflösungsvermögens kann die Isotopenphlebographie
nie eine Konkurrenz zur konventionellen Röntgenphlebographie sein. Sie kann jedoch bei bekannter Kontrastmittelunverträglichkeit in Betracht gezogen werden.

3.5.6 Kernspintomographie

Derzeit steht eine extrem ungünstige negative Relation zwischen Untersuchungska-
pazität und Kosten einer breiteren Anwendung dieser Methode entgegen. Grund-

sätzlich können aber mit der Kernspintomographie z. B. Tumorinfiltrationen der V. cava inferior und der Nierenvenen nachgewiesen werden.

Zukünftige Entwicklungen werden ermöglichen, mit dieser Methode ohne Kontrastmittel Blutströmung nachzuweisen und Geschwindigkeiten und Zeitvolumina zu bestimmen.

3.5.7 Bildgebende Ultraschallverfahren

Mit den Ultraschallechtzeitgeräten (Real time B-scan) können die V. cava inferior, wichtige Abdominalvenen, Halsvenen und die proximalen tiefen Beinvenen dargestellt werden. Die V. cava inferior zeigt dabei atemabhängige Volumenschwankungen (s. auch 1.2) und eine charakteristische Doppelschwingung der Wand bei jeder Herzaktion, fortgeleitet von der Kontraktion des rechten Herzvorhofs und der rechten Kammer.

Die Beurteilung der tiefen Beinvenen ist relativ aufwendig und befindet sich noch in der Entwicklungsphase. Nach den vorliegenden Ergebnissen sollte es möglich sein, mit hochauflösenden B-Bild-Geräten venöse Thrombosen im Bein- und Beckenbereich nicht nur zu erkennen (die Vene läßt sich z. B. nicht mehr komprimieren), sondern auch Aussagen über Alter und Organisationsgrad eines Thrombus zu machen – und damit ggf. auch über die Chancen einer Thrombolyse mit einem Plasminogenaktivator (ist die Thrombusstruktur homogen, spricht dies für eine Lysierbarkeit, evtl. auch im Sinne der Indikationsstellung zur Spätlyse). Weiterhin sind auch Querschnittsmessungen an der V. femoralis und V. poplitea möglich (Prüfung venentonisierender Maßnahmen) [20]. Auch die – extrem seltenen – *zystischen Venenwanddegenerationen* können damit nachgewiesen werden [24]. Als diesbezüglich optimales Verfahren hat sich uns die *Duplex-Sonographie* erwiesen [26].

3.6 Nachweismethoden der Lungenembolie (Abb. 37)

3.6.1 Perfusions- und Inhalationsszintigraphie

Die wichtigste Nachweismethode der Lungenembolie ist die Perfusionsszintigraphie mit [99]Te-markiertem Humanalbumin, am besten in Kombination mit der *Inhalationsszintigraphie* mit radioaktiven Edelgasen. Keilförmige Perfusionsdefekte bei erhaltener Ventilation sprechen für eine akute Lungenembolie, die durch Verlaufskontrollen bestätigt wird. Die Perfusionsszintigraphie kann auch als „Isotopenphlebographie" durchgeführt werden (s. oben).

3.6.2 Digitale Subtraktionsangiographie

Neuerdings scheint sich die DSA als gering invasives Screeningverfahren zur Diagnostik der Lungenembolie zu bewähren (eine konventionelle Angiographie ist dabei inzwischen überflüssig). Es können frische und ältere Lungenembolien zuverlässig nachgewiesen werden (Abb. 38).

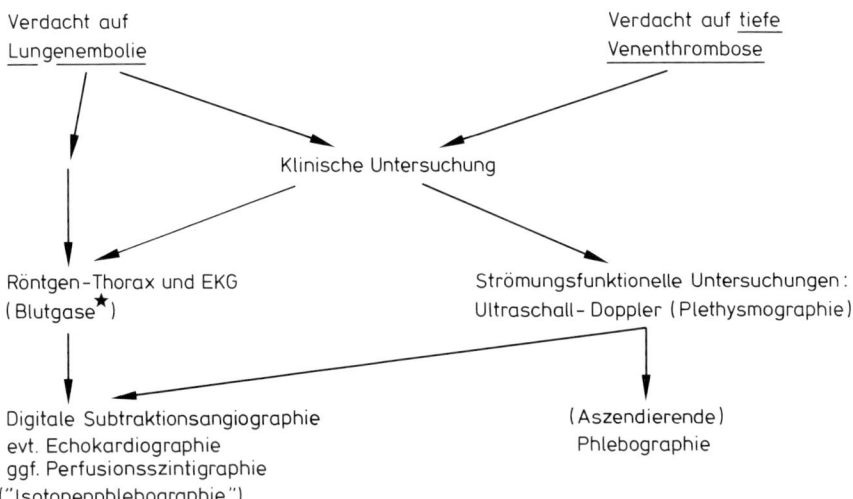

Verdacht auf
Lungenembolie

Verdacht auf <u>tiefe</u>
Venenthrombose

Klinische Untersuchung

Röntgen-Thorax und EKG
(Blutgase*)

Strömungsfunktionelle Untersuchungen :
Ultraschall- Doppler (Plethysmographie)

Digitale Subtraktionsangiographie
evt. Echokardiographie
ggf. Perfusionsszintigraphie
("Isotopenphlebographie")

(Aszendierende)
Phlebographie

Abb. 37. Diagnoseschema bei Verdacht auf tiefe Venenthrombose oder Lungenembolie. *Cave:* Keine arterielle Punktion, wenn eine thrombolytische Behandlung indiziert sein könnte

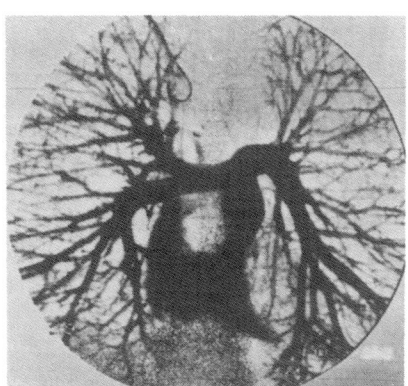

Abb. 38. Transvenöse *pulmonale DSA:*
arterielle Phase, Normalbefund

3.6.3 Echokardiographie

Bei einer hämodynamisch bedeutsamen Lungenembolie kommt es zur Drucksteigerung im kleinen Kreislauf und damit zu einer enddiastolischen Erweiterung des rechten Ventrikels und Verminderung des linksventrikulären Durchmessers. Das Verhältnis der enddiastolischen Weite von rechtem zu linkem Ventrikel entspricht dem angiographisch festgestellten Schweregrad der – akuten – Lungenembolie.

In 40% der Fälle von Lungenembolie kommt es auch zu einer paradoxen Bewegung des Herzseptums.

3.7 Humorale Untersuchungen

3.7.1 Diagnostisch wichtige Labormethoden

Grundsätzlich wichtig ist ein Blutbild, um Polyglobulien und Thrombozytosen erkennen zu können.

Folgende Parameter können bei Patienten mit rezidivierenden Venenthrombosen und Lungenembolien von Bedeutung sein:

1. Antithrombin-III-Mangel,
2. Plasminogenmangel (verminderte fibrinolytische Aktivität),
3. Protein-C-Mangel,
4. Protein-S-Mangel,
5. Heparinkofaktor-II-Mangel.

Zum Nachweis einer *Hyperkoagulabilität* kommen in Speziallabors folgende Methoden in Frage: Antithrombin-III-Bestimmung, neuerdings auch Bestimmung von Protein C und S, Thrombinbildungstest, Äthanolgelationstest, Euglobulinlysezeit (ein Maß für die fibrinolytische Aktivität), Thrombozytenaggregation, Thrombelastrographie.

Davon soll besonders die *Antithrombin-III-Bestimmung* hervorgehoben werden [19]. Antithrombin III (AT III) hemmt die Gerinnungskaskade; es ist der wichtigste Inhibitor der intravasalen Gerinnung. Die AT-III-Bestimmung erlaubt die präoperative Identifizierung thrombosegefährdeter Patienten und die Abklärung der hereditären Thrombophilie bzw. der spontan rezidivierenden Venenthrombose (hereditärer AT-III-Mangel). Während der Schwangerschaft und unter Östrogenmedikation kommt es zu einem Absinken des Antithrombin-III-Spiegels, ebenso bei Tumorpatienten und bei renalem Eiweißverlust u. a. (erworbener AT-III-Mangel). Die Antithrombin-III-Bestimmung scheint als Suchtest für eine Thrombosegefährdung geeignet zu sein; kritisch sind Werte unter 70% der Norm.

Da Heparin AT III bindet, kommt es unter einer Heparin-Therapie auch zu einem leichten Abfall von AT III, der sich nach Absetzen von Heparin üblicherweise in wenigen Tagen wieder normalisiert.

Die Bestimmung kann mit einem Farbtest (chromogene Substratmethode) in Thrombinüberschuß durchgeführt werden (AT III + Heparin + Thrombinüberschuß → (AT III · Heparin · Thrombin) + Thrombinrest). Der AT-III-Spiegel kann als biologische Aktivität in Prozent der Norm angegeben (23,5 IU/ml bei 37 °C entsprechen einer AT-III-Aktivität von 100% der Norm) oder als Konzentration gemessen werden.

Protein-C, eine Serinprotease, inhibiert die prokoagulatorische Aktivität der Gerinnungsfaktoren Va und VIII a [20]. Es wird immunoenzymatisch gemessen.

Protein-S dient als Kofaktor für aktiviertes Protein C und kann dessen Artspezifität völlig aufheben. Auf dieser Eigenschaft beruht die Bestimmungsmethode für Protein S [20]. (Ein Mangel an Protein C, wie er unter oraler Antikoagulation auftreten kann, wird auch als Ursache der sog. Kumarinnekrosen diskutiert.)

Heparinkofaktor II ist ebenso wie Antithrombin III ein Heparinkofaktor. Ein Mangel an Heparinkofaktor II (HC II) kann unabhängig von einem AT-III-Mangel zu rezidivierenden tiefen Venenthrombosen führen und tritt familiär gehäuft auf (autosomaldominante Vererbung). Bestimmung immunelektrophoretisch mit spezifischen Antikörpern [42].

Thrombozytenfunktionstests sind bei venösen Erkrankungen weniger bedeutsam als bei arteriellen, obwohl auch bei den venösen Thrombosen die Plättchenadhärenz ein entscheidender Startmechanismus zu sein scheint (s. Abb. 60) [24].

Nach neuesten Untersuchungen scheinen das Alter des Patienten und die Euglobulinlysezeit die zuverlässigsten Parameter zur Beurteilung des Risikos einer Beinvenenthrombose nach abdominalchirurgischen Eingriffen zu sein.

3.7.2 Labormethoden zur Therapieüberwachung

Antikoagulation

Direkte Antikoagulation mit Heparin. Die *therapeutische Heparinisierung* wird durch die *Thrombinzeit* (TZ) überwacht, die auf das 3- bis 5fache der Norm eingestellt werden soll. Die Thrombinzeit (Antithrombinzeit) ist die Gerinnungszeit von Zitrat- oder Oxalatplasma nach Zusatz von einer genormten Menge Thrombin.

Bei der *niedrig dosierten Heparinprophylaxe* („low dose"-Heparinprophylaxe) werden meist keine Laborkontrollen durchgeführt. Zur Optimierung dieser Prophylaxe und zur Erkennung von Nichtansprechern („non-responder") ist neuerdings die photometrische Bestimmung des *antikoagulatorisch wirksamen Heparinspiegels* mittels eines chromogenen Substrats möglich $((AT\,III \cdot Heparin) + Thrombin-$ überschuß $\rightarrow (AT\,III \cdot Heparin \cdot Thrombin)\,_{inaktiv} + Thrombinrest)$.

Indirekte orale Antikoagulation mit Vitamin-K-Antagonisten. Zur Therapieüberwachung dient die *Thromboplastinzeit* (TPZ), die auf 15–25% der Norm beim Quick-Test bzw. auf 5–15% beim Thrombotest eingestellt sein muß, wenn die Behandlung wirksam sein soll.

Der *Quick-Test* erfaßt den Prothrombinkomplex über die Gerinnungszeit von frischem Zitratplasma nach Zusatz von Gewebsthrombokinase und $CaCl_2$ (Rekalzifizierungszeit). Der *Thrombotest* arbeitet mit einem speziell aufgearbeiteten Thromboplastin und erfaßt zusätzlich den Gerinnungsfaktor IX.

Thrombolysetherapie

Die Therapiekontrolle der Thrombolyse mit Plasminogenaktivatoren (Streptokinase, Urokinase) erfolgt in erster Linie über die Bestimmung des *gerinnbaren Fibrinogens* nach Clauss und der unter der Lyse auftretenden Fibrin(ogen)-Spaltprodukte, zu deren Nachweis meist die *Thrombinzeit* (TZ) herangezogen wird.

Da die Thrombinzeit ggf. auch durch zusätzlich verabreichtes Heparin verlängert wird, empfiehlt sich in diesen Fällen die Messung der *Thrombinkoagulasezeit* (Reptilase-Zeit). Diese erfaßt spezifisch die Fibrin(ogen)-Spaltprodukte und damit den Lyseeffekt; sie wird durch Heparin nicht beeinflußt.

4 Klinik der Venenerkrankungen

An die außerordentliche Bedeutung des Venensystems für die *orthostatische Kreislaufregulation* sei hier nochmals erinnert (s. 1.2). Nicht selten kann eine konsequente Kompressionsbehandlung z. B. mit Gummistrümpfen oder eine wirksame medikamentöse Venentonisierung die Symptome einer *orthostatischen Dysregulation* völlig zum Verschwinden bringen.

4.1 Varikosis

Wegen ihrer außerordentlichen Häufigkeit (s. 2.2) soll zuerst auf die Varikosis eingegangen werden.

Ätiologisch kann unterteilt werden in *primäre* und *sekundäre,* grob *topographisch* in *oberflächliche* und *tiefe* Varikosis (s. Abb. 1).

Durch die Erweiterung der Venen kommt es zur pathologischen Erhöhung der Volumenkapazität, dann kann es zu ausgedehnter Schlußunfähigkeit der Klappen (Klappeninsuffizienz) mit Volumen- und Drucküberlastung und schließlich zu den typischen Komplikationen in Form der chronischen Veneninsuffizienz kommen (vgl. 4.3.7.3, Tabelle 1).

In Abb. 39 ist dargestellt, daß es die *Fehlbelastung* ist, sei sie hämodynamisch, metabolisch oder genetisch, die durch Transformation der Gefäßwandzellen schließlich zu den wichtigsten - arteriellen und venösen - Gefäßerkrankungen führt [39, 40].

4.1.1 Primäre Varikosis

Es handelt sich um eine konstitutionell bedingte, degenerative Venenerkrankung. *Histologisch* findet sich eine umschriebene Atrophie der Venenwandmuskulatur mit Kollagenvermehrung, unter Einbeziehung auch der Klappen. Mit zunehmender Fibrosierung kommt es zum Verlust der elastischen Wandeigenschaften mit Dehnung in Umfang und Länge (Abb. 39 und 43); dadurch Ausweitung und Schlängelung der Venen (das Wort „Krampfader" leitet sich von althochdeutsch „Krummader", nicht von dem Wort „Krampf" her). Die primäre Varikosis beginnt im 2., betont im 3. Lebensjahrzehnt. Entzündliche Veränderungen gehören nicht zur unkomplizierten Varikosis.

Eine gleichmäßige Kalibererweiterung ohne Schlängelung wird als *Phlebektasie* bezeichnet (s. Abb. 50).

Im übrigen wird entsprechend dem Befall der *verschiedenen venösen Abflußsysteme* [6] unterteilt (Tabelle 5).

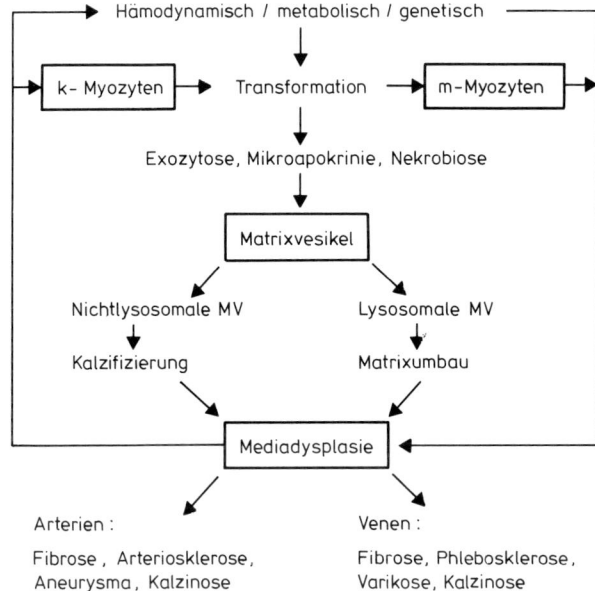

Abb. 39. Schema der Folgen hämodynamischer, metabolischer und/oder genetischer Fehlbelastungen auf die Gefäßwand. (Nach [40])

Tabelle 5. Einteilung der primären Varikosis

Erscheinungsform	Betroffener Abschnitt des Venensystems
Teleangiektasien und Pinselfiguren	Oberster Hautvenenplexus
Besenreiser	Größere Hautsammelvenen
Retikuläre Varizen	Venen an der Subkutisgrenze mit Verbindungsvenen zum Saphenasystem
Ast- und Stammvarikose	Saphenastämme und ihre Seitenäste ⎫ Perforansvenen
Tiefe Varikose	Tiefe Leit- und Muskelvenen ⎭
Anlageanomalien (Klippel-Trenaunay-Syndrom, Gefäßektasien)	Extrafasziale Venen, distale Extremitätenvenen

4.1.1.1 Teleangiektasien und Pinselfiguren

Dabei handelt es sich um Erweiterungen des oberflächlichsten Hautvenenplexus. Sie sind ausstreichbar (Abb. 40).

4.1.1.2 Besenreiservarizen

Dies sind Erweiterungen der größeren Hautsammelvenen. Sie sind typisch unregelmäßig, etwas geschlängelt und nicht ausstreichbar (Abb. 41). In der Umgebung der

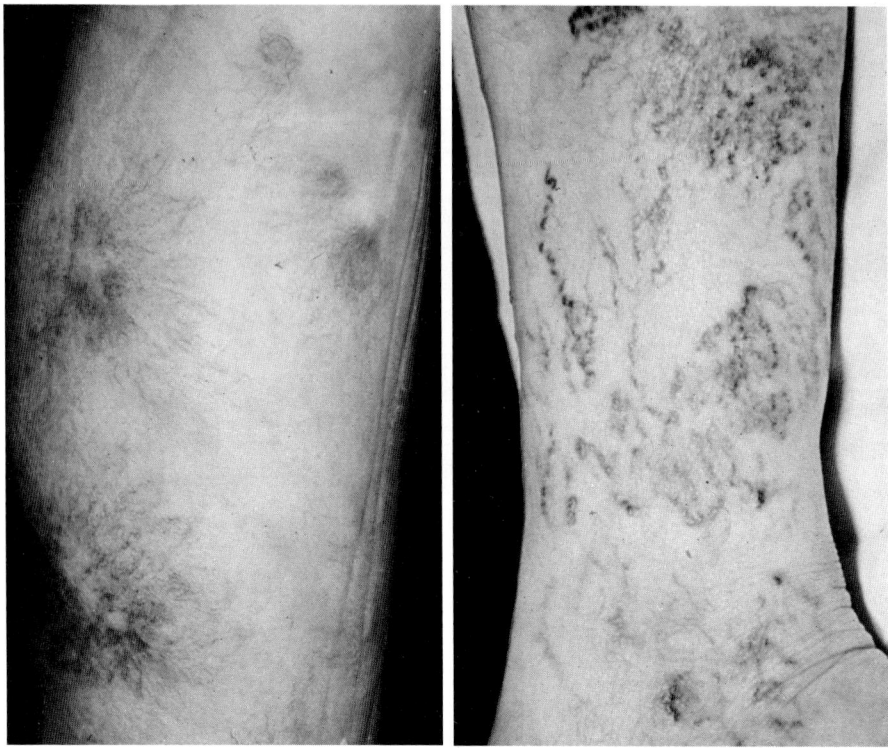

Abb. 40 (links). Pinselfiguren am linken Unterschenkel. (Farbige Wiedergabe der Abbildung s. S. 179)

Abb. 41 (rechts). Ausgeprägte Besenreiservarizen am rechten Unterschenkel. (Farbige Wiedergabe der Abbildung s. S. 179)

dünnwandigen, kollagenarmen Besenreiservarizen (Erweiterungen von Venulen) finden sich dysplastische kollagene Fibrillen mit minderwertigen mechanischen Eigenschaften.

Pinselfiguren und Besenreiservarizen sind ohne hämodynamische Bedeutung. Es ist aber aufgrund epidemiologischer Untersuchungen möglich, daß sie die Vorstufe bedeutsamer und krankhafter Venenveränderungen sind (s. 2.1.2) und damit Ansatzpunkt zu prophylaktischen Maßnahmen sein sollten!

Manchmal werden Schmerzen im Bereich größerer Besenreiservarizen angegeben – besonders von Frauen; oder dem Auftreten von Besenreiservarizen seien Schmerzen vorausgegangen.

4.1.1.3 Retikuläre Varizen

Sie betreffen die netzartig angeordneten Venen an der Kutis-Subkutis-Grenze mit den kommunizierenden Astvenen des Saphenasystems. Häufig Beginn im Bereich der Kniekehle (Abb. 42). Auch die retikuläre Varikosis hat hämodynamisch keine Bedeutung.

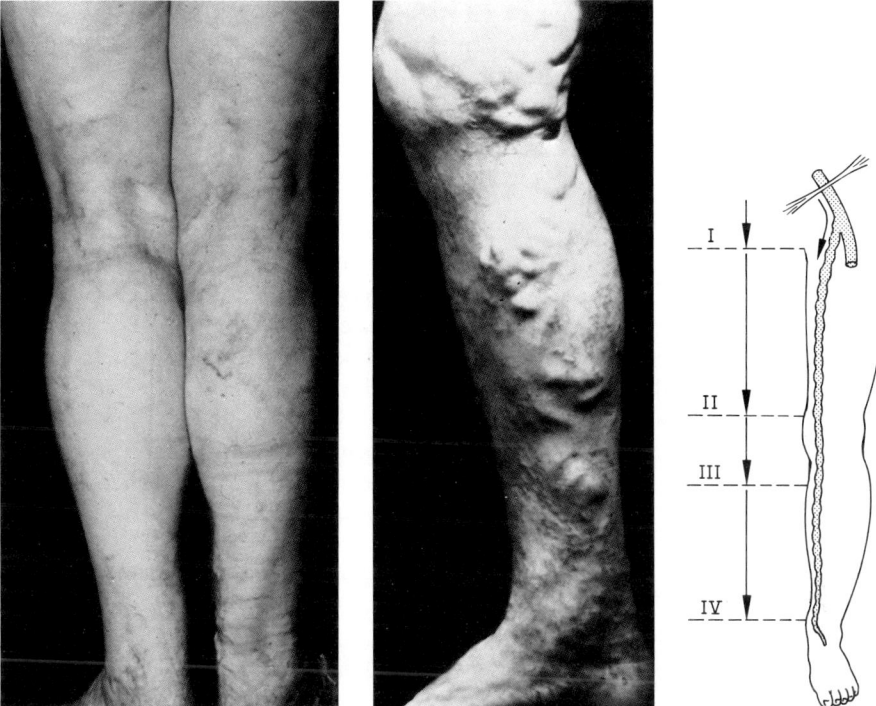

Abb. 42 (links). Retikuläre Varikosis. (Farbige Wiedergabe der Abbildung s. S. 179)

Abb. 43 (Mitte). Primäre Stammvarikosis mit Insuffizienz von Vv. perforantes (Cockett-Gruppe), Besenreiservarizen, chronische Veneninsuffizienz. (Farbige Wiedergabe der Abbildung s. S. 179)

Abb. 44 (rechts). Stadieneinteilung der Insuffizienz der V. saphena magna nach Hach

4.1.1.4 Ast- und Stammvarikosis (Abb. 43)

Sie betrifft die Saphenastämme oder ihre Seitenäste (V. subcutanea femoris medialis und lateralis am Oberschenkel; Arcus anterior und posterior der V. saphena magna am Unterschenkel (Bogenvene u. a.)). Der oft nur umschriebene Befall spricht gegen eine vorrangig orthostatische Auslösung – zumindest im Bereich der Saphenaäste.

Klinisch am bedeutsamsten ist die Stammvarikosis der V. saphena magna. Zu deren Schweregradbeurteilung wird in letzter Zeit häufiger die *Einteilung nach Hach* herangezogen [11]; diese Einteilung kann phlebographisch und Doppler-sonographisch vorgenommen werden (Abb. 44):

Stadium I: Geringe, auf den Mündungsbereich beschränkte Klappeninsuffizienz der V. saphena magna.

Stadium II: Insuffizienz der V. saphena magna bis oberhalb des Kniegelenks.

Stadium III: Insuffizienz der V. saphena magna bis unterhalb des Kniegelenks.

Stadium IV: Insuffizienz der V. saphena magna bis zum Innenknöchelbereich (dabei häufig auch Dilatationen des tiefen Venensystems).

Das Stadium I, die Mündungs- bzw. Krosseninsuffizienz, kann mit dem *Hustentest* erkannt werden: Beim stehenden Patienten fühlt man beim Husten einen kräftigen Anprall der venösen Blutsäule in dem proximalen insuffizienten Saphena-magna-Abschnitt.

Diese *Krosseninsuffizienz* scheint eine entscheidende Rolle bei der Progredienz der varikösen Degeneration der V.saphena magna von der Leiste bis in die Knöchelregion zu spielen.

Die hämodynamischen Auswirkungen und die klinische Symptomatik hängen vom Ausmaß der Klappeninsuffizienz (die V.saphena magna hat im Durchschnitt 7 Klappen) und vor allem vom Ausmaß einer zusätzlichen Perforansveneninsuffizienz ab (Abb.43). Im Stadium I sind üblicherweise keine Beschwerden vorhanden. Auch im Stadium II sind venöse Hämodynamik und die Druckverhältnisse nicht relevant verändert. Ab Stadium III sind Normabweichungen bei der Phlebodynamometrie nachweisbar, und es können sich – dies besonders im Stadium IV – Veränderungen im Sinne der chronischen Veneninsuffizienz ausbilden. (Schwerwiegende Symptome der gestörten venösen Gewebedrainage treten üblicherweise erst auf, wenn auch das tiefe Venensystem und der Lymphabfluß dekompensiert ist.)

In einer stark varikös veränderten V.saphena magna kann sich bei aufrechter Körperhaltung bis zu 1 l Blut ansammeln, das ständig hin- und herpendelt. Im Stadium III und IV mit Perforansinsuffizienz kann man phlebographisch oft eine ausgeprägte Dilatation der V.poplitea und V.femoralis feststellen, die durch die vermehrte Volumenbelastung infolge der Rezirkulation des Blutes verursacht wird (Pendelfluß (s. Tabelle 1)).

Die Einteilung der Stammvarikosis nach Hach erlaubt eine selektive Saphenateilresektion, wodurch wichtige Venensegmente für einen später eventuell notwendigen Venenbypass erhalten werden.

Die *Sammvarikosis der V.saphena parva* an der Rückseite des Unterschenkels ist seltener. Die entsprechende Mündungsinsuffizienz ist ebenfalls zuverlässig mit der Ultraschall-Doppler-Methode nachweisbar; wobei zu beachten ist, daß die Mündungsstelle der V.saphena parva größere anatomische Variationen zeigen kann von der *tiefen* Mündung am Unterschenkel bis zur *hohen* Mündung in die V.femoralis.

Die Seitenäste der V.saphena magna und parva können erheblich varikös verändert sein *(Astvarikosis)* ohne entsprechenden Befall der Hauptstämme.

4.1.1.5 Perforansvarikosis

Eine variköse Erweiterung der Vv.perforantes[1] mit Klappeninsuffizienz entsteht häufig durch die erhöhte Druck-Volumen-Belastung infolge einer Verlegung der tiefen Strombahn (postthrombotisches Syndrom mit sekundärer Perforansinsuffizienz), kann aber auch allein im Rahmen einer ausgedehnten Stammvarikosis auftreten (s. Abb.43). Das Ausmaß der Komplikationen einer primären Varikosis wird besonders durch die hämodynamischen Auswirkungen der Perforansinsuffizienz bestimmt. Bei einer operativen Sanierung der Stammvarikosis ist daher die gleich-

---

[1] Zur Vereinheitlichung der Nomenklatur sollten die Faszie durchbohrende Venen einheitlich *Venae perforantes* genannt werden; die übrigen rein extra- oder subfaszialen Verbindungsvenen *Venae communicantes.*

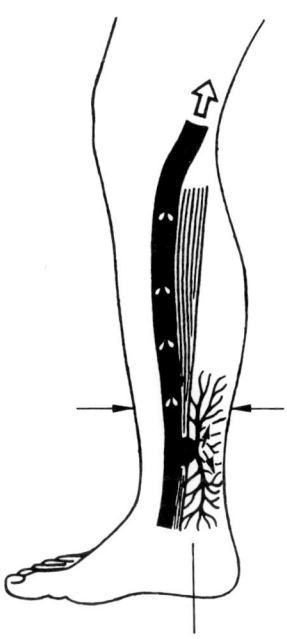

Abb. 45. Entstehung des Ulcus cruris durch Rammstöße bei insuffizienten Vv. perforantes (Cockett-Gruppe). (Nach [26])

Linton-Linie

zeitige Ausschaltung der insuffizienten Perforansvenen von entscheidender Bedeutung.

Die genaue Lokalisierung insuffizienter Perforansvenen ist nicht immer leicht. Oft muß die sorgfältige klinische Untersuchung durch die Doppler-Sonographie (s. 3.4.3.1) und ggf. durch die Phlebographie (und evtl. Thermographie) ergänzt werden. Bei ausgeprägten Perforansinsuffizienzen kann man entsprechende subkutane Weichteillücken („Faszienlücken") tasten und mitunter die kugelige Vorwölbung des oberflächlichen Abgangsbereichs sehen (blow-out-Phänomen) (Abb. 43, 45, 46). Der Bereich klinisch bedeutsamer Perforansinsuffizienzen ist oft typisch druckschmerzhaft! Falls eine Unterbindung insuffizienter Perforansvenen vorgesehen ist, sollte für den Chirurgen die Höhe der behandlungsbedürftigen Perforansvenen genau in Zentimetern vom Boden beim stehenden Patienten angegeben werden.

Klinisch besonders wichtig sind die Perforansvenen der hinteren Bogenvene – ein dorsaler Ast der V. saphena magna medial am Unterschenkel im Verlauf der Linton-Linie –, die *Cockett-Gruppe* (Abb. 2 und 45). Diese münden in die Vv. tibiales posteriores. In ihrem Entsorgungsbereich entstehen ganz bevorzugt Ulzera. Die Perforansvenen dieser Gruppe zeigen eine bemerkenswerte anatomische Konstanz, so daß ihr Aufsuchen mit entsprechend markierten Meßlatten erleichtert werden kann (Abb. 47).

Der Fluß in den insuffizienten Perforansvenen ist bidirektional (Pendelfluß mit Ausbildung eines „Privatkreislaufs") (Abb. 46); wobei bei der primären Stamm-Ast-Varikosis die Hauptstromrichtung – in der Diastole der Beinmuskulatur – nach innen gerichtet bleibt, während beim tiefen Venenschaden in Form des postthrombo-

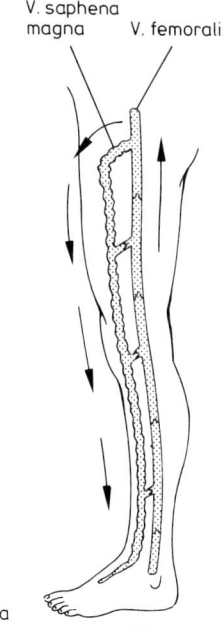

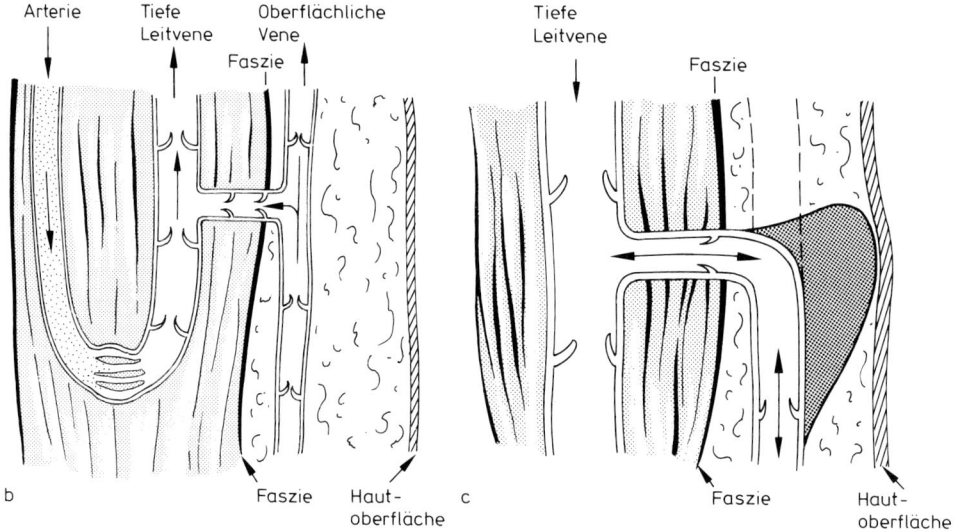

Abb. 46. a „Kreiszirkulation" bei ausgedehnter Stammvarikosis der V. saphena magna im Stehen. Bei Perforansinsuffizienz kommt es am Unterschenkel beim Gehen zusätzlich zu einer bidirektionalen „Pendelströmung" (↔). **b** Normale Strömung in einer Perforansvene bei intaktem Klappenapparat. **c** Insuffizienz einer Krosse (ausgezogen) oder Perforansvene mit Ausbildung eines Blow-out-Phänomens (Pendelzirkulation in der Perforansvene mit Ausbildung eines „Privatkreislaufs")

tischen Syndroms die Hauptstromrichtung – in der Systole – von der Tiefe zu den oberflächlichen Venen gerichtet ist.

(Eine ausführliche Darstellung über die Perforansvenen findet sich bei [31].)

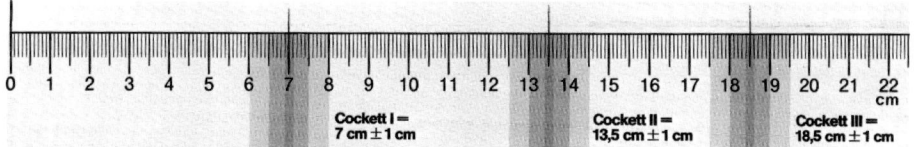

Abb. 47. „Perforantenlineal" zur Anlage beim stehenden Patienten im Bereich der Linton-Linie

4.1.1.6 Cañonvenen oder -varizen

Darunter versteht man dünnwandige Venen, die etwa im Hautniveau liegen und in die umgebende, stark sklerosierte Unterhaut wie ein Cañon eingemeißelt sind. Bei fortgeschrittener chronischer Veneninsuffizienz werden sie nahezu obligat angetroffen. Daneben finden sie sich auch häufig bei der Phlebosklerose (s. unten).

Operativ sind sie praktisch nicht zu entfernen, da zuviel umgebendes Gewebe geschädigt würde. Wegen der trophisch geschädigten Umgebung ist auch eine Sklerosierung problematisch und bedarf besonderer Erfahrung.

4.1.1.7 „Tiefe Varikosis"

Diese Varikosisformen konnten erst durch die Phlebographie erfaßt werden (z. B. Soleusvarizen) (Abb. 48). Die tiefen Leit- und Muskelvenen können sich zwar infolge der festen Einpackung und Verspannung in Faszien nicht schlängeln, aber erheblich erweitern; die Muskelvenen sind physiologischerweise oft sehr weit (Muskelsinus). Wegen der fehlenden Schlängelung ist die Bezeichnung „Varikosis" nicht ganz korrekt. Auch die Perforansvenen können mit einbezogen sein *(primäre Perforansvarikosis)* und so zur Dekompensation der Muskelpumpe infolge Klappeninsuffizienz führen (s. 4.1.1.5). Besonders zu Beginn können sehr lästige *„Berstungsschmerzen"* in den Waden auftreten, die beim Gehen verschwinden. Differentialdiagnostisch muß von der echten tiefen Varikosis die Dilatation des tiefen Venensystems infolge Volumenüberlastung bei ausgeprägter oberflächlicher Stammvarikosis abgegrenzt werden (s. 4.1.1.4). Möglicherweise gibt es aber auch analog zum Arteriensystem [24] eine Frühform in Form einer „dilatierenden Venopathie" (Abb. 49).

Auch *innere Organvenen* können sich varikös erweitern und dann mitunter zu erheblichen differentialdiagnostischen Problemen führen (z. B. ein Lungenrundherd, hinter dem sich eine varikös erweiterte Pulmonalvene verbarg).

4.1.1.8 Anlageanomalien

Klippel-Trenaunay-Syndrom. Naevus flammeus mit Weichteil- und Knochenhyperplasie und variköser Entartung der extrafaszialen Venen; evtl. arteriovenöse Fisteln (s. auch Abb. 26).

Phlebektasien (s. Abb. 50). Beginn meist distal an den Extremitäten in Form von Phlebarteriektasien mit zentripetalem Fortschreiten, besonders bei Traumen oder dem Versuch einer operativen Korrektur (!).

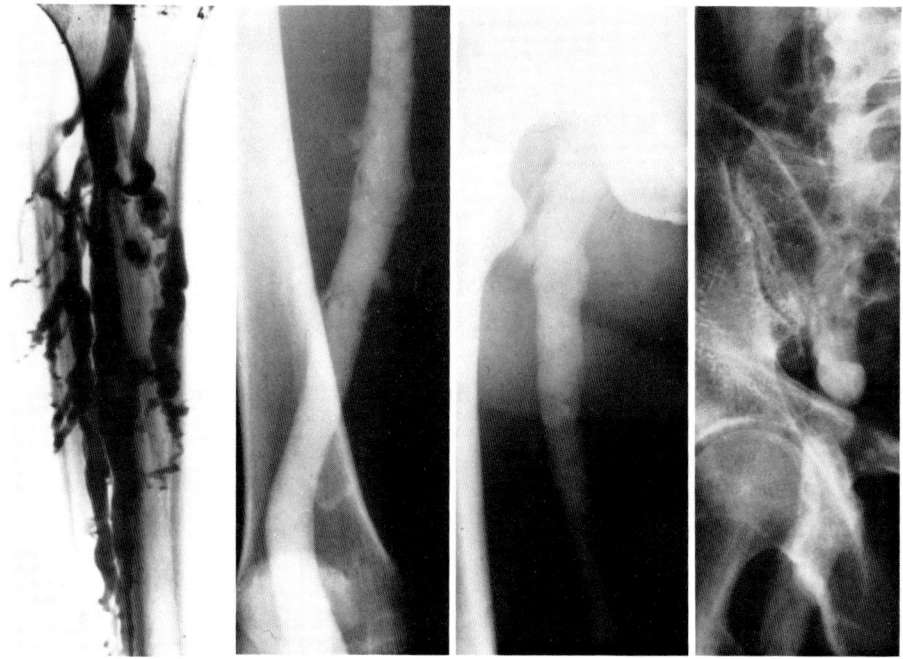

Abb. 48 (links). „Tiefe Varikosis" am Unterschenkel

Abb. 49 (rechts, 3 Bilder). Dilatierende Venopathie (aszendierende Phlebographie)

Es gibt daneben auch Phlebektasien größerer oder kleinerer *innerer Organvenen, multipel* oder *herdförmig* auftretend (z. B. in Form kavernöser Hämangiome der Leber, des Dickdarms, im Skelett).

4.1.1.9 Phlebosklerose

Dabei handelt es sich um eine Verhärtung der Venenwände durch Vermehrung des kollagenen Bindegewebes; in fortgeschrittenen Stadien kommt es zur Hyalinisierung, zunehmenden Degeneration und Verkalkung (s. Abb. 51). Es können alle Venenwandschichten betroffen sein. Bevorzugt findet sich die Phlebosklerose an den Stammvenen der unteren Körperhälfte, wobei es häufig zu Elongation und Ektasie dieser Venen kommt (Abb. 50). Sind selten einmal kleine Venen befallen, kann es bei intimanaher Ausprägung der Phlebosklerose auch zur Lumeneinengung kommen.

In milder Ausprägung ist eine Phlebosklerose in höherem Alter physiologisch, vergleichbar der Verhärtung der Arterienwand („Physiosklerose") (vgl. auch die „dilatierende Arteriosklerose" [24]). Bei jüngeren Patienten ist eine stärkere Ausprägung immer pathologisch.

Ursächlich werden wiederholte mechanische, entzündliche oder metabolische Venenwandschädigungen angeschuldigt. Die Phlebosklerose kann nach der wahr-

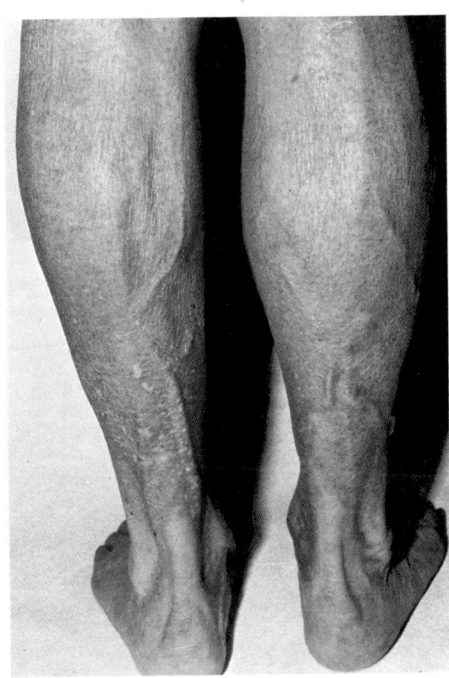

Abb . 50. Unkomplizierte Phlebektasien bei einer 62jährigen Patientin mit schwerer peripherer arterieller Verschlußkrankheit, dem Formenkreis der Phlebosklerose zugehörig. (Farbige Wiedergabe der Abbildung s. S. 180)

scheinlichen Ätiologie oder nach topographischen Besonderheiten eingeteilt werden, z. B.:

- idiopathische Phlebosklerose,
- Phlebosklerose nach Phlebitis,
- postthrombotische Sklerose,
- Phlebosklerose bei Leistungssportlern,
- Phlebosklerose bei arteriovenösen Fisteln (Abb. 51),
- Phlebosklerose bei arterieller Verschlußkrankheit (Abb. 50),
- Endstrombahnsklerose.

Klinischer Nachweis. Dieser gelingt nur in den fortgeschrittenen Stadien. Phlebo- und ggf. sonographisch finden sich starre Wände, z. B. ohne die typischen Ausbuchtungen im Bereich von Venenklappen, Dilatation und Elongation der Venen. Im Röntgennativbild ist eine ausgeprägt verkalkende Phlebosklerose eindrucksvoll zu erkennen (Abb. 51).

4.1.1.10 Komplikationen der primären Varikosis

Varikophlebitis. Eine entzündliche Reaktion der Venenwand einschließlich der Adventitia (evtl. ausgelöst durch Plättchenthromben im Bereich besonderer Strömungsbedingungen) führt zu den typischen Symptomen: Schmerz, streifenförmige Rötung und Erwärmung (s. Abb. 58). Sekundär kann es zur Thrombosierung kommen.

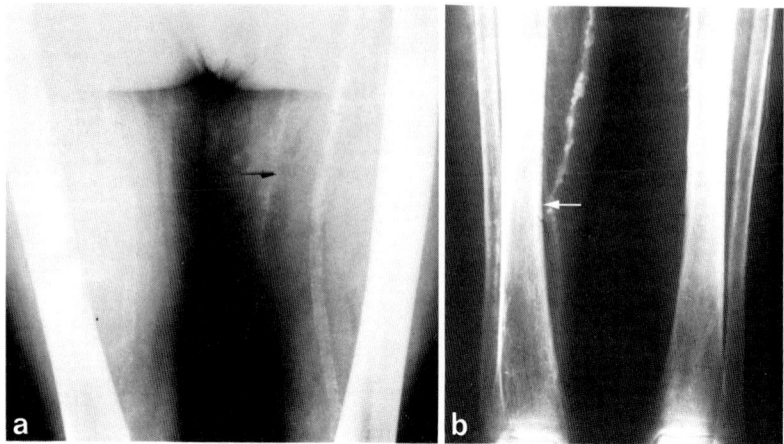

Abb. 51 a, b. Mediasklerose und Phlebosklerose. *a* Ausgeprägte Mediasklerose am Oberschenkel und →Phlebosklerose. *b* Ungewöhnlich starke Phlebosklerose am Unterschenkel bei zusätzlichem ←Verdacht auf arteriovenöse Fistel

Die Therapie besteht in einem festen Kompressionsverband und der Gabe von Antiphlogistika (z. B. Acetylsalicylsäure, ausnahmsweise Phenylbutazon).

Keine Immobilisierung oder Ruhigstellung des Beins (Kunstfehler: Gefahr des Fortschreitens zur tiefen Thrombose beispielsweise durch Aszension in einer varikösen V. saphena magna am Oberschenkel, evtl. mit Lungenembolie – „sapheno-femorale Thrombose"). Keine Antikoagulation, außer bei Befall des Mündungsbereichs der V. saphena magna. Größere, frische Thromben können nach Stichinzision herausgepreßt werden (vorsichtshalber proximale und distale Staubinde).

Periphlebitische Ulzera. Oberflächliche Phlebitiden können entzündlich einschmelzen und so zu periphlebitischen Ulzerationen führen; meist multipel entsprechend dem Verlauf der erkrankten Vene (s. Abb. 59). Die Einschmelzung der häufigen perimalleolären Varizenkonvolute führt zu Geschwüren mit schlaffen Rändern und schmierigem Grund im Knöchelbereich über sog. Ulkuskissen oder -polstern. *Therapie:* Kompression und Verödung aller Konvolutvarizen.

Atrophie blanche. Vaskulitische Veränderungen im venösen Schenkel der Papillargefäße können in der Knöchelgegend zu weißlich-porzellanfarbenen, eingesenkten, straffen, atrophischen Närbchen führen, die oft netzartig angeordnet sind und Bezirke normaler Haut umschließen (Abb. 52). Ausgesparte Papillen hypertrophieren in Form rötlicher Papeln. Die Veränderungen sind schmerzhaft, besonders wenn sie ulzerieren. Sie können Komplikation einer Varizenverödung sein. *Therapie:* konsequent Kompresssionsverband.

Gamaschenulzera. Störungen des kutanen Abflusses (retikuläre Varikosis?) führen z. B. durch Mikrothromben in den Hautplexusgefäßen zu Mikrozirkulationsstörungen. Dadurch entwickelt sich in der Fesselgegend eine sich horizontal ausbreitende

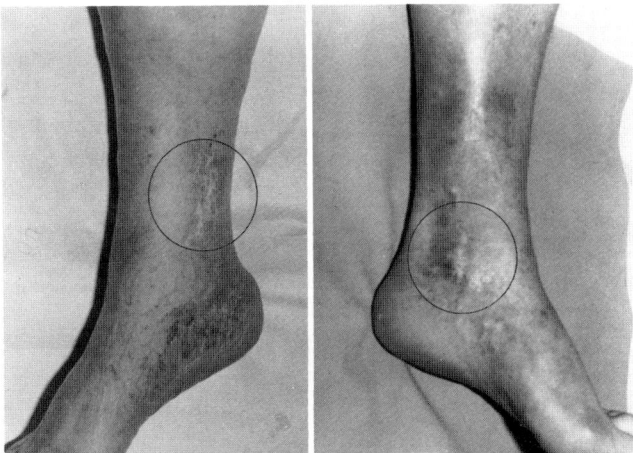

Abb. 52. Atrophie
blanche

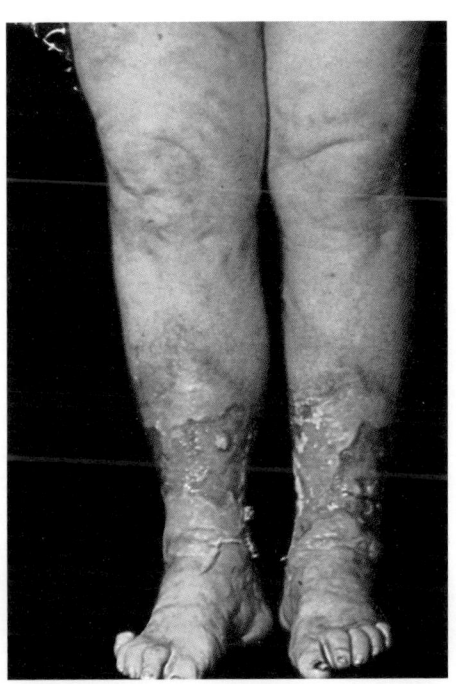

Abb. 53. Gamaschenulkus beidseitig.
(Farbige Wiedergabe der Abbildung s. S. 180)

Ulzeration, die fortschreitet, bis ein benachbartes intaktes Abflußgebiet erreicht wird (Abb. 53). Diese Gamaschenulzera bestehen ohne adäquate Therapie oft jahrelang. *Therapie:* Verödung der Netzvarizen; straffe Kompressionsverbände.

Varizenruptur s. 4.4.4

Chronische Veneninsuffizienz (chronische venöse Insuffizienz, CVI) s. 4.3.7.3

4.1.1.11 Varikosis und Schwangerschaft (s. auch 7)

Schon zu Beginn der Gravidität kommt es durch die vermehrte Progesteronsekretion zur Tonusminderung der Venenwand. Dadurch können bei entsprechender Disposition zunächst polsterartige Besenreiser und retikuläre Varizen an den Beinen auftreten; außerdem kann es zur relativen Venenklappeninsuffizienz – besonders bei intraabdomineller Drucksteigerung – kommen (Nachweis mit der Ultraschall-Doppler-Untersuchung). Schließlich vermehren sich die großen Varizen und die Besenreiserpolster; ihren Höhepunkt erreichen sie um den 7. Monat. Gegen Ende der Schwangerschaft bestehen oft vermehrt Beinödeme, und es kann zu Wadenkrämpfen kommen.

Die in der Gravidität entstehenden Varizen (Varicosis e graviditate) bilden sich postpartal oft weitgehend zurück. Wiederholte Schwangerschaften führen allerdings allmählich zur Verschlimmerung eines Krampfaderleidens („aggravating factor", s. 2.12).

Eine Sklerosierungsbehandlung ist während der Schwangerschaft grundsätzlich zwischen dem 4. und 8. Monat möglich, sollte aber wegen der Rückbildungstendenz der Varizen post partum üblicherweise zurückgestellt werden (evtl. als thromboseprophylaktische Maßnahme). Wichtig sind dagegen konsequente prophylaktische Allgemeinmaßnahmen gegen Venenbeschwerden, wie viel gehen und schwimmen, Entstauungsübungen und kurzfristiges Hochlagern der Beine, kalte Beingüsse und Stütz- bzw. Kompressionsstrümpfe (meist reicht ein Wadenstrumpf bis zum Knie); auch Venenpharmaka sind zu erwägen. Bei erhöhter Thrombose- und Emboliegefahr, z. B. bei ausgeprägter Varikosis und/oder vorausgegangenen Thrombosen, ist eine prophylaktische, niedrig dosierte *Heparinisierung* dringend angezeigt, auch im Wochenbett.

4.1.2 Sekundäre Varikosis (s. auch 4.3)

Eine sekundäre Varikosis ist immer ein schwerwiegendes Symptom. Sie muß grundsätzlich in der Differentialdiagnose der primären Varikosis bedacht werden und soll daher direkt im Anschluß an die primäre Varikosis abgehandelt werden.

Es ist dabei zwischen Stauungs- und Umgehungs- bzw. Kollateralvarizen zu unterscheiden; allerdings sind beide Arten häufig kombiniert. Die wichtigste Ursache der sekundären Varikose ist die *Thrombose der tiefen Bein- und Beckenvenen* (s. 4.3.1).

4.1.2.1 Stauungsvarizen

Bei gestörtem venösen Abstrom kommt es peripherwärts davon zu einer Blutaufstauung – Volumenüberlastung – mit Druckanstieg in den Venen, besonders bei noch intakter Muskelpumpe. Wird das Fassungsvermögen der Venen überschritten, kann sich dieser Druckanstieg u. U. bis in die Hautvenenplexus fortpflanzen. Dies kann zu Punktblutungen besonders in der Knöchelgegend führen mit sekundärer hämosiderotischer Umwandlung. Stauungsvarizen betreffen meist das gesamte vor dem Abflußhindernis gelegene Venensystem. Beim Stehen kann es zu unangenehmen „Berstungsschmerzen" in der Wade kommen.
Therapie. Kompressionsstrümpfe zur Dauerbehandlung.

4.1.2.2 Kollateralvarizen

Kollateralvarizen bei arteriovenösen Fisteln. Sie finden sich bei arteriovenösen Fisteln regelmäßig infolge Druck- und Volumenüberlastung.

Dabei: erhöhte Hauttemperatur, erhöhter venöser Druck, erhöhter venöser pO_2, erhöhte Ruhedurchblutung, venöse Kongestion bis zum „hot ulcer" (Ulkus in überwärmter Hautumgebung), pulsierendes Fistelgeräusch mit „Auslöschphänomen" bei Abdrücken der zuführenden Arterie. Ca. 15% aller arteriovenösen Fisteln sind angeboren, Typ „indirekte, multiple Querachsenkurzschlüsse" (Abb. 54) [24]. Typisches Symptom: plötzliche, schmerzhafte Phlebalgien, auch bei Kindern. Gute Nachweismöglichkeit mit Ultraschall-Doppler (s. Abb. 26).
Therapie. Soweit möglich chirurgisch (z. T. auch Embolisationsverfahren).

Kollateralvarizen als venöse Umgehungskreisläufe. Soweit es sich dabei um venöse Umgehungskreisläufe handelt, halten sie sich weitgehend an die vorgebildeten Verbindungen: „potentielle Kollateralvenen" [z. B. Caput medusae (Abb. 55)]. Bei Beckenvenensperre („Venensporn", postthrombotische Lumeneinengung, Kompression von außen) sind z. B. die V. epigastrica, Vv. pudendae externae und V. circum-

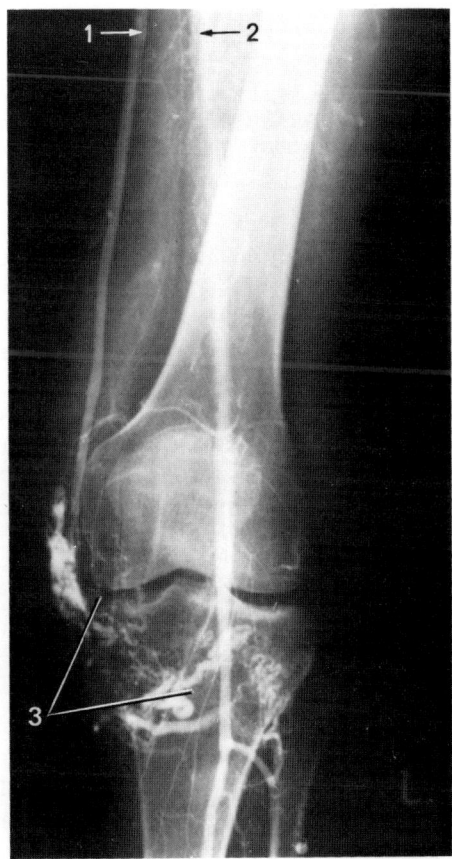

Abb. 54. Kollateralvarizen bei arteriovenösen Fisteln. Serienarteriogramm der A. femoralis links: in Höhe des Kniegelenks kommt es frühzeitig zu einer Füllung von knäuelartigen arteriovenösen Querachsenkurzschlüssen mit vorzeitigem Abstrom des Kontrastmittels über die V. saphena magna („simultane Füllung von Arterie und Vene"). Distal des Kniegelenkspalts Kalibersprung der A. poplitea (Flußverminderung durch das proximale Shuntvolumen). *1* V. femoralis, *2* A. femoralis, *3* av Querachsenkurzschlüsse

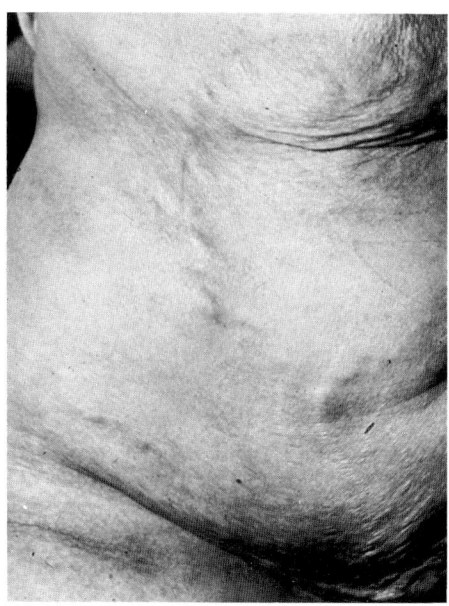
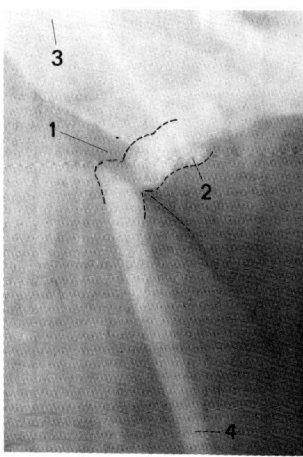

Abb. 55 *(links).* Postthrombotische Beckenvenensperre mit Kollateralvenen im Bereich der Leiste und des Unterbauchs rechts (inguinales Caput medusae)

Abb. 56 *(rechts).* M.M. ♀, 45 Jahre. Kollateralvarizen in Form eines subkutanen „Spontan-Palma" bei isolierter Beckenvenenthrombose rechts (aszendierende Phlebographie). *1* Thrombose der V. iliaca ext., *2* Kollateralvarizen („Spontan-Palma"), *3* Sitzbein, *4* V. femoralis

flexa ilium superficialis bzw. Vv. circumflexae femoris mediales, die zur kontralateralen Seite („Spontan-Palma", Abb. 56) oder zur V. cava superior führen, betroffen. Es können sich auch paravertebrale Kollateralen ausbilden. Es liegen demnach umfangreiche Kollateralisationsmöglichkeiten im Beckenbereich vor.

a) *Pelvines Stenosesyndrom.* Caput medusae in der Leiste (Abb. 55), Beinödem, Hämosiderose und Dermatosklerose (sog. *Siderosklerose*) in der Fesselgegend als Kennzeichen für ein pelvines Abflußhindernis. *Therapie:* Kompressionsstrumpfhose (chirurgisch evtl. Palma-Operation).

b) Die V. saphena magna und parva sind typische Kollateralvenen bei tiefer Beinvenenthrombose. Die Kollateralzirkulation über die V. saphena magna bei Verschluß der V. femoralis wird als *„May-Kollaterale"* bezeichnet; diese kann anhand der Strömungsbeschleunigung mit der Ultraschall-Doppler-Untersuchung im Seitenvergleich als hochwertiges Kriterium nachgewiesen werden (s. 3.4.2.1).

c) *Kollateralkreislauf über Perforansvenen.* An Ober- und Unterschenkel kommen die verschiedenen *Perforansvenen* in Frage (s. auch 1.1 und 4.1.1.5): Die Hunter- und Dodd-Venen proximal und distal an der Oberschenkelinnenseite und die Boyd-Venen (medial unterhalb des Knies) und Cockett-Venen (medial oberhalb des Knöchels) (Abb. 2).

d) *Insuffizienz der Muskelveneneinflußschleifen.* Die Muskelveneneinflußschleife liegt proximal an der Beugeseite der Wade. Bei Insuffizienz wird das Blut aus der Tiefe retrograd bis zur Oberfläche gepreßt; es kommt zur ampullenartigen Erweiterung des Schleifenscheitels mit Ausbildung mehrerer sternförmig ausstrahlender Varizen. Dies gibt es auch als primäre Varikosis (s. Abb. 48). *Therapie:* Gezielte Unterbindung mit Verschluß der Faszienlücke; Kompression.

e) *Tiefe Kollateralvarizen.* Die tiefen Verbindungen zwischen den Arterienbegleitvenen *(Leitvenen)* können sich zu Überbrückungskollateralen ausbilden; entsprechend kann ein Varizenkissen in der Knöchelgegend im Bereich einer Kommunikation zwischen Vv. tibiales posteriores und Vv. fibulares entstehen. Ein charakteristisches Zeichen einer tiefen Abflußstörung ist die *Corona phlebectatica* der kleinen Verbindungsvenen an den seitlichen Fußrändern (s. Abb. 73).

Wegen der besonders reichlichen Kollateralbahnen bei Verschlüssen von *Muskelvenen* findet sich im Phlebogramm das Bild der „wirren Rekanalisation". *Therapie.* Komprimierende Maßnahmen.

Voraussetzung für die Ausbildung eines derartigen venösen Kollateralkreislaufes ist eine Klappeninsuffizienz mit Stromumkehr: *„paradoxer Kreislauf"* II. und III. Grades. I. Grades bedeutet, daß nur das oberflächliche System (Saphenastamm), III. Grades, daß alle Systeme betroffen sind. Die Ausbildung erfordert eine gewisse Zeit, weshalb zwischen der akuten Thrombose und dem Auftreten der entsprechenden Komplikationen (postthrombotisches Syndrom) oft Jahre liegen können. Dieses symptomarme Intervall ist um so länger, je peripherer die Thrombose liegt; dies ist bei Begutachtungen zu beachten (s. 8).

Die Durchtrittsstelle der insuffizienten Perforansvene durch die Faszie ist oft ampullenartig erweitert (s. auch Abb. 44, 46) und die Haut darüber halbkugelig vorgewölbt: „Blow-out-Phänomen". Die Cockett-Veneninsuffizienz führt primär zur Varikosis der hinteren Bogenvene, nicht des Saphenastamms; diese ist dann oft eher als eine Rille im umgebenden Indurationsbezirk zu tasten: „Cañonvarize" (s. 4.1.1.6).

4.1.2.3 *Cañonvenen oder -varizen* s. 4.1.1.6

4.1.2.4 *Phlebosklerose* s. 4.1.1.9

4.1.2.5 *Komplikationen der sekundären Varikosis*

Blow-out-Ulkus. Blut wird bei Schädigung der Vv. tibiales posteriores mit den Perforansvenen retrograd rammstoßartig unter hohem Druck bei Muskelkontraktion (Systole) in die hintere Bogenvene gepreßt. Die dadurch bedingte Abflußbehinderung der kutanen Quellgebiete in der Bisgaard-Kulisse dorsal des Innenknöchels führt über Stauungsödem und Induration zu einem typischen schmalen, länglichen Ulkus (s. Abb. 45 und 74). *Therapie.* Neben komprimierenden Maßnahmen ist der dauerhafte Verschluß der insuffizienten Cockett-Venen durch subfasziale Unterbindung entscheidend.

Chronische Veneninsuffizienz (CVI). S. 4.3.7.3

4.1.2.6 Weitere Formen von sekundären Varizen mit besonderer Topographie

Hämorrhoiden und Ösophagusvarizen

Hämorrhoiden können sein, Ösophagusvarizen sind grundsätzlich topographische und pathogenetische Sonderformen von sekundären Varizen.

Hämorrhoiden. Es handelt sich um variköse Erweiterungen im Bereich des Enddarmschwellkörpers in Höhe der Zona haemorrhoidalis des Afterkanals.

a) *Innere Hämorrhoiden.* An den Durchtrittsstellen der Aa. und Vv. rectales superiores (und mediae) durch die Darmwand.
   Als Hauptursache gilt eine entsprechende Disposition; weiterhin können auslösend oder begünstigend wirken: Pfortaderhochdruck, Obstipation, anderweitige Erkrankungen des Kontinenzorgans, Schwangerschaft, Beckentumoren, sitzende Berufstätigkeit.
   Folgen und Komplikationen: Tenesmen, Blutungen, Ekzeme, Pruritus ani; Hämorrhoidalprolaps, akute Hämorrhoidalthrombose, periproktitischer Abszeß, Geschwüre, Gangrän, septische Thrombophlebitis der Pfortader.
   Therapie. Konservativ (diätetisch; antiphlogistisch u. a.) oder operativ; evtl. Sklerosierung (Abb. 57) und/oder Gummibandligatur.
b) *Äußere Hämorrhoiden.* In der Zona anocutanea des Afters, ausgehend von oberflächlichen Ästen der V. rectalis inferior.
c) *Intermediäre Hämorrhoiden.* An der Haut-Schleimhaut-Grenze. Neigung zu Spontanprolaps.

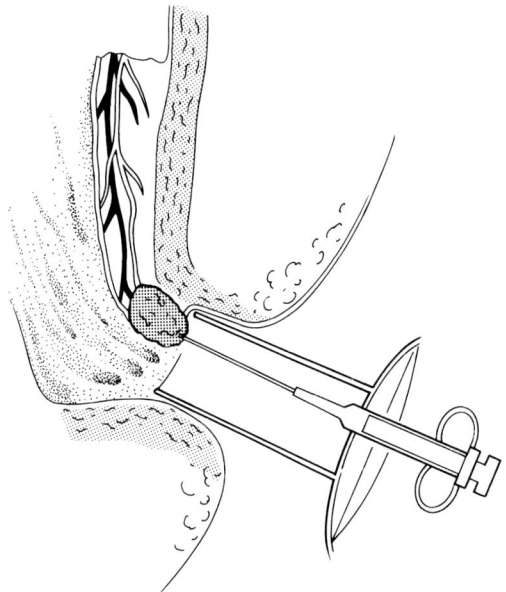

Abb. 57. Injektionstechnik bei der Sklerosierung von Hämorrhoiden

Eine ätiologische bzw. umfassende differentialdiagnostische Abklärung der Hämorrhoiden ist immer erforderlich!

Ösophagusvarizen. Durch regionale Stauung mit Druckerhöhung hervorgerufene Varikosis submuköser, peri- und paraösophagealer Venen, meist auch von Magen-Kardiavenen, vor allem bei Leberzirrhose mit portaler Hypertension; Kollateralkreisläufe über die Vv. gastricae sinistrae und breves.

Diagnostik. Röntgenologisch (z. B. Breipassage im Liegen) und durch Ösophagoskopie.

Komplikationsmöglichkeit. Lebensbedrohliche Blutung!

Therapie. Im Notfall Kompression mit Ballonsonde und Versuch der medikamentösen Drucksenkung; sonst endoskopische Sklerosierungsverfahren, Laserkoagulation und verschiedene operative Techniken (durchtrennende und Anastomosenverfahren).

Varikozele (Hernia varicosa, „Krampfaderbruch")

Auch die Varikozele kann eine Sonderform einer sekundären Varikosis sein. Es handelt sich um die variköse Entartung des Plexus pampiniformis mit Ausbildung einer weichen, länglichen Geschwulst im Verlauf des Samenstrangs im Skrotum und meist mit Tiefstand des Hodens und Nebenhodens auf der erkrankten Seite. Sie führt häufig zur Sterilität; sie ist in etwa 20% der Fälle männlicher Infertilität die Ursache.

Diagnostik. Primärabklärung mittels Doppler-Sonographie.

Therapie meist operativ.

4.1.3 „Phlebarthrotischer Symptomenkomplex"
   („Phlebarthrose", „arthrogenes Stauungssyndrom")

Die Existenz eines derartigen Symptomenkomplexes ist epidemiologisch-statistisch nicht erwiesen und die eventuelle klinische Bedeutung umstritten.

Varikosis und chronische Stauungszustände der Beine scheinen besonders bei Frauen relativ häufig mit einer Kniearthrose und einer oberen Sprunggelenksarthrose vergesellschaftet zu sein. Ein ursächlicher Zusammenhang wird in einer Störung des venösen Abstroms und damit der Endstrombahndurchblutung im Gelenkbereich durch erhebliche anatomische Fehlstellungen in Form von Varus- und Valgusdeformitäten bzw. durch Funktionseinschränkung der Gelenksvenenpumpen spekulativ erwogen. Wenn auch klinisch mitunter eine Besserung des Arthroseschmerzes nach Sanierung einer ausgeprägten Varikosis auffällt, müssen ursächliche Zusammenhänge bei der Häufigkeit beider Krankheitsbilder in höherem Alter doch mit äußerster Zurückhaltung diskutiert werden. Andererseits besteht bei Frauen eine statistisch signifikante Korrelation zwischen dem Vorliegen von Senk- und Spreizfüßen und Varikosis (s. 2.1.2), und eine intakte Sprunggelenkvenenpumpe ist wesentliche Voraussetzung für einen ungestörten venösen Rückstrom.

4.2 Entzündliche Venenerkrankungen

Hierunter sind speziell die Venenerkrankungen zu verstehen, bei denen die entzündliche Wandreaktion ganz im Vordergrund der klinischen Symptomatik steht. Demgegenüber tritt die sekundäre Thrombosierung in ihrer Bedeutung ganz zurück, während bei der tiefen Venenthrombose die Verhältnisse umgekehrt sind (s. 4.3).

4.2.1 Oberflächliche Thrombophlebitis

Es handelt sich um eine Entzündung der oberflächlichen Venen nach Wandschädigung (Abb. 58), z. B. durch intravenöse Injektionen (Armvenen; gewollt bei der Varizenverödung), durch mechanischen Reiz (z. B. durch einen Venenkatheter), toxisch (nach Insektenstichen; im Abflußgebiet von Infektionen), möglicherweise auch immunologisch-allergisch (Phlebitiden bei immunologischen Erkrankungen, Malignomen, chronischen Pankreasaffektionen), selten eitrig durch übergreifende bakterielle Infektionen (Abb. 59) oder septisch. Beginn meist peripher mit Ausbreitung nach zentral.

Die Inzidenz liegt nach Schätzungen bei über 1% in der Gesamtbevölkerung.

Da die entstehenden Thromben fest an der Wand haften, kommt es praktisch nie zur Lungenembolie. Lediglich bei Befall der proximalen V. saphena magna, speziell der Krosse, kann sich der Prozeß auf das tiefe Venensystem ausdehnen und zur Lungenembolie führen („sapheno-femorale Thrombose").

Die Diagnose ergibt sich aus den Entzündungszeichen im Bereich der betroffenen Vene. Fieber und Schmerzen können das Allgemeinbefinden stärker beeinträchtigen.

Abheilung innerhalb von Tagen bis Wochen unter Hinterlassung strangartig obliterierter Venen und häufig bräunlicher Pigmentierungen (entsprechende Pigmentierungen können auch nach einer Sklerosierungsbehandlung zurückbleiben).

Therapie. Fester Kompressionsverband vom Fuß bis proximal des entzündeten Bereiches; damit Sofortmobilisierung! Antiphlogistika sind in den ersten Tagen indiziert (z. B. Acetylsalicylsäure). Bettruhe ist wegen der Gefahr des Fortschreitens der Phlebitis nach proximal und in die Tiefe strikt kontraindiziert! Auch eine Antikoagulation ist kontraindiziert, außer bei Befall der proximalen V. saphena magna nahe dem Krossenbereich (s. oben) (dabei kann auch die Krossektomie mit proximalem Stripping durchgeführt werden).

Die distale Anbringung eines Nitropflasters (mit 5 mg Glyzerintrinitrat) scheint das Auftreten von Phlebitiden bei intravenösen Infusionsbehandlungen deutlich zu vermindern [49].

Grundsätzlich muß bei einer oberflächlichen Thrombophlebitis unklarer Genese immer nach einer anderweitigen Grundkrankheit gefahndet werden (z. B. Malignom, immunologische Erkrankung – siehe unten)! Außerdem kann gleichzeitig eine tiefe Venenthrombose bestehen! Dagegen geht die *Variko*phlebitis nicht gehäuft mit tiefen Venenthrombosen einher.

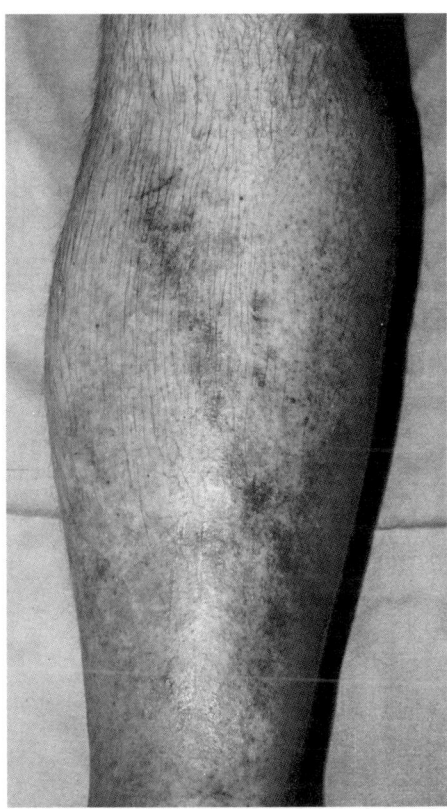 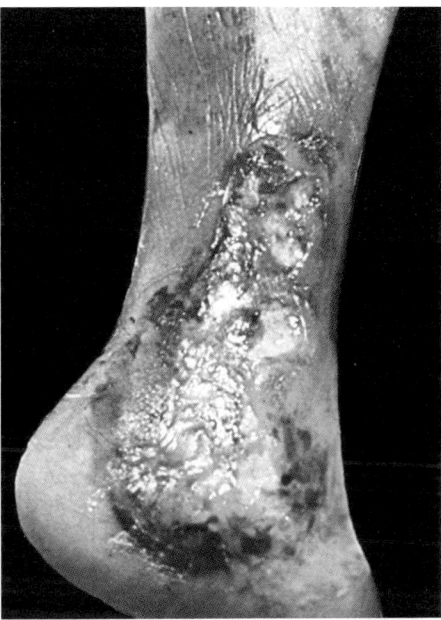

Abb. 58 (links). S. W. ♂, 41 Jahre. Thrombophlebitis am linken Unterschenkel (ventromedial), zusätzlich postthrombotisches Syndrom. (Farbige Wiedergabe der Abbildung s. S. 180)

Abb. 59 (rechts). Eingeschmolzene, superinfizierte Periphlebitis nach oberflächlicher Thrombophlebitis. (Farbige Wiedergabe der Abbildung s. S. 181)

4.2.2 Sonderformen der oberflächlichen Thrombophlebitis

4.2.2.1 Varikophlebitis s. 4.1.1.10

4.2.2.2 Plebitis migrans (saltans)

Dabei entstehen in unterschiedlichen Zeitabständen Entzündungen an vorher reizlosen Venen mit wechselnder Lokalisation; meist sind kurze Segmente kleinerer, oberflächlicher Venen betroffen. Ursächlich werden allergisch-hyperergische Faktoren bei Infektionskrankheiten (z. B. auch Tuberkulose) und Malignomen (Abdominal-, Bronchialmalignome) angenommen, weiterhin ist die Phlebitis migrans häufig Frühsymptom bei der Endangiitis obliterans. Lokalisation bevorzugt am Fußrücken und Unterschenkel, aber auch am Oberschenkel, Arm und Rumpf möglich; möglicherweise können auch die tiefen und inneren Organvenen befallen werden.

Therapie. Antiphlogistika (Acetylsalicylsäure) und, soweit möglich, den auslösenden Faktor ausschalten. Immer ein Malignom als potentielle Ursache bedenken!

4.2.2.3 Mondor-Krankheit

Seltene Thrombophlebitis mit ausgeprägter Periphlebitis im Bereich der Vv. thoracoepigastricae, bevorzugt an der seitlichen Thoraxwand, aber auch an der Bauchwand. Frauen sind häufiger betroffen, evtl. differentialdiagnostische Abklärung gegen Mammakarzinom bzw. entsprechende Lymphknotenmetastasen erforderlich. Ausheilung unter Hinterlassung eines stricknadelartigen Strangs.

4.2.2.4 Phlebitiden bei wahrscheinlich immunologisch bedingten Angiopathien

Eine ausführliche Darstellung findet sich bei Marshall [24]. Folgende Erkrankungen sind in diesem Zusammenhang bedeutsam und in die differentialdiagnostischen Erwägungen mit einzubeziehen:
- *Endangiitis obliterans* (Thrombangiitis obliterans, Morbus Winiwarter-Buerger): Dabei finden sich häufig Phlebitiden (Phlebitis migrans/saltans), die der arteriellen klinischen Manifestation vorausgehen können. Die typischen Kriterien zur klinischen Diagnose einer Endangiitis obliterans sind:

  1. inhalativer Raucher,
  2. Alter < 50 Jahre,
  3. infrapoplitealer Arterienverschluß,
  4. a) *Phlebitis migrans/saltans* oder
     b) Mitbefall der oberen Extremität,
  5. keine weiteren Risikofaktoren für Arteriosklerose.

- *Panarteriitis nodosa* (Periarteriitis –, Polyarteriitis nodosa, Kussmaul-Meier-Syndrom).
- *Wegener-Granulomatose* (Riesenzellangiitis). Möglicherweise Sonderform (respirato-renaler Typ) der Panarteriitis nodosa.
- *Kollagenosen.* Z.B. *Lupus erythematodes disseminatus* (LED) [33], wobei es in über 10% der Fälle zu Thrombophlebitiden kommen soll, überwiegend innerhalb des ersten Jahres nach Erkrankungsbeginn. Derartige Phlebitiden im Bereich des tiefen Venensystems können Ausgangspunkt von Lungenembolien sein, wobei in diesen Fällen die Abgrenzung gegenüber immunulogisch bedingten Pleuritiden Schwierigkeiten bereiten kann.
- *Hypersensitivitätsangiitis.* Sehr seltene Sonderform der nekrotisierenden Panangiitis mit akutem Verlauf, wobei Medikamente häufig als Auslöser in Frage kommen (Drogenabusus, Antibiotika, Thiouracil, Diphenylhydantoin, Kumarine, Steroide, Ovulationshemmer). Es liegt eine Panangiitis der kleinen und mittleren Arterien und der Venen vor, wobei – im Gegensatz zur Panarteriitis nodosa – alle Gefäßläsionen das gleiche Alter zeigen.

Diesen wahrscheinlich immunologisch bedingten Angiopathien gemeinsam ist der entzündliche Befall aller Wandschichten kleiner und/oder größerer Arterien und oft auch von Venen. Diese entzündlichen Veränderungen führen zu thrombotischen

Wandabscheidungen. Im übrigen unterscheiden sich die einzelnen Krankheitsbilder nach Ätiologie, Art und Lokalisation der Gefäßprozesse, klinischer Symptomatik und nach Alters- und Geschlechtsbevorzugung. *Therapeutisch* steht die Ausschaltung der ursächlichen Noxe im Vordergrund, soweit dies möglich ist; im übrigen immunsuppressive (Kortikoide und Azathioprin) und ggf. angiologisch-symptomatische (Thrombolyse, Beeinflussung der Hämorheologie) Maßnahmen [24].

4.2.2.5 Septische Thrombophlebitis

Auch eine oberflächliche Thrombophlebitis, z. B. ausgehend von einer *Periphlebitis* durch eine lokale Haut- oder Weichteilinfektion oder einer *Endophlebitis* nach direktem Trauma bzw. Punktion mittels Kanüle oder nach Katheterinfusionen (!), kann Ausgangsherd einer septischen Bakteriämie oder Pilzinfektion sein. Bei Übergreifen auf das, bzw. bei dem klinisch wesentlich bedeutsameren primären Befall des tiefen Venensystems droht zusätzlich die Gefahr der septischen Embolie.

Die eitrige Phlebitis katheterisierter peripherer und der großen zentralen Venen ist eine zunehmend häufiger auftretende, oft letale Komplikation der intravenösen Therapie, speziell auf Wach- und Intensivstationen.

Die typischen *klinischen Merkmale* ergeben sich aus der lokalen Infektion, der Thrombophlebitis und der Sepsis. Für den *klinischen Verlauf* ausschlaggebend sind Ausgangs- und Manifestationsort der Infektion und die Art der Erreger. Besonders ungünstig ist ein Befall intrakranieller Venen (z. B. infizierte *Sinus-cavernosus-Thrombose* ausgehend von Pyodermien der oberen Gesichtshälfte, Sinusitiden und Otitiden), von Hals-, Abdominal- und Beckenvenen und die *septische Lungenembolie* (meist multipel; klinisch ergibt sich ein Mischbild aus Sepsis und Lungenembolie, wobei ein Schock eher auf die Sepsis als auf die hämodynamischen Auswirkungen der Lungenembolie zurückzuführen ist). Daneben ist die Infektion mit Problemkeimen (nosokomiale Infektionen) und Pilzen oft Ursache eines deletären Verlaufs.

Therapie. Soweit möglich ist die Ausschaltung des Sepsisherdes vordringlich; z. B. Entfernung von Venenkathetern mit *bakteriologischer Untersuchung* der Katheterspitze (!). Therapeutische Antikoagulation mit Heparin. Antibakterielle Behandlung, möglichst nach Antibiogramm. Bei oberflächlicher Thrombophlebitis Kompressionsbehandlung nach Abklingen des akuten Stadiums. Bei septischer Lungenembolie wird die proximale Unterbindung des betroffenen venösen Systems als geeignete Maßnahme angesehen.

Im übrigen klassische Behandlung des Sepsis (z. B. von Hämostasestörungen) und ggf. der Lungenembolie.

Prognostisch ungünstige Zeichen sind Hypothermie, Neutropenie, Schock, metabolische Azidose, schwere Hämostasestörungen (z. B. Hautekchymosen) und eine begleitende Endokarditis.

4.3 Tiefe Venenthrombose (tiefe Thrombophlebitis)

Die akute tiefe Venenthrombose – bis hin zu ihrer schwersten Ausprägung, der Phlegmasie, und ihrer gefährlichsten Komplikation, der großen oder rezidivierenden Lungenembolie – gehört zusammen mit dem akuten Arterienverschluß zu den wichtigsten und dramatischsten angiologischen Notfällen.

Bis zu 2% der Gesamtbevölkerung sollen einmal eine tiefe Thrombose durchgemacht haben (s. auch Abb. 10); die Inzidenz beträgt rund 1‰ der Bevölkerung pro Jahr. Die Inzidenz soll im Zunehmen sein. Von Patienten mit venösen „Beinbeschwerden" haben 6,5% ein postthrombotisches Syndrom; über die Hälfte dieser Patienten wissen nichts davon. Die Bein- und Beckenvenen sind ca. 10mal häufiger betroffen als die Arm- und Schultergürtelvenen (vgl. auch 2.3.1.).

Zur Pathogenese. Wand-, Strömungs- und Gerinnungsfaktoren wirken bei der Thrombogenese zusammen (Virchow-Trias), wobei die Schwerpunkte bei der arteriellen und venösen Thrombose sehr unterschiedlich sind, was die klinischen Besonderheiten jeweils entscheidend bestimmt (Tabelle 6 und Abb. 60).

a) *Wandfaktoren:* Verletzung, Entzündung, degenerative Veränderungen, Tumor.
b) *Strömungsfaktoren:* Besonders wichtig ist die Strömungsverlangsamung von der Prästase bis zur Stase bei Immobilisation, Varikosis, Kreislaufstörungen.
c) *Gerinnungsfaktoren:* In Form einer Hyperkoagulabilität durch Aktivierung des „extrinsic"-Gerinnungssystems (Gewebsthrombokinase, Faktor VII u.a.) durch Operationen, Traumen – auch durch schwere körperliche Belastungen („par effort"), nach Geburten; primär gesteigerte Gerinnungsneigung („intrinsic"-System) oder im Rahmen bestimmter Erkrankungen oder durch Medikamente

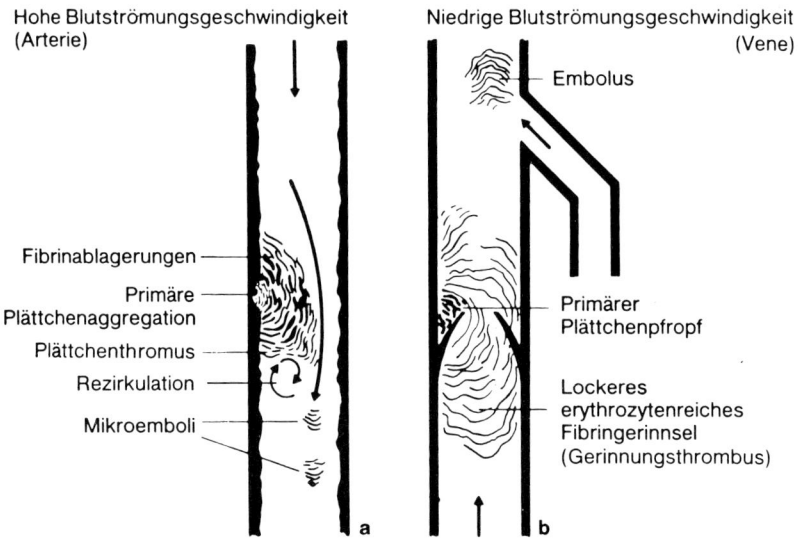

Abb. 60 a, b. Schematische Darstellung einer arteriellen *(a)* und einer venösen *(b)* Thrombose. (Nach [24])

Tabelle 6. Besonderheiten arterieller und venöser Thrombosen

Arterien	Venen
Morphologie: Plättchenthrombus mit wenig Fibrin	Erythrozytenreicher Fibrinthrombus
Pathogenese: Endotheldefekt wahrscheinlich erforderlich oder andere „thrombogene" Oberfläche	Kein ausgedehnter Endotheldefekt erforderlich
Erhöhte Plättchenadhäsivität und -aggregabilität	Hyperkoagulabilität (latente Aktivierung der Gerinnung, Gerinnungsfaktoren ↑ Gerinnungsinhibitoren ↓)
Hohe Strömungsgeschwindigkeit bzw. Scherkräfte	Verlangsamter Blutfluß bis Stase

(Östrogene) z. B. durch eine Verminderung von Antithrombin III. Bei rezidivierenden Venenthrombosen und Lungenembolien sollte immer ein Mangel an Antithrombin III, Plasminogen, Protein C oder Protein S ausgeschlossen werden (s. auch 3.7.1).

Eine reparative Fibrinolyse kommt im Falle der Thromboseentwicklung nicht mehr wirksam zum Tragen.

Eine phlebitische Wandreaktion mit typischen Schmerzsymptomen ist zumeist Folge der Thrombose, kann aber ihrerseits Anlaß zu neuerlichen Thrombosierungen geben.

Interessanterweise haben Frauen der Blutgruppe 0 nur ein halb so großes Thromboserisiko wie Frauen der übrigen Blutgruppen.

Differentialdiagnose. Abzugrenzen sind vor allem die verschiedenen Ödemformen (z. B. Lymphödem), Venenkompressionen von außen, die oberflächliche Thrombophlebitis (s. Abb. 58), der akute Arterienverschluß (Ratschow-Probe, periphere Blutdruckmessung), der Muskelriß (CPK-Erhöhung) oder ein ausgeprägtes subfasziales Ödem infolge multipler Muskelfaserschädigungen nach starker, ungewohnter körperlicher Belastung unter dem klinischen Bild eines schweren „Muskelkaters" (Abb. 61), das Erysipel (ASL-Titer) und Baker-Zysten (Sonographie) (Abb. 62). Die klinische Abgrenzung gegenüber dem akuten Arterienverschluß ist in Tabelle 7 zusammengefaßt.

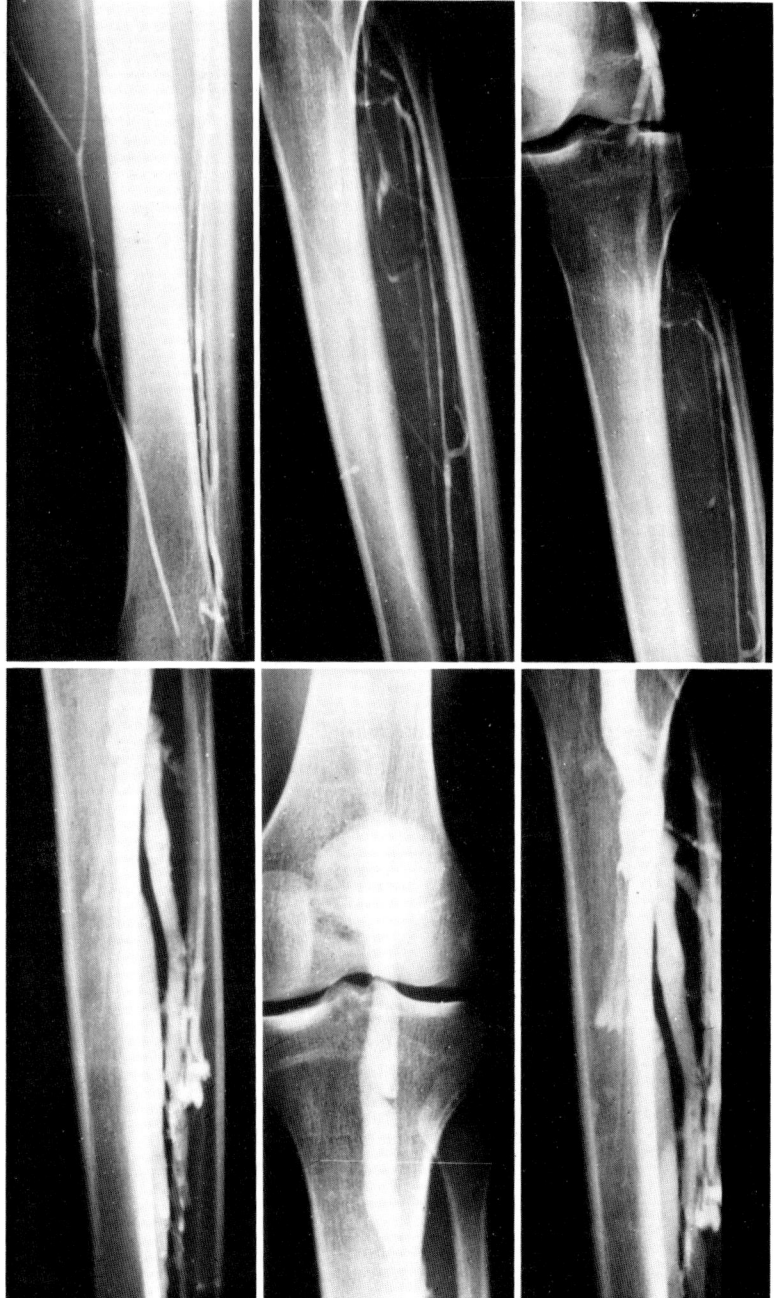

Abb. 61. W. A. ♀, 30 Jahre. Aszendierende Phlebographie. *Oben:* 1 Tag nach intensivem Seilspringen Schwellung und Schmerzhaftigkeit des linken Unterschenkels; CPK 1000 E/ml. *Unten:* 4 Tage später normales Kontrollphlebogramm nach Abklingen der Unterschenkelschwellung (subfasziales reaktiv-entzündliches Ödem; keine tiefe Venenthrombose)

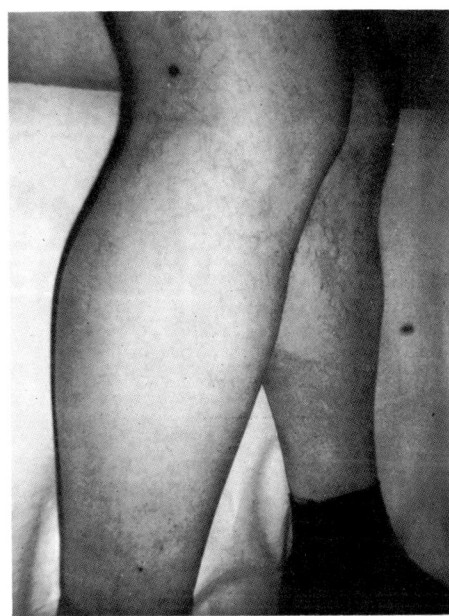

Abb. 62. Gesicherte Baker-Zyste im Bereich der Kniekehle und des proximalen Unterschenkels rechts. DD: akute tiefe Venenthrombose, postthrombotisches Syndrom

Tabelle 7. Differentialdiagnose des arteriellen und venösen Verschlusses

	Arterieller Verschluß	Venöser Verschluß
Beginn	Meist plötzlich	Verzögert
Farbe	Blaß	Leicht zyanotisch (Blaustich)
Hauttemperatur	Kühl	Etwas überwärmt
Oberflächliche Venen	Kollabiert	Prall gefüllt (z. B. „Pratt Warnvenen")
Umfang	Normal	Vergrößert
Puls	Fehlend	Normal tastbar (außer bei starkem Ödem)
Ratschow-Probe	Positiv (Zunahme der Beschwerden)	Negativ (*cave:* Emboliegefahr bei intensiven Manipulationen)

4.3.1 Bein- und Beckenvenenthrombose

Bei Bein- und Beckenvenenthrombosen, die bevorzugt links auftreten (Beckenvenensporn (s. Abb. 34)), findet sich häufig ein Spontanschmerz in der Leistenbeuge und ein einschießender Beinschmerz beim Husten und Pressen. Daneben finden sich oft die typischen schmerzhaften Druckpunkte („Thrombosefrühzeichen") von der Fußsohle (Payr) ggf. bis zur Leistenbeuge (Rielander) und der Wadenkompres-

sionsschmerz, wenn z. B. eine Blutdruckmanschette auf 100 mmHg (13 kPa) aufge-
pumpt wird (Lowenberg) (Abb. 63). Diese Thrombosezeichen sind aber unspezi-
fisch und dürfen keinesfalls überbewertet werden. Das üblicherweise einseitige
Ödem entwickelt sich erst allmählich; zu Beginn bestehen oft nur verstrichene Konturen im Knöchelbereich (Abb. 65). An der betroffenen Extremität fallen gestaute,
pralle periphere Venen auf, z. B. die Pratt-Warnvenen. Für die Diagnose wichtig ist
der Nachweis oberflächlicher Kollateralvenen (Leisten-, Schamgegend – oft in der
Schambehaarung versteckt (!), Schulterbereich). Die Ödembildung hängt von Ausmaß und Lokalisation der Thrombosierung ab. Die Haut ist typischerweise bläulich
(„Blaustich"), gespannt, glänzend und oft überwärmt (s. Abb. 68). Der Gewebetur-
gor ist gesteigert, was in der Tiefe der Wade als schmerzhafte, prall elastische Resistenz imponiert; dieses subfasziale Ödem ist im Seitenvergleich oft gut palpierbar.

In fortgeschritteneren Stadien der Venenthrombose kommt es zum Temperatur-
anstieg auf etwa 38 °C und oft zu einem überproportionalen Pulsfrequenzanstieg
„(Kletterpuls")."

Ausgeprägtes Ödem und die charakteristischen Stauungsdermatosen sind immer
eine *Spätfolge* der tiefen Venenthrombosen bzw. der chronischen Veneninsuffizienz.

Nichtapparative Funktionstests zur Frühdiagnose der tiefen Venenthrombose
gibt es nicht; Tourniquet-Tests, z. B. nach Perthes, sind hierfür nicht geeignet und
wegen der Manipulationen kontraindiziert.

Auf die klinischen Symptome einer *Lungenembolie* (Fernsymptome) muß immer
geachtet werden (s. auch Abb. 64 und 71). Eine sorgfältige Auskultation der Lunge
ist selbstverständlicher Teil der Untersuchung; dazu kommt die Thoraxröntgenauf-
nahme und die Aufzeichnung eines EKGs (s. Abb. 71).

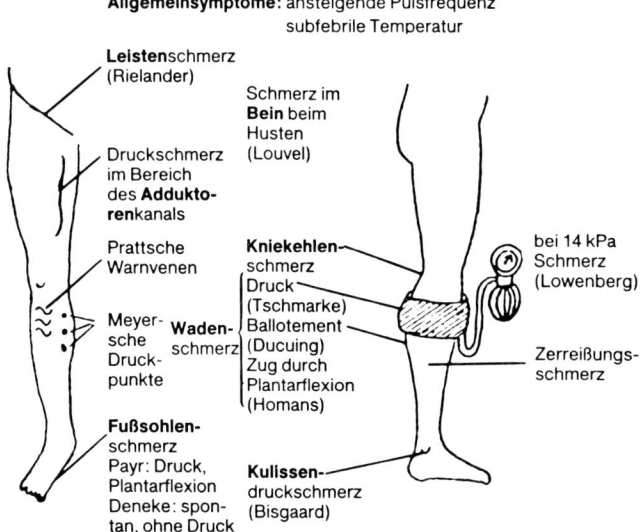

Abb. 63. Klinische Zeichen einer tiefen Beinvenenthrombose (sog. Thrombosefrühzeichen).
(Nach [24])

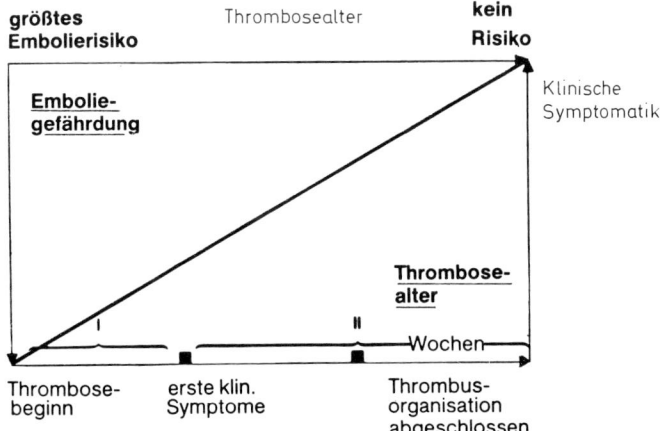

größtes   Thrombosealter   kein
Embolierisiko   Risiko

Embolie-   Klinische
gefährdung   Symptomatik

Thrombose-
alter

I   II
                                 Wochen
Thrombose-   erste klin.   Thrombus-
beginn   Symptome   organisation
                                abgeschlossen

Abb. 64. Beziehung zwischen Embolierisiko und dem Alter einer tiefen Venenthrombose

I   Stadium der größten Emboliegefährdung
II Stadium geringerer Emboliegefährdung infolge Reaktion bzw. Gefäßwand und Thrombus

Beziehung zwischen Embolierisiko und dem Alter einer tiefen Venenthrombose (Interaktion zwischen Thrombus und Venenwand):

1.– 4. Tag: noch keine Interaktion
4.– 8. Tag: Einwachsen von Fibroblasten in den Thrombus
8.–12. Tag: beginnende Kollagenbildung und Einwachsen von Kapillaren. (Nach [24])

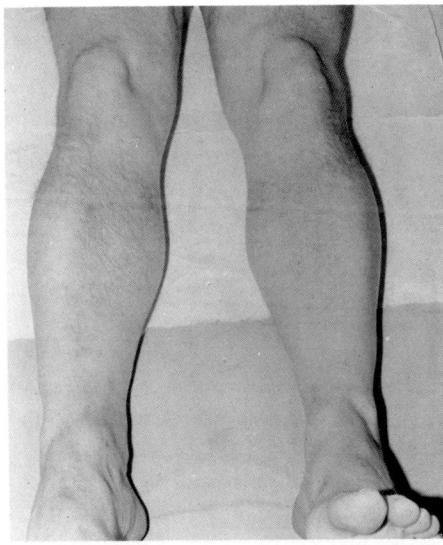

Abb. 65. R. K. ♂, 53 Jahre. Frühes Stadium einer Popliteavenenthrombose rechts bei bettlägerigem Patienten: lediglich verstrichene Knöchelkonturen

4.3.1.1 Phlebothrombose des bettlägerigen Patienten

Auftreten postoperativ, im Wochenbett, bei Herz-Kreislauf-Erkrankungen (Infarkt, Herzinsuffizienz, Apoplexie), nach Infektionskrankheiten (z.B. Pneumonie). Beginn meist *symptomarm,* so daß bei etwa 14% dieser Thrombosen die tödliche Lungenembolie das „Erstsymptom" darstellt (s. Abb. 64). Daher muß sorgfältig auf die Frühzeichen geachtet werden: Schwere in den Beinen; rheumaartige, ziehende Schmerzen ins Kreuz ausstrahlend; Frösteln im Bein, das den Rücken hinauflaufen kann; evtl. Schmerzen im Bein beim Hustenstoß. Allgemein Unruhe, Angst, depressive Verstimmung.

Befunde. Bei Bettruhe führt der thrombotische Verschluß nicht sofort zum Ödem. Es finden sich zunächst lediglich verschwommene Konturen im Knöchelbereich und eine diskrete prätibiale Schwellung mit glänzender Haut darüber (s. Abb. 65). Der Geweboturgor ist gesteigert, was als schmerzhafte, prallelastische Resistenz in der Tiefe der Wade imponiert; die typischen Druckpunkte (s. Abb. 63) sind oft stark schmerzhaft.

4.3.1.2 Phlebothrombose des ambulanten Patienten

Besonderheiten: Beginn relativ plötzlich, z.B. über Nacht. Oft nach erheblichen, ungewohnten Anstrengungen – z.B. einer Bergtour – am Vortag *(„thrombose par effort")* kommt es zu anhaltenden Krämpfen in der Wade oder im Oberschenkel. Das betroffene Bein erscheint schwer und fühlt sich prall an. Oder die Beschwerden beginnen als Zerreißungsschmerz in der Muskulatur. Wahrscheinlich steckt hinter einer „Thrombose ungeklärter Ursache" oft eine Thrombose par effort (Belastungsthrombose) (s. 2.3.2).

Befunde. Auch hier ist das Ödem zunächst noch gering. Die Haut kann leicht zyanotisch sein, später meist zusätzlich überwärmt. Typisch wiederum die prallelastische Resistenz in der Tiefe der Extremität: Payr- und Homans-Zeichen meist stark positiv (s. Abb. 63).

4.3.2 Isolierte Beckenvenenthrombose

Die Beckenvenenthrombose tritt in weniger als 5% der Fälle isoliert auf. Meist findet sich gleichzeitig eine Thrombose in den Femoralvenen und evtl. in der V. cava inferior; sehr oft handelt es sich um eine aufsteigende Beinvenenthrombose.

Dabei muß immer an folgende *Ursachen* gedacht werden: Tumoren im kleinen Becken, Traumen im Beckenbereich, Rechtsherzinsuffizienz, Sepsis, Zustand nach Abort oder Geburt, nach Kavakatheter und Unterbindung der bzw. Schirmeinsetzung in die V. cava inferior.

Bei isolierten Beckenvenenthrombosen kann es zu ausgeprägten Kollateralvarizen im Bereich der Leistenbeuge und des kleinen Beckens kommen (inguinales Caput medusae (s. Abb. 55); „Spontan-Palma") mit guter funktioneller Restitution (Abb. 66).

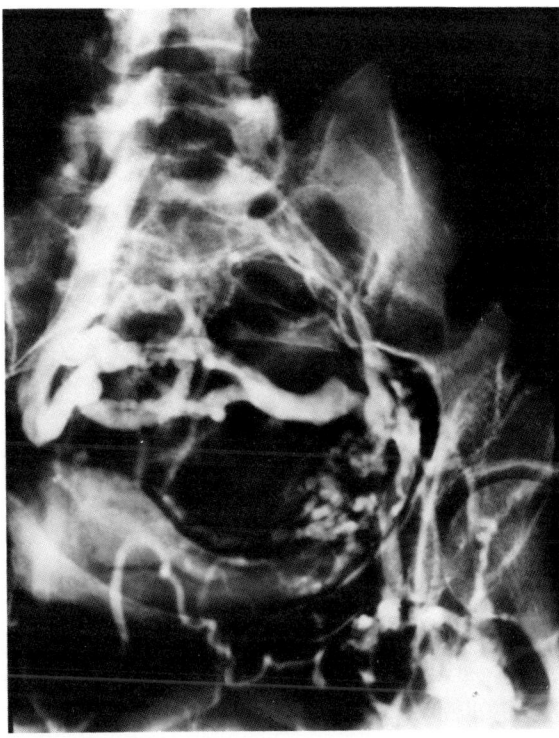

Abb. 66. Thrombose der V. iliaca communis links (teilrekanalisiert) mit kräftiger pelviner Kollaterale zur Gegenseite in Form eines „Spontan-Palma"; aszendierende Phlebographie

Die Emboliegefahr ist bei der Beckenvenenthrombose besonders groß; Embolien treten in 10–25% der Fälle auf, ⅔ davon sind tödliche Lungenembolien.

Die Diagnose muß durch die Phlebographie oder bei fehlender therapeutischer Konsequenz oder bei Kontraindikationen durch die Ultraschall-Doppler-Untersuchung gesichert werden (z. B. in der Schwangerschaft).

Die schwierig zu diagnostizierende *Thrombose der V. iliaca interna* (Preß-, ggf. Katheterphlebographie) kann mitunter Ursache rezidivierender Lungenembolien sein!

4.3.3 Thrombose der V. axillaris und der V. subclavia

Die akute Thrombose der V. axillaris und/oder V. subclavia (mit Paget-von-Schroetter-Syndrom) tritt nicht selten nach stärkerer Belastung des Arms auf, z. B. durch Tennisspielen, Schaufeln oder Gewichtheben, auch bei entsprechender Berufsarbeit (Abb. 67) („thrombose par effort"); daher ist üblicherweise der Arm der dominaten Körperseite betroffen. Meist dürfte es zu einer Schädigung der Vene in einem Schultergürtelengpaß, z. B. zwischen Klavikula und 1. Rippe, kommen.

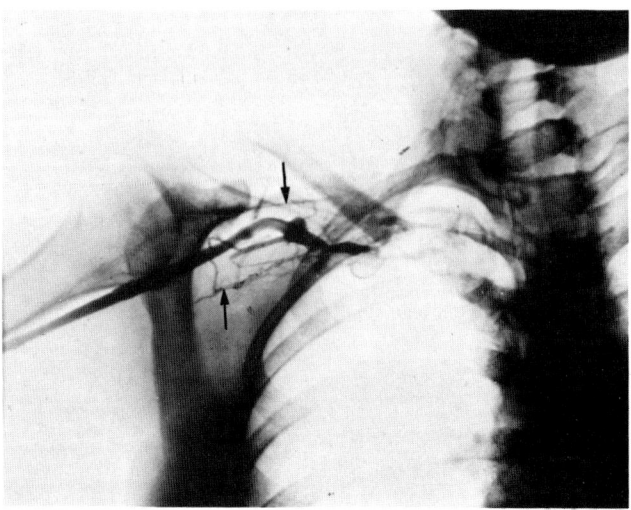

Abb. 67. A. S. ♀, 30 Jahre. Thrombotischer Verschluß der V. subclavia rechts (Paget-von-Schroetter-Syndrom) mit Ausbildung eines Kollateralnetzes im Schulterbereich nach ungewohnt schwerer körperlicher Berufsarbeit („thrombose par effort"); aszendierende Phlebographie. (Nach [26])

Paget-von-Schroetter-Syndrom. Neben den Symptomen der Subklavia-/Axillarve-nenthrombose mit Armschwellung, Schmerzen und Zyanose und Ausbildung eines Kollateralvenennetzes im Schulter-Thorax-Bereich kann es auch zu Störungen der Trophik von Haut und Muskulatur und zu Temperaturregulationsstörungen des Arms kommen.

Bei der Thrombose der V. axillaris und subclavia gibt es kaum jemals Lungen-embolien; bei Induktion durch einen Venenkatheter scheint dies nicht zuzutreffen.

4.3.4 Sonderformen der tiefen Venenthrombose

4.3.4.1 Phlegmasien

Dabei handelt es sich um Sonderformen der tiefen peripheren Phlebothrombose mit stasebedingter Ischämie im Bereich der Mikrozirkulation. Man unterscheidet verschiedene Formen, wobei eine strenge Abgrenzung oft nicht möglich ist.

Phlegmasia alba dolens („Milchbein")

Hochgradiges, blasses, schmerzhaftes Ödem eines Beins bei Oberschenkel- und/oder Beckenvenenthrombose.

Phlegmasia rubra dolens

Plötzliche schmerzhafte Schwellung einer Extremität mit Rotfärbung der Haut bei ausgedehnten Venenthrombosen und Periarteriitis, manchmal Übergang in die Phlegmasia coerulea dolens.

Phlegmasia coerulea dolens

Perakutes, hochdramatisches Krankheitsbild mit meist sehr schmerzhaftem (oft nur auf Morphium ansprechendem), anfangs weichem, später „holzigem" Ödem mit rotzyanotischer Verfärbung („phlébite bleue") infolge Thrombose des gesamten venösen Querschnittes einer Gliedmaße. Rasche Ausdehnung des Ödems. Oberflächliche Venen sind gestaut oder thrombophlebitisch verändert. Überempfindlichkeit der typischen Venendruckpunkte. Die peripheren Arterienpulse sind abgeschwächt oder fehlen (Abb. 68). Die Hauttemperatur ist leicht erniedrigt oder wegen Phlebitiden erhöht. Motorische Schwäche der Extremität, besonders der Zehen, selten völlige Paralyse. Meist geringe Hypästhesien, zum Teil auch Parästhesien in der Peripherie. Oft rasche Progredienz mit Entwicklung eines hypovolämischen Schocks und eines ischämischen Syndroms mit akraler Gangrän („venöse Gangrän") infolge der Störung der Mikrozirkulation.

Der Phlegmasia coerulea dolens geht oft eine Thrombophlebitis, eventuell eine Phlebitis migrans oder eine Phlegmasia alba dolens um einige Tage bis Monate voraus. Selten finden sich nur Kletterpuls und subfebrile Temperaturen initial, dazu

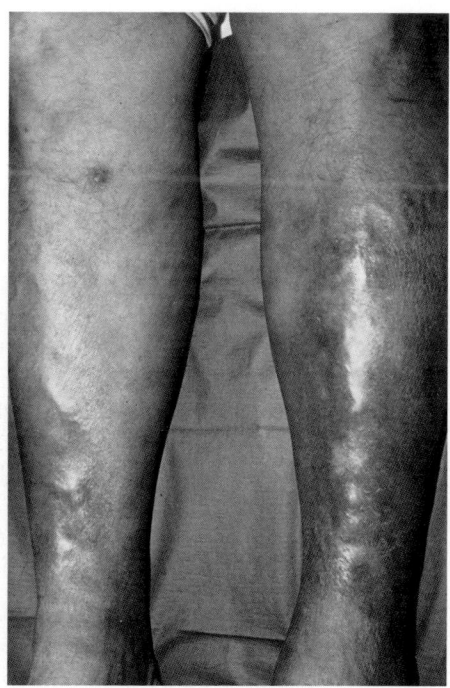

Abb. 68. L.K. ♂, 51 Jahre, Landwirt. Alte tiefe Bein-Beckenvenenthrombose beidseitig; postthrombotisches Syndrom beidseitig. Schwere Rezidivthrombose nach kleinem Trauma: links drohende Phlegmasia coerulea mit vorübergehender arterieller Ischämie. (Farbige Wiedergabe der Abbildung s. S. 181)

entzündlich verändertes Blutbild und BSG-Beschleunigung. Ursächlich ist immer an Malignome zu denken!

Spezielle Untersuchungen sind die Doppler-Sonographie, die akrale Oszillographie und vor Therapiemaßnahmen die Phlebographie (cave: Gefahr der Ausbildung akraler Nekrosen!).

Differentialdiagnostisch ist zu erwägen: Ausgedehnte akute tiefe Venenthrombose einer Extremität (prall-elastisches Ödem, Zyanose), sekundäre Venenthrombose bei Arterienverschluß (Ischämie führend), akuter Arterienverschluß bei bestehender Phlebothrombose oder postthrombotischem Syndrom (Ischämie führend), Purpura fulminans (bevorzugt bei Kindern; symmetrischer Befall), symmetrische Extremitätengangrän, Kumarinnekrosen.

Die Therapie ist chirurgisch (Desobliteration). In Sonderfällen kann der Lyse der Vorzug gegeben werden; dabei eigene gute Erfahrungen.

4.3.4.2 Weitere seltene venös-thrombotische Krankheitsbilder oder Verlaufsformen

Verschlußsyndrome der Hirnvenen und -sinus, der V. cava superior und inferior (ganz bevorzugt in Zusammenhang mit Malignomen wir Hypernephrom und Pankreaskarzinom, eventuell bei retroperitonealer Fibrose), die Pfortader- und Milzvenenthrombose, die Nierenvenenthrombose und das Budd-Chiari-Syndrom (Verschluß der Vv. hepaticae mit raschem Verlauf oder Teilverschluß der V. cava inferior mit chronischem Verlauf) und Venenthrombosen infolge eines Verweilkatheters oder nach Injektionen und Infusionen seien der Vollständigkeit halber aufgeführt.

Septische (tiefe) Phlebothrombose (septische Thrombophlebitis): S. 4.2.2.5.

4.3.5 Spezielle Anmerkungen zur Therapie der tiefen Venenthrombose (s. auch 5 und 6)

Bei tiefen Venenthrombosen, auch im Verdachtsfall, immer stationäre Einweisung. In den ersten Tagen muß bei Thrombosen der V. poplitea und proximal davon Bettruhe eingehalten werden, um die Gefahr der Thrombuslösung mit evtl. tödlicher Lungenembolie möglichst gering zu halten (s. auch Abb. 64). Die isolierte Unterschenkelvenenthrombose kann auch ambulant mit optimaler Kompressionsbehandlung und Frühmobilisierung betreut werden; eine thrombolytische Behandlung erscheint nur ausnahmsweise bei großer Ausdehnung der Unterschenkelvenenthrombose indiziert. (Über die ausschließliche Behandlung einer proximalen Beinvenenthrombose mit optimaler Kompression und Frühmobilisation existieren keine ausreichenden Erfahrungen; Einzelfallbeobachtungen zeigen mitunter bemerkenswerte Behandlungserfolge.)

Zur Behandlung der tiefen Venenthrombose stehen im Prinzip 3 Verfahren zur Verfügung – neben der zusätzlichen Kompressionsbehandlung:

1. die Thrombolyse mit Plasminogenaktivatoren,
2. die Antikoagulation (direkt oder indirekt),
3. die chirurgische Desobliteration.

a) Erfolgt die *Thrombolyse* mit Streptokinase oder Urokinase frühzeitig, können die Venenklappen erhalten und eine Restitutio ad integrum erreicht werden (Abb. 69). Der günstigste Zeitraum sind die ersten 5 Tage; in der Thrombusretraktionsphase

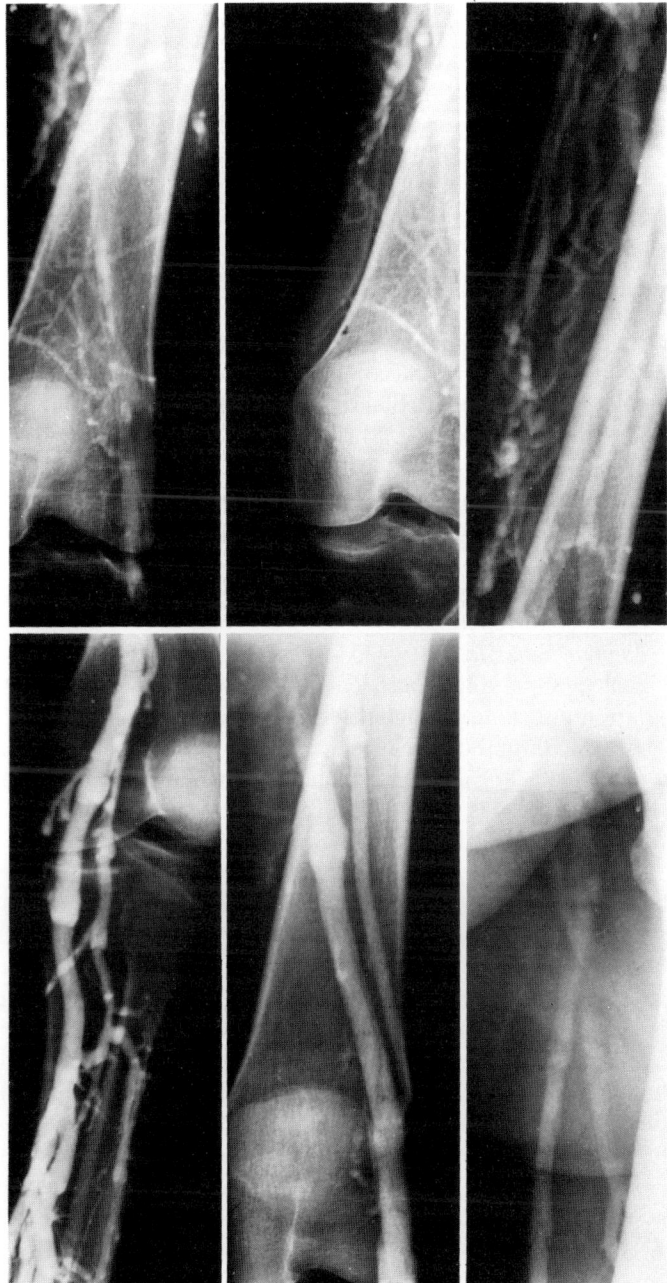

Abb. 69. Akute tiefe Beinvenenthrombose. *Oben:* Vor Lyse-behandlung, *unten:* nach Thrombolyse mit Streptokinase

um den 8. und 9. Tag ist die Lysierbarkeit schlecht, da das endogene Plasmin ausgepreßt wird; um den 12. Tag scheint nochmals eine bessere Lysierbarkeit gegeben zu sein (eine homogene Thrombusstruktur bei der sonographischen Untersuchung scheint ein Indiz für Lysierbarkeit zu sein). Neben dem Zeitpunkt ist die Länge des thrombotischen Verschlusses und das Lumen des verschlossenen Gefäßes für den Erfolg der Lysetherapie entscheidend. Mehretagenverschlüsse sind meist nicht lysierbar. Sind die Klappen durch bindegewebige Organisation des Thrombus (Beginn nach 4–20 Tagen) bereits geschädigt, ist auch nach erfolgreicher Lyse mit Ausbildung eines postthrombotischen Syndroms zu rechnen; auch eine spätere spontane Thrombusrekanalisation ist funktionell minderwertig.

Vergleichende Studien zwischen Thrombolyse und Antikoagulation haben eine eindeutige Überlegenheit der Lysetherapie ergeben. Es konnte in 65–80% eine Lyse erreicht werden; wesentliche Erfolge mit Antikoagulanzien waren diesbezüglich nicht zu erzielen.

Die Befürchtung, daß die Streptokinasebehandlung vermehrt zu Lungenembolien führen könnte, hat sich nicht bestätigt. Es zeigte sich eher eine Reduktion der nichttödlichen Embolien. Außerdem ist die akute Lungenembolie selbst eine eindeutige Indikation zur Streptokinasetherapie.

Die Therapiedauer richtet sich nach dem Erfolg, im Durchschnitt 4 Tage, evtl. bis 6 Tage mit Streptokinase. Mit Urokinase, die nicht antigen wirkt, sind wesentlich längere Behandlungszeiten möglich.

Eine Lysetherapie mit Plasminogenaktivatoren ist auch während der Schwangerschaft ab der 18. Woche möglich. Im übrigen sind aber die zahlreichen Kontraindikationen immer zu beachten. Auch sind die schwerwiegenden Komplikationsmöglichkeiten immer zu bedenken, wobei die Komplikationsrate streng mit der Lysedauer korreliert.

Weitere Einzelheiten zur Lysetherapie s. 6.1.

Seltene Spezialindikationen einer Lysetherapie mit Plasminogenaktivatoren: Priapismus bei ausgeprägter Beckenvenenthrombose; Budd-Chiari-Syndrom.

An die thrombolytische Therapie muß sich immer unabhängig vom Erfolg 6–12 Monate lang eine Antikoagulanzienbehandlung anschließen, um Rethrombosierungen bzw. das weitere Ausbreiten der Thrombosierung zu verhüten. Außerdem frühzeitige Mobilisierung mit Kompressionsverband.

b) Die Behandlung mit direkten (Heparin oder Heparinoide) und indirekten (Kumarinderivate) *Antikoagulanzien* (s. auch 5.2.2.2) soll das Fortschreiten der Thrombose und neue Thrombosierungen in anderen Venen sowie das Auftreten von Lungenembolien verhindern. Eine Thrombolyse – über die körpereigene Spontanlyse hinaus – ist nicht möglich. Da das Ausmaß des entstehenden postthrombotischen Syndroms von der Ausdehnung der Venenverschlüsse abhängt, muß auch diese Behandlung ggf. möglichst früh einsetzen! Die Indikation zur direkten Antikoagulation ist immer dann gegeben, wenn Kontraindikationen gegen die anderen Behandlungsverfahren, speziell gegen die Lysetherapie, bestehen (z.B. hohes Alter).

Die Behandlung mit indirekten Antikoagulanzien soll etwa 6–12 Monate durchgeführt werden (s. 5.2.2.2).

Sie ist kontraindiziert während einer Schwangerschaft.

4.3.6 Prognose der tiefen Venenthrombose (tiefen Thrombophlebitis) bzw. des postthrombotischen Syndroms

Nach unseren Erfahrungen an Patienten mit langjährigem postthrombotischen Syndrom (n = 50), die wir mit Ultraschall-Doppler nachuntersucht haben, besteht keine enge Korrelation zwischen klinischem Folgezustand nach etwa 5 Jahren und der Schwere des klinischen und phlebographischen Ausgangsbefundes. Auch die Lokalisation und Ausdehnung der ursprünglichen Thrombose war nicht sicher mit den klinischen Spätfolgen korreliert; lediglich Drei- bzw. Vieretagenthrombosen hatten meist eine schlechte Prognose. Dagegen scheint eine negative Korrelation zwischen Schwere des nachfolgenden postthrombotischen Syndroms und der Frühzeitigkeit des Behandlungsbeginns der akuten Venenthrombose (meist mit Antikoagulanzien) zu bestehen.

Diese Erfahrungen veranlassen uns zu einer sehr strengen Indikationsstellung für risikoreiche Therapieverfahren der Bein- und Beckenvenenthrombose wie Thrombolyse mit Plasminogenaktivatoren und operative Thrombektomie. Andererseits zeigen sie die Wichtigkeit eines möglichst *frühzeitigen Beginns der adäquaten Behandlung* der akuten tiefen Thrombophlebitis; was ja gleichzeitig auch die beste Voraussetzung für eine konsequente Nachbehandlung ergibt.

Die Prognose qua ad vitam wird ggf. von den Komplikationen der tiefen Venenthrombose (akute große Lungenembolie oder rezidivierende Lungenembolien) oder von einer anderweitigen ursächlichen Grunderkrankung (speziell einem Malignom) bestimmt (s. auch 4.3.7.1 und 2.3.2).

Die arbeits- und sozialmedizinischen Auswirkungen der tiefen Venenthrombose hängen ganz entscheidend von der Schwere des nachfolgenden postthrombotischen Syndroms und dessen therapeutischer Beeinflußbarkeit ab (s. auch 8).

4.3.7 Komplikationen und Sekundärfolgen der tiefen Venenthrombose (tiefen Thrombophlebitis)

Die große klinische Bedeutung der tiefen Venenthrombose, speziell der unteren Körperhälfte, besteht in der Möglichkeit dramatischer *akuter* Fernkomplikationen in Form der Lungenembolie und der *chronischen* Auswirkungen einer gestörten venösen Hämodynamik infolge Drucküberlastung und Zerstörung des Klappenapparates unter dem Bild der chronischen Veneninsuffizienz im Rahmen des postthrombotischen Syndroms.

4.3.7.1 Thromboembolische Lungenembolie

Die thromboembolische Lungenembolie ist die häufigste Form der Lungenembolie, wobei rund 90% der Embolien aus den Bein- und Beckenvenen und der V. cava inferior stammen. Sie gehört zu den häufigen Todesursachen und betrifft vor allem bettlägerige Patienten, besonders nach Operationen, Unfällen und bei schweren Allgemeinerkrankungen. Während die postoperativen Lungenembolien wegen der besseren Thromboseprophylaxe eher abnehmen, scheinen die Lungenembolien bei internistischen Patienten zuzunehmen.

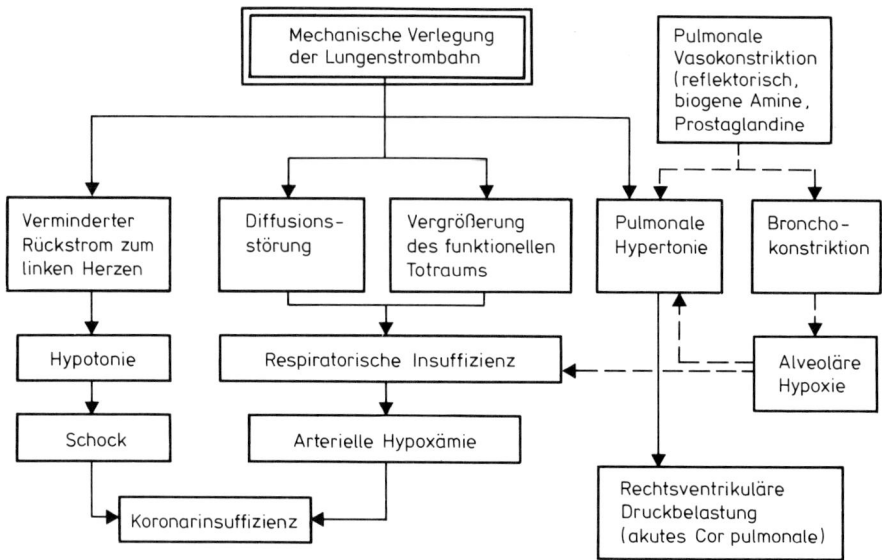

Abb. 70. Pathophysiologische Mechanismen im Rahmen einer Lungenembolie. _____ = primäre, - - - = sekundäre Mechanismen. (Nach [14])

Die Lungenembolie ist meist rechts und peripher lokalisiert. Betrifft sie als große Embolie den Truncus pulmonalis oder einen Hauptast, dann ist der Verlauf foudroyant („Lungenschlag") und tödlich infolge Rechtsherzversagens. Pathophysiologische Mechanismen im Rahmen einer Lungenembolie sind in Abb. 70 zusammengefaßt.

Größere Lungenembolien führen zum akuten Cor pulmonale (pulmonale Hypertonie infolge des Euler-Liljestrand-Mechanismus mit reflektorischer Konstriktion der präkapillären Widerstandsgefäße bei alveolärer Hypoxie), das besonders gefährlich bei vorgeschädigter Herz- und/oder Lungenfunktion ist. Thoraxschmerz, Dys- bzw. Tachypnoe und Schocksymptomatik verleiten oft zur Fehldiagnose Myokardinfarkt.

Etwa 50% der Lungenembolien führen zum Lungeninfarkt mit der Gefahr der Ausbildung einer Infarktpneumonie.

Kleine Lungenembolien verlaufen oft völlig unerkannt; sie können aber bei häufigen Rezidiven im Rahmen einer thromboembolischen Diathese durch Verlegung großer Teile des Pulmonaliskreislaufs zum *Cor pulmonale chronicum* – mit ggf. sehr schlechter Prognose – führen. Bei rezidivierenden Lungenembolien unklarer Herkunft auch an eine Thrombose der V. iliaca interna denken!

Zur *Diagnostik* der Lungenembolie s. 3.6 (Abb. 37). Bei folgenden *Symptomen und Beschwerden* sollte immer eine Lungenembolie *differentialdiagnostisch* in Betracht gezogen werden:

- plötzlich auftretende Atemnot,
- Tachypnoe > 16/min (sehr empfindliches Zeichen),
- Hämoptoe,

Ableitung

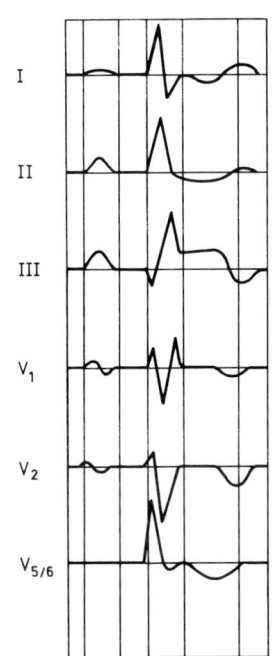

I

II

III

V₁

V₂

V₅/₆

1 McGinn-White-Syndrom:
  Q_{III}-S_I-Typ
  ST = Hebung mit terminal-
      negativem T in Ableitung III
  Ableitung II verhält sich wie I

2 Rechtsdrehung der elektrischen
  Herzachse

3 P sympathicum, pulmonale

4 Flüchtiger Rechtsschenkelblock
  unterschiedlichen Grades

5 Verlagerung der R/S-Umschlagszone

6 T-Inversion rechtspräkordial
  (im subakuten Stadium)

7 ggf. uncharakteristische
  Störungen der Erregungsrück-
  bildung linkspräkordial

8 Ventrikuläre und/oder supra-
  ventrikuläre Rhythmusstörungen,
  selten atrioventrikuläre
  Blockierungen

Abb. 71. Mögliche EKG-
Veränderungen bei
Lungenembolien

- plötzliche Kreislaufstörung bzw. Schocksymptomatik bis zur Synkope,
- plötzliche unklare Verschlechterung eines kardialen oder pulmonalen Leidens,
- jede Pneumonie, die während Bettlägerigkeit auftritt, besonders wenn thrombosedisponierende Faktoren vorliegen.
- Mögliche EKG-Veränderungen bei Lungenembolie sind in Abb. 71 dargestellt.

Die *Therapie* besteht aus Allgemeinmaßnahmen wie Sauerstoffgabe, Behandlung einer Herzinsuffizienz (*cave* Digitalis: erhöhte Arrhythmieneigung des Herzens bei Hypoxämie), Schockbekämpfung u. a. und aus spezifischen Maßnahmen (s. auch Tabelle 8):
Antikoagulation (initial mit Heparin), evtl. Thrombolyse mit Plasminogenaktivatoren und in Einzelfällen operative Frühembolektomie (Trendelenburg-Operation), die lebensrettend sein kann.

Keine intramuskulären Injektionen in der Primärversorgung, da möglicherweise eine thrombolytische Behandlung indiziert ist!

Langzeitprognose nach Lungenembolien

Diese ist bei den die Lungenembolie überlebenden Patienten bezüglich pulmonaler Hämodynamik und Funktion meist sehr gut. In über 70% kommt es zu einer vollständigen Rückbildung hämodynamischer oder angiographischer pathologischer Befunde [4]. Das Cor pulmonale chronicum tritt in diesem Zusammenhang praktisch nur bei rezidivierenden Lungenembolien auf, insbesondere bei unerkannt und dementsprechend unbehandelt verlaufenden Embolien.

Tabelle 8. Vorschläge zur Therapie der Lungenembolie unter besonderer Berücksichtigung des Einsatzes von Plasminogenaktivatoren. Nach [48]

Indikation	Ziel	Medikament und Dosierung	Dauer
		Allgemeinmaßnahmen und:	
1. Bis 2 h alte Lungenembolie mit Schock	Senkung der Frühletalität	Urokinase oder Streptokinase	initial 500000 E in 3 min, dann 200000 E/h initial 250000 E in 20 min, dann 100000 E/h	6–12 h 6–12 h
		bei absoluten Kontraindikationen Heparin	
2. Bis 6 Wochen alte Lungenembolie mit pulmonaler Hypertonie oder pO_2-Defizit	Senkung der Spätletalität und Vermeidung von respiratorischer Insuffizienz	Urokinase und/oder (bei Kontraindikat.) Heparin	initial 250000 E in 3 min, dann 60–80000 E/h bis zur 3fachen Thrombinzeitverlängerung	Bis zur vollständigen Lyse des Embolus oder bis keine Besserung erzielbar
3. Bis 6 Wochen alte Lungenembolie ohne pulmonale Hypertonie oder pO_2-Defizit	Rezidivprophylaxe	Heparin	bis zur 3fachen Thrombinzeitverlängerung	Bis zur spontanen Lyse des Embolus oder bis keine Besserung erzielbar
4. Zustand nach Lungenembolie	Rezidivprophylaxe	Kumarine bei Kontraindikationen Heparin	nach Gerinnungskontrolle niedrige Dosis nach Kontrolle	Mindestens 3 Monate üblicherweise 12 Monate Mindestens 3 Monate

Die Entwicklung einer pulmonalen Hypertonie bestimmt andererseits wesentlich das weitere Schicksal des Patienten, da die pulmonalarteriellen Mitteldrücke streng negativ mit der Lebenserwartung korrelieren. Deshalb ist die frühzeitige und ausreichend lange Antikoagulanzientherapie bei prädisponierten Patienten unumgänglich. Bei nicht behebbarer Embolieursache ist eine lebenslange Antikoagulanzientherapie indiziert, soweit diese wirksam und ggf. nicht operative Maßnahmen – Unterbindung (z. B. auch einer V. iliaca interna) oder Einsetzen von Schirmen, Sieben – vorzuziehen sind (s. 6.6.5).

Das hier Gesagte berührt nicht die – vor allem unter arbeits- und sozialmedizinischen Aspekten – z. T. ungünstige Prognose des postthrombotischen Syndroms (s. 4.3.6 und 8). Auch das grundsätzlich hohe Risiko einer Rezidivthrombose bleibt davon unberührt; nach einer tiefen Bein- oder Beckenvenenthrombose muß innerhalb der folgenden 5 Jahre in rund 14% der Fälle mit einem Thrombose- bzw. Thromboembolierezidiv gerechnet werden [46] (s. auch 2.3.2).

4.3.7.2 Sekundärfolgen der tiefen Venenthrombose

Das postthrombotische Syndrom und die chronische Veneninsuffizienz sind die Venopathien, die in der Praxis an Häufigkeit und Bedeutung bezüglich der klinischen Symptomatik und der sozialmedizinischen Auswirkungen ganz im Vordergrund stehen. Es sind immer *chronische* Leiden, die einer konsequenten Langzeitbehandlung bedürfen.

Daneben muß immer bedacht werden, daß die tiefe Venenthrombose ihrerseits Sekundärfolge einer anderweitigen Erkrankung, speziell eines Malignoms, sein kann! Die Fünfjahresmortalität nach tiefer Venenthrombose ist etwa 3fach höher als in der altersentsprechenden Bevölkerung, wobei Tumoren die Haupttodesursache sind [46].

Postthrombotisches Syndrom (PTS)

Unter dem postthrombotischen Syndrom versteht man die Kombination von Symptomen, die sich nach abgelaufener tiefer Bein- und/oder Beckenvenenthrombose ausbilden kann. Neben dem Ödem und den sekundären Varizen – teilweise als Umgehungskreislauf – sind es besonders Hautveränderungen im Sinne der chronischen Veneninsuffizienz (s. Abb. 72 und 74). Entsprechend dem peripheren venösen Druckabfall bei der Phlebodynamometrie kann das PTS in 3 *Schweregrade* eingeteilt werden: Grad I = Druckabfall von 20 – <40 mm Hg; Grad II = Druckabfall < 20 mmHg; Grad III = fehlender Druckabfall. Für die Praxis ist die klinische Beurteilung der chronischen Veneninsuffizienz wesentlicher (s. unten).

Analog gibt es selbstverständlich auch ein PTS des Armes nach Subklavia-/Axillarvenenthrombose (PAGET-VON-SCHROETTER-Syndrom (s. 4.3.3)); wobei das Ödem im Vordergrund steht, während Hautveränderungen wegen der minimalen orthostatischen Belastung klinisch nicht auffallen.

Nach einer tiefen Bein- oder Beckenvenenthrombose, die antikoagulatorisch oder thrombolytisch behandelt wurde, entwickelt sich etwa in einem Viertel der Fälle das klinische Bild des PTS; bei rund einem Drittel dieser Patienten bildet sich ein

Ulcus cruris aus. Die PTS-Inzidenz korreliert mit der Ausdehnung der ursprünglichen Thrombose: bei isolierter Thrombose einzelner Unterschenkelvenen kommt es praktisch nie zu einem PTS, bei gleichzeitigem Befall der Unterschenkel-, Poplitea- plus Oberschenkel- und Beckenetage in über 30% der Fälle [46].
MALAN-Syndrom (PRATESI-Syndrom). Dabei soll es sich um akrale arteriovenöse Kurzschlüsse besonders beim postthrombotischen Syndrom handeln („akrale oder arteriovenöse Hyperstomie"). Die Existenz dieses Syndroms ist umstritten; ggf. ist es sehr selten und ohne spezielle klinische Bedeutung.

Begleitfolgen des postthrombotischen Syndroms

- *Phlebolith* („Venenstein"): Verkalkter, evtl. auch verknöcherter Thrombus. Es handelt sich um rundliche Herde mit glatter Oberfläche, die manchmal perlschnurartig dem Gefäßverlauf folgen. Häufiger Röntgenzufallsbefund bei Bekkenaufnahmen ohne Krankheitswert per se.
- *Postthrombotische Sklerose.* Nach der Rekanalisation der thrombosierten Venen kann es zur Wandsklerose dieser Venen und auch von Kollateralvenen infolge der Druck- und Volumenüberlastung kommen (s. 4.1.1.9).

4.3.7.3 Chronische Veneninsuffizienz (chronische venöse Insuffizienz, CVI)

Als chronische Veneninsuffizienz bezeichnet man rein deskriptiv die Folgen der venösen Rückstauung an der Haut infolge gestörter venöser Abschöpfung und Druckanstiegs *(venöse Hypertonie).* Sie manifestiert sich besonders an der Innenseite der Unterschenkel vor allem in Form der „Siderosklerose". Eine CVI findet sich nicht nur beim postthrombotischen Syndrom, sondern auch im Falle ausgeprägter primärer Varikosis und der selteneren Ursachen einer venösen Abflußstörung wie Klappenagenesie oder Angiodysplasien (Abb. 72).

Einteilung der chronischen Veneninsuffizienz nach Schweregraden bzw. -stadien

Der *Schweregrad I* ist durch eine Corona phlebectatica paraplantaris (Abb. 73) und/oder retikuläre Varizen distal des Innenknöchels und durch ein geringgradiges Ödem gekennzeichnet; der *Schweregrad II* durch Ödem, Induration des Epifaszialraumes und Hyperpigmentierungen der Haut; initial besteht eine Hypodermitis = Entzündung des Fettgewebes der Subkutis (Hypodermis), mit sekundärer Ausbildung einer „Liposklerose". Hämosiderose mit Melaninpigmentverschiebungen in der Epidermis werden als *Purpura jaune d'ocre* bezeichnet. Der *Schweregrad III* beinhaltet das narbig abgeheilte Ulcus cruris (Abb. 74) und der *Grad IV* das floride Ulkus (Abb. 75). Die Abgrenzung des Schweregrads III und IV wird nicht immer vorgenommen, obwohl sie klinisch sinnvoll ist und ja auch eine prognostische Aussage beinhaltet.

Die schwerwiegendsten Folgen einer CVI bzw. eines postthrombotischen Syndroms sind Stauungsödem, Stauungsdermatose und Ulcus cruris.

Für das *Stauungsödem* reicht ursächlich schon die mangelnde venöse Abschöpfung (Drainagestörung), oft ohne gravierende Druckerhöhung. Für die Ausbildung des Ödems ist daher Dauer und Ausmaß der orthostatischen Belastung und Dauer

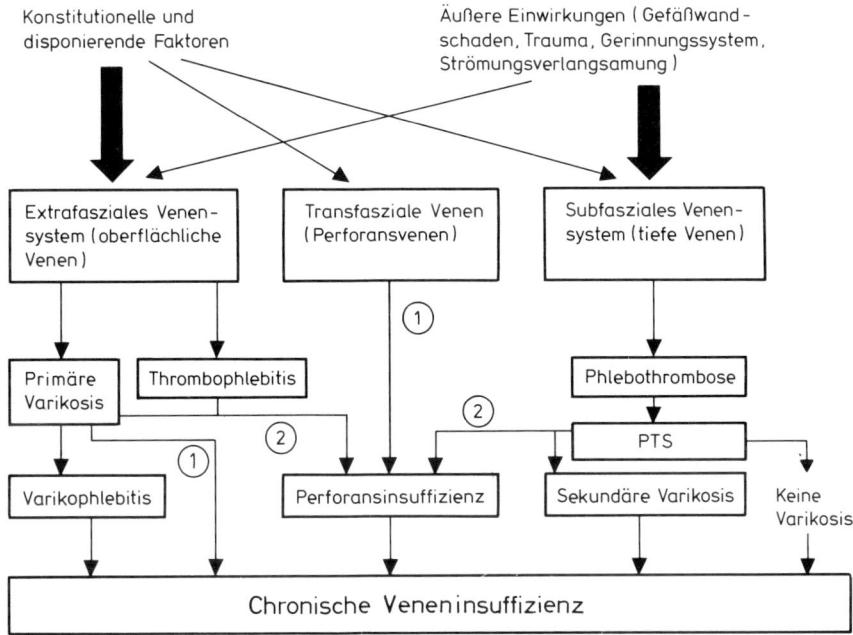

Abb. 72. Entstehungsmechanismen der chronischen Veneninsuffizienz. ① Primäre und ② sekundäre Klappeninsuffizienz. (Geändert nach [47])

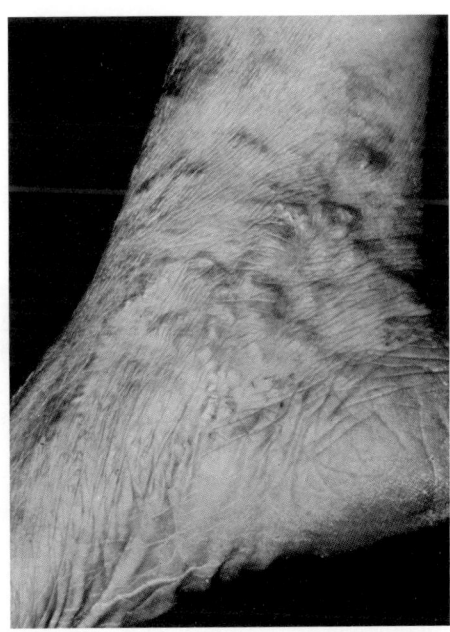

Abb. 73. Corona phlebectatica paraplantaris. (Farbige Wiedergabe der Abbildung s. S. 181)

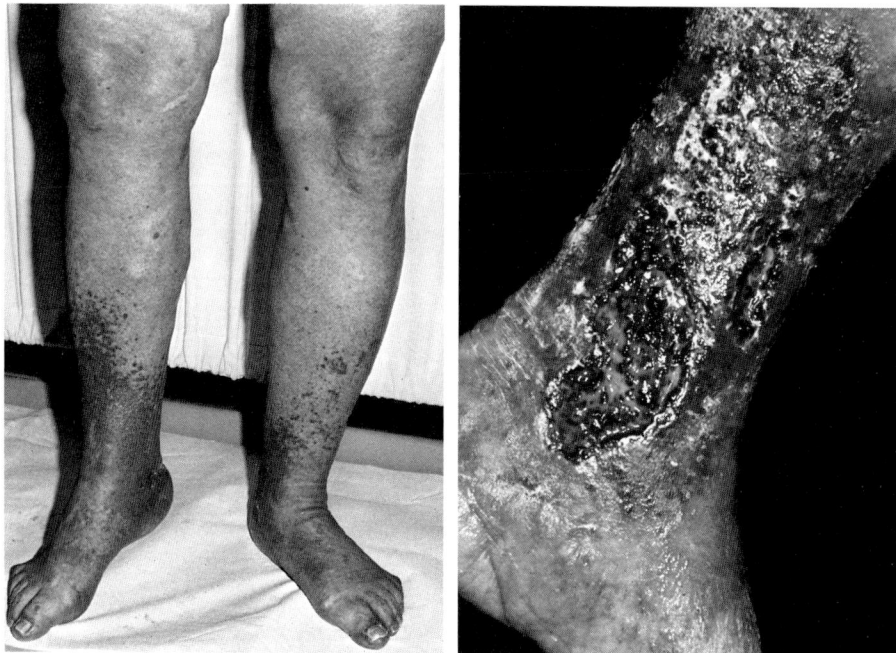

Abb. 74 *(links)*. H. B. ♂, 50 Jahre. Deutliche Stammvarikosis beidseitig und ausgeprägte chronische Veneninsuffizienz, rechts Stadium III und links Stadium II. (Farbige Wiedergabe der Abbildung s. S. 181)

Abb. 75 *(rechts)*. Ulcus cruris venosum. (Farbige Wiedergabe der Abbildung s. S. 182)

und Häufigkeit der zwischengeschalteten Erholungsphasen ohne orthostatische Belastung wesentlich.

Das *Lymphsystem* scheint bei der Dekompensation der venösen Abschöpfung im Rahmen der CVI eine wichtige Rolle zu spielen. Wahrscheinlich beruht die Stauungsdermatose mit Sklerosierung der Haut (Sklerödem, Siderosklerose), die ja bei anderen internen Ödemformen nicht auftritt, auf lymphatischen Zirkulationsstörungen. Infolge der „venösen Hypertonie" kommt es zur Verschiebung des STARLING-Gleichgewichts in Richtung Außenfiltration mit vermehrtem Anfall von Eiweißmolekülen, wodurch die „lymphpflichtige Last" gesteigert wird (Abb. 7). Dies kann schließlich zur Dekompensation des subfaszialen und später auch des epifaszialen Lymphtransports führen.

Nach neueren Forschungen finden sich im Stadium I der CVI etwas erweiterte kutane Lymphgefäße, wohl infolge erhöhter Transportleistung. In den fortgeschrittenen Stadien II und besonders III/IV kann es zu gesteigerter Permeabilität der kutanen Lymphkapillaren und zu sekundärer Aplasie kommen. Ähnlich wie beim Lymphödem kann es auch bei der CVI zu einem „kutanen lymphatischen Refluxphänomen" kommen, d. h., ein lymphpflichtiger Marker kehrt nach Abtransport vom Injektionsort in das kutane Lymphsystem zurück. Fortgeschrittene Stadien der CVI gehen mit einer *„lymphatischen Mikroangiopathie"* einher [9].

Differentialdiagnose der chronischen Veneninsuffizienz im Stadium I und II

Ganz vorwiegend müssen die verschiedenen Ödemformen (s. Übersicht unten), dermatologische Erkrankungen (z. B. die Acrodermatitis chronica atrophicans), Vaskulitiden und Phlebitiden in Betracht gezogen werden; daneben Narbenzustände nach Verbrennungen, Verbrühungen, Verätzungen und größeren Traumen. Ausgedehnte, konfluierende Erweiterungen kleiner Venulen können zu einer zyanotischen Verfärbung der Füße führen, die gegenüber der akralen Zyanose bei schweren organischen und funktionellen Arteriopathien (arterielle Verschlußkrankheit, Akrozyanose, Raynaud-Syndrom) abzugrenzen ist [24]. Auch die physiologische Bräunung der distalen Unterschenkel bei Landfrauen, die mit langen Röcken ohne Strümpfe viel im Freien arbeiten, kann vereinzelt differentialdiagnostische Probleme aufwerfen.

Differentialdiagnose des Beinödems

- Ödem bei chronischer Veneninsuffizienz bzw. Phlebödem[1];
- Ödem bei Herzinsuffizienz (doppelseitig: gut auf Digitalis und/oder Saluretika ansprechend)[1];
- Ödem bei Hypo-/Dysproteinämie (Nephrose, Lebererkrankung, Marasmus, Hungerödem);
- verschiedene Ödemursachen: Myxödem, Myxoedema praetibilis symmetrica, Morbus Cushing, Hyperaldosteronismus, Hyperkaliämie, Medikamente (Kortison, Fludrokortison, Nifedipin u.a.), Nephritis, Allergie (Quincke-Ödem), nach Apoplexie mit Extremitätenlähmung;
- Stauungsödeme: Venenkompression von außen durch Tumoren, Beckenvenensporn bzw. „Kreuzungssyndrom" oder venöses Bifurkationssyndrom, „Reisebeine";
- traumatische Beinödeme, „Hyperzirkulationsödem" nach operativer Gefäßrekonstruktion, Selbststau (z. B. nächtliche Strangulation mit Gummiband);
- Ödem bei Arthropathien, Osteomyelitis, Sudeck-Dystrophie, Frostbeulen (Abb. 76);
- Lymphödeme, primär/sekundär (Abb. 77);
- Ormond-Syndrom (idiopathische retroperitoneale Fibrose mit Blockade des Lymphabstroms);
- Lipödeme, Lipomatosen, Pannikulose;
- zyklische Ödeme, idiopathische Ödeme;
- partieller Riesenwuchs, Riesenwuchs bei Hämangiomen (Klippel-Trenaunay-Syndrom).

Schließlich kann sich die CVI als lokalisationsdeterminierender Faktor bei vielen Dermatosen auswirken, z. B. bei Psoriasis vulgaris und Lichen ruber; und die geschädigte, sklerosierte Haut und Unterhaut zusammen mit der lymphatischen Mi-

---

[1] Während beim kardialen Ödem in letzter Konsequenz vor allem eine Na-Ionen und Wasserretention vorliegt („Wasserproblem"), kommt es beim Phlebödem infolge der peripheren venösen Hypertonie zur vermehrten Außenfiltration im Bereich der Mikrozirkulation mit zunächst kompensatorisch gesteigertem Lymphabfluß und schließlich lymphatischer Dekompensation („Druckproblem").

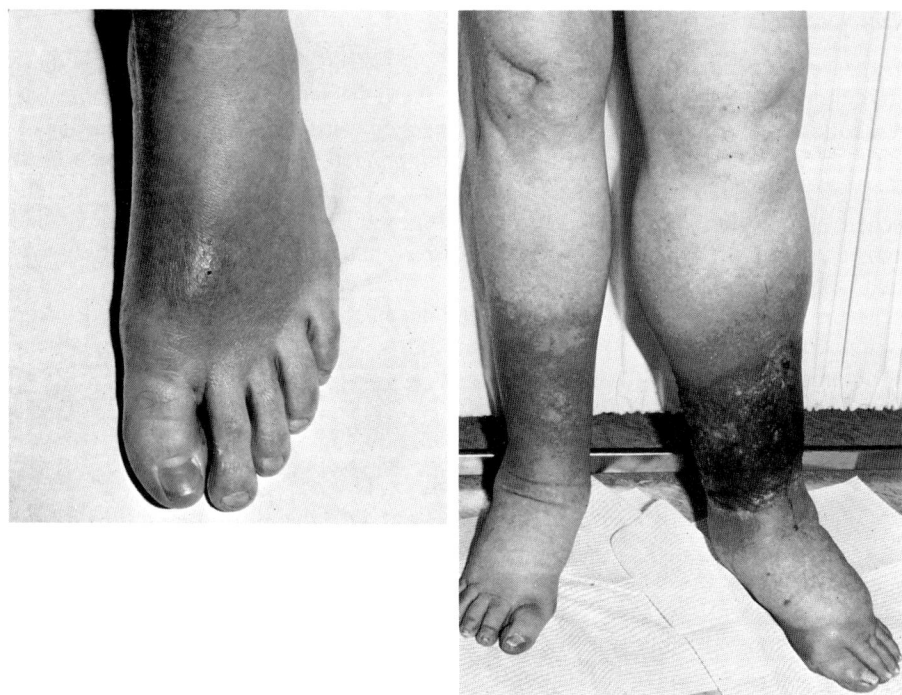

Abb. 76 (links). Pernione. (Farbige Wiedergabe der Abbildung s. S. 182)

Abb. 77 (rechts). L. H. ♀, 56 Jahre. Primäres sporadisches Lymphödem. Links ausgeprägter als rechts; links mit schwerer, iatrogen induzierter Dermatitis. (Nach [26])

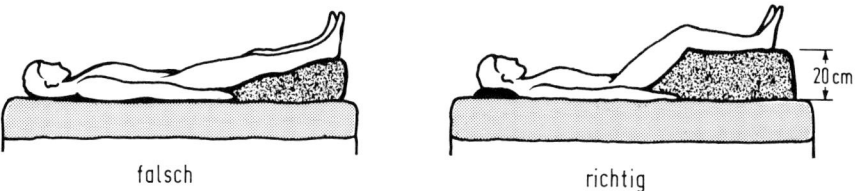

falsch   richtig

Abb. 78. Hochlagerung der Beine bei venösen Ödemen: keine Überstreckung des Kniegelenkes, da dadurch eine Kompressionswirkung auf bzw. durch Dehnung eine Einengung der V. poplitea entstehen kann. (Nach [24])

kroangiopathie kann Wegbereiter für entzündliche Komplikationen nach Bagatelltraumen sein, z. B. für ein Erysipel, das seinerseits die Schädigung des Lymphsystems nachhaltig verschlimmern kann.

Allgemeine Therapieprinzipien bei CVI

a) Statisch: Ruhepausen mit entspannt hochgelagerten Beinen (Abb. 78).
b) Mechanisch: Über die *Muskelvenenpumpe:* Gehen, Schwimmen, Entstauungsgymnastik bei hochgelagerten Beinen; Aktivierung der funktionell äußerst wich-

tigen Sprunggelenkvenenpumpe. *Kompression:* Widerlager für die Muskelpumpe, Wiederherstellung einer normalen Faszienspannung und der Schlußfähigkeit der Klappen in den varikös erweiterten Venen; erhöhter Gewebedruck mit Förderung der Rückresorption (s. 6.5).

Die Kompression muß straff sitzen – besonders distal – und darf nicht zu elastisch sein, sonst Dauerkompression der Hautgefäße statt Widerlager für die insuffizienten Varizen bei Einsatz der Muskelpumpe. Eventuell zunächst Zinkleimverband; später angepaßte Doppelzuggummistrumpfhose.

c) Medikamentös: ödemprotektive Venenpharmaka; initial evtl. mild und verzögert wirkende, kaliumsparende Diuretika.

Eine prophylaktische Wirksamkeit dieser Therapie im Sinne einer Progressionsverhütung der CVI vom Stadium I zu den Stadien II bis IV erscheint nach klinischer Beobachtung möglich, ist aber bislang durch entsprechende Studien nicht zweifelsfrei belegt.

Begleitfolgen der chronischen Veneninsuffizienz

Subkutane venöse Stauungsossifikation. Knochenneubildung in der Subkutis bei Patienten mit CVI. Betroffen sind überwiegend Frauen nach der Menopause. Das Krankheitsbild ist äußerst selten.

Ulcus cruris venosum (Stadium IV der CVI) (s. Abb. 75 und 79). Die schwerste Folge einer venösen Rückfluß- bzw. Drainagestörung ist das Ulcus cruris. Die Ursache des venösen Ulkus ist nicht in jeder Hinsicht geklärt; es scheint sich jedenfalls um ein komplexes, multifaktorielles Geschehen zu handeln, wobei neben der chronischen venösen Stauung mit Ödem und Störung der Mikrozirkulation wiederum die Schädigung des Lymphgefäßsystems eine wesentliche Rolle zu spielen scheint (s. oben). Jedenfalls kommt es bei anderweitigen Ödemursachen üblicherweise nicht zur Ausbildung von Ulcera cruris. Die Hautdurchblutung im Bereich eines Ulcus venosum ist eher hoch, der perkutane O_2-Partialdruck aber meist niedrig (Transportstörung?).

Das Ulcus venosum tritt nie am Arm auf. Es zeigt im einzelnen durchaus Besonderheiten in der Genese, die teilweise auch bei der Therapie Berücksichtigung finden müssen: das Ulcus in loco typico im Abflußgebiet der Cockett-Perforansvenen oder das Blow-out-Ulkus (Abb. 45) bzw. „hot ulcer" (s. 4.1.2.2), das Gamaschenulkus (Abb. 53), die Ulzeration bei einschmelzender Phlebitis (Abb. 59) oder nach Varizenruptur, das gemischte arteriell-venöse Ulkus (Abb. 79). Eine Differenzierung dieser verschiedenen Ulkusformen ist allerdings allein aus dem klinischen Bild nicht immer zuverlässig möglich.

Rund je die Hälfte der Ulcera cruris venosa treten im Zusammenhang mit einem postthrombotischen Syndrom bzw. bei primärer Varikosis, speziell mit ausgeprägter Perforansinsuffizienz, auf (diese Relationen werden in der Literatur sehr unterschiedlich angegeben; nach eigenen Erfahrungen überwiegt das Ulcus postthromboticum).

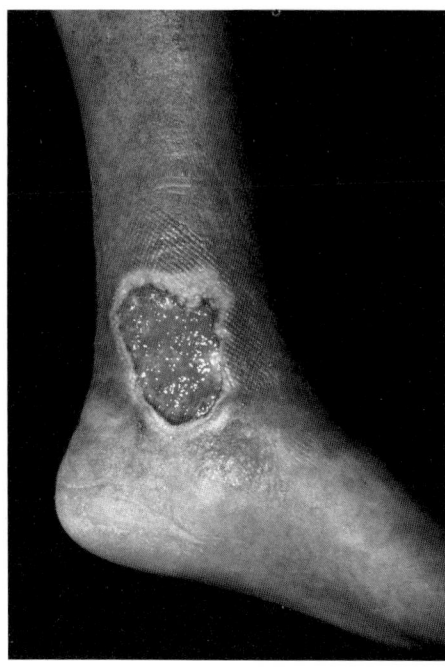

Abb. 79. E. E. ♂, 43 Jahre. Gemischtes arteriell-venöses Ulkus in Abheilung; ausgeprägte chronische Veneninsuffizienz und periphere arterielle Verschlußkrankheit (Risikofaktor inhalierendes Rauchen). (Farbige Wiedergabe der Abbildung s. S. 182)

Differentialdiagnose des Ulcus cruris venosum

Etwa 90% aller Ulcera cruris sind venöser Genese. Andere Ursachen sind:

- arteriell bedingte Ulzera: arterielle Verschlußkrankheiten, Hypertonus (Ulcus hypertonicum Martorell) (s. unten), Diabetes mellitus;
- immunologische Erkrankungen: Vaskulitiden [24];
- Allergien: Vasculitis allergica;
- trophisch bedingte Ulzera: Diabetes mellitus, Neuropathien (Malum perforans), Dekubitalgeschwüre;
- infektiös bedingte Ulzera: Erysipelas gangraenosum, Ekthyma, Osteomyelitis, Tuberkulose, Lues (Lues III), Sepsis, superinfizierte Wunden und Insektenstiche (Abb. 80);
- Neoplasien: primär und metastatisch;
- sonstige Ursachen: hämatogene Ulzera, Pyoderma gangraenosum.

In der Differentialdiagnose müssen vor allem immer arterielle, gemischt arteriell-venöse Ulzera und Neoplasien bedacht werden.

Beim *Ulcus hypertonicum Martorell* handelt es sich um das Vorliegen von Ulzera im Außenknöchelbereich in Kombination mit einem arteriellen Hypertonus. Bei diesen Patienten liegt meist eine Mediasklerose der Arterien – zu erkennen an fälschlich überhöhten Druckwerten in den Knöchelarterien bei der peripheren Blutdruckmessung mit der Ultraschall-Doppler-Sonde [26] – und eine Phlebosklerose der tiefen Venen vor. Nicht selten besteht zusätzlich ein Diabetes mellitus.

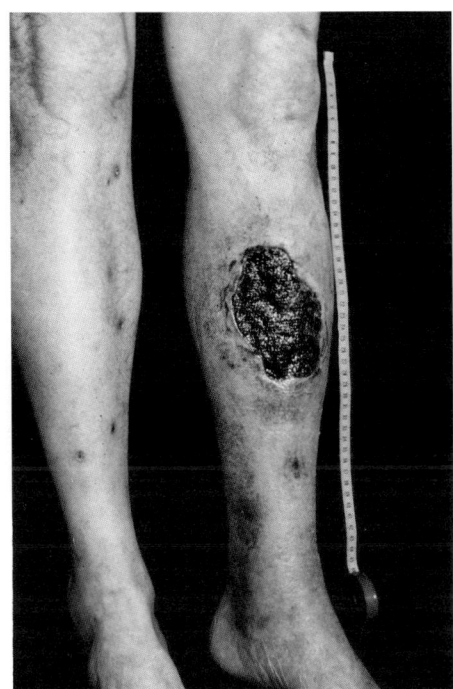

Abb. 80. G. L. ♂, 44 Jahre. Durch Kratzen superinfizierte Pedikulosis; am linken Unterschenkel Ausbildung eines großen Geschwürs durch phlegmonöse Einschmelzung. Hier nach Wundreinigung; beginnende Epithelialisierung von den Wundrändern. (Farbige Wiedergabe der Abbildung s. S. 182)

Therapeutische Strategie beim Ulcus cruris venosum

- Ausschluß und ggf. Behandlung anderer Ursachen (s. oben).
- Soweit möglich „kausale" Therapie: Ausschaltung insuffizienter Perforansvenen bzw. wichtiger Insuffizienzpunkte – bevorzugt nach Abheilung des Ulkus.
- Kompressionsverband, evtl. unterstützt mit formgerechten Schaumgummipelotten (Bisgaard-Kulisse) (Abb. 93).
- Lokaltherapie: granulationsfördernd, entzündungshemmend, desinfizierend; nur ausnahmsweise Antibiotika – nach Austestung; (Bestreuen mit handelsüblichem Zucker hat sich wiederholt bewährt). (Eine neue zweischichtige Schaumstoff-Gel-Folie (Cutinova plus) soll sich besonders bei therapieresistenten Ulcera cruris bewähren; ebenso der einfach anwendbare, flexible, hydroaktive Wundverband Varihesive.)
- Zusätzlich physikalische – entstauende – und antiödematöse bzw. ödemprotektive medikamentöse Therapie.
- Spezielle Verfahren: z. B. Spalthautübertragungen bei Versagen obiger Maßnahmen (Abb. 81) (s. auch 6.6.1.3).

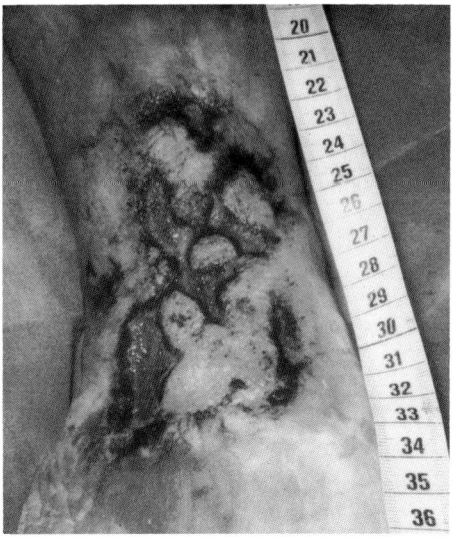

Abb. 81. G. A. ♀, 67 Jahre. Seit Jahren bestehendes großes Ulcus cruris venosum: Hei-
lungsverlauf nach erfolgreicher Spalthaut-
transplantation (unter sorgfältiger, zeitweise
ambulanter Kompressionsbehandlung)

4.4 Phlebologischer Notfall

Folgende Venenerkrankungen sind potentiell bedrohlich, oft sogar lebensgefährlich
und bedürfen einer entsprechend sachgerechten und konsequenten Erstversorgung,
Diagnostik und üblicherweise einer klinischen Behandlung:

4.4.1 Akute tiefe Venenthrombose (tiefe Thrombophlebitis)

Der häufigste und wichtigste phlebologische Notfall ist die akute tiefe Venenthrombose, besonders die Bein- und Beckenvenenthrombose (s. 4.3.1).

Besonders dramatische Verlaufsformen der Bein- und Beckenvenenthrombosen
sind die *Phlegmasien* (s. 4.3.4).

Einen komplizierten, mitunter tödlichen Verlauf kann die tiefe Venenthrombose
durch die klassische Komplikation der großen *Lungenembolie* nehmen (s. 4.3.7.1).
Nicht selten ist die tödliche Lungenembolie klinisch das „Erstsymptom" der tiefen
Venenthrombose, speziell beim bettlägerigen Patienten (s. Abb. 64).

Eine optimale differentialdiagnostische Primärabklärung zwischen akutem arteriellen und venösen Verschluß (klinische Differenzierung s. Tabelle 7), auch die Abgrenzung gegenüber anderweitigen Ödemformen (s. S. 107), speziell gegenüber dem
Lymphödem, erlaubt die Ultraschall-Doppler-Untersuchung (s. 3.4.3.1). Sie wäre
auch zur nichtinvasiven Überwachung thrombosegefährdeter Patienten in besonderer Weise geeignet.

4.4.2 Weitere seltene venös-thrombotische Krankheitsbilder

Manche spezielle topographische Manifestationen der Venenthrombose können einen akut bedrohlichen Verlauf nehmen: Verschlußsyndrome der Hirnvenen und -sinus, der V. cava superior und inferior und von wichtigen intraabdominellen Organvenen (s. 4.3.4.2). Meist sind diese Manifestationen Sekundärsymptome anderweitiger gravierender Erkrankungen, oft von Malignomen.

4.4.3 Septische Thrombophlebitis s. 4.2.2.5

4.4.4 Varizenruptur

Die Ruptur eines Varixknotens ist eine seltene, aber potentiell gefährliche Komplikation, da die Blutung spontan, speziell bei aufrechter Körperhaltung und ausgedehnter Varikosis, nicht zum Stehen kommt. Es ist durch fehlerhaftes Verhalten der betroffenen Patienten vereinzelt zu tödlichem Verbluten gekommen.

Die akute Behandlung – auch durch Laien – besteht in Druckverband und Hochlagerung der Extremität; damit ist die Blutung immer zu beherrschen! Später Verödung oder operative Behandlung der Varikosis.

5 Prophylaxe der Venenerkrankungen

5.1 Allgemeine Maßnahmen zur Prophylaxe der peripheren Venenerkrankungen

Dabei gilt es, die bekannten Risikofaktoren soweit möglich zu vermeiden oder ggf. entsprechende Gegenmaßnahmen zu treffen. *Beeinflußbare Risikofaktoren* wären stehende Berufsausübung und Übergewicht. Stehende Berufsausübung zeigt bei Männern eine engere statistische Korrelation zum Vorliegen einer Varikosis als bei Frauen, führt aber bei Frauen offenbar eher zu Beinbeschwerden (s. 2.1). Übergewicht ist nur bei Frauen ein - unsicherer - Risikofaktor; wobei es eher im Sinne einer Verschlimmerung eines Krampfaderleidens wirkt (ebenso wie eine hohe Geburtenzahl) (s. 2.1). Eine potentielle Steigerung des thromboembolischen Risikos durch Übergewicht, z. B. postoperativ, bleibt davon unberührt.

Vorkehrungen zur Vermeidung von Venenerkrankungen sollten die besonders gefährdeten Personen treffen; dies wären Personen über 40-50 Jahre bei einschlägig positiver Familienanamnese mit stehender Berufsausübung (vor allem ♂) und Neigung zu Hernien (♂) beziehungsweise Senk-Spreiz-Füßen (♀), mit Übergewicht (♀) und Mehrfachgeburten (s. 2.1). Entsprechende *Vorkehrungen* wären: Tragen von Stütz-, ggf. Kompressionsstrümpfen; viel gehen und schwimmen; langes Stehen und Sitzen meiden; Entstauungsübungen (s. Abb. 85) und wiederholte Hochlagerungen der Beine für 10-15 min (s. Abb. 78) - dies nach Möglichkeit auch am Arbeitsplatz; Beine morgens, mittags und abends für 5 min kalt duschen. Diese Maßnahmen müßten auch von Schwangeren mit entsprechender Disposition sorgfältig durchgeführt werden. Im Idealfall sollte eine derartige Prophylaxe bereits im Jugendalter einsetzen, wenn z. B. eine ausgeprägte familiäre Belastung mit Venenerkrankungen vorliegt (s. auch „Merkblatt für Patienten mit Venenerkrankungen", 6.2).

Inwieweit mit diesen Maßnahmen eine *primäre Prävention* der peripheren Venenerkrankungen möglich ist, ist noch unbekannt. Klinisch ergeben sich aber gute Anhaltspunkte, daß zumindest eine *sekundäre Prävention* im Sinne einer Progressionsverhütung und der Vermeidung der schwerwiegenden Komplikationen der chronischen Veneninsuffizienz wirksam durchgeführt werden kann. Auch eine Effektivität der Venenpharmaka in der sekundären Prävention erscheint anhand ihrer Wirkungen und klinischer Beobachtungen möglich.

5.2 Thromboseprophylaxe

5.2.1 Allgemeine Maßnahmen

Gefährdende Momente, die ggf. zu vermeiden sind: Immobilisation bzw. Bettruhe; auch langes, ruhiges Sitzen, z. B. bei Flugreisen mit stark abgewinkelten Knien („Flugreisen-, Urlaubsthrombose") [23]; Dehydrierung (durch Fieber, Saluretika); Hyperkoagulabilität z. B. durch Einnahme von Östrogenen in entsprechender Dosierung.

Besonders gefährdet sind Varizenträger, bei denen daher speziell auf die Prophylaxe zu achten ist: Bewegungsübungen mit den Beinen, sorgfältige Wickelung der Beine oder spezielle Stützstrümpfe bei Bettlägerigkeit bzw. nach Operationen („Antithrombosestrümpfe"); vor allem frühestmögliche Mobilisation.

Auch kaltes Wasser hat einen venenwandtonisierenden Effekt [36]. Dagegen kann Überwärmung (sehr warmes Bad, Sonnenbad, Sauna) über eine Erhöhung des Gerinnungspotentials zu erhöhter Thromboseneigung führen.

5.2.2 Medikamentöse Thromboseprophylaxe

5.2.2.1 Primäre medikamentöse Thromboseprophylaxe

Prophylaxe mit niedrigen Heparindosen („Low-dose"-Heparinprophylaxe)

Dabei handelt es sich um eine Maßnahme, die sowohl *primär prophylaktisch* bei hoher Thrombosegefährdung als auch *sekundär prophylaktisch* nach früher durchgemachter tiefer Venenthrombose eingesetzt werden kann. Sie ist in gleicher Weise bei internen Erkrankungen wie bei chirurgischen Eingriffen indiziert und sollte zunehmend auch in der Praxis Berücksichtigung finden.

Prinzip. Für die Aktivierung von Antithrombin III durch Heparin zur Hemmung des Gerinnungsfaktors X a sind niedrigere Dosen erforderlich als für die Hemmung von Thrombin (s. Abb. 82).

Durchführung. Folgende Dosierung wird heute meist bevorzugt: 5000 I. E. (pro 70 kg) 8stündlich subkutan (oder 500 I. E./h als Infusion).

Diese Prophylaxe sollte möglichst frühzeitig eingeleitet werden, bei geplanten Eingriffen präoperativ (5000 I. E. Heparin 2–5 h vor der Operation), da Thrombosen bereits während der Operation entstehen können. Sie soll mindestens 1 Woche durchgeführt werden, bis der Patient voll mobilisiert ist, da etwa bis zum 8. postoperativen Tag eine Hyperkoagulabilität besteht mit Aktivitätszunahme von Faktor III und I, Verminderung von Antithrombin III, Hypofibrinolyse, Hyperaggregation der Thrombozyten und vermehrter Freisetzung von Plättchenfaktor 3 und 4. Die Prophylaxe soll mit den üblichen physikalischen Maßnahmen (Bewegungsübungen, Stütz-, Kompressionsstrümpfe, Frühmobilisierung) kombiniert werden. Sie hat sich allen übrigen Methoden als überlegen erwiesen: Verminderung der tödlichen Lungenembolien auf ⅛ und der tiefen Venenthrombosen auf ¼.

Es besteht unter dieser Maßnahme kein erhöhtes Blutungsrisiko, daher sind Laborkontrollen üblicherweise nicht erforderlich (ggf. Plasmathrombinzeit und korri-

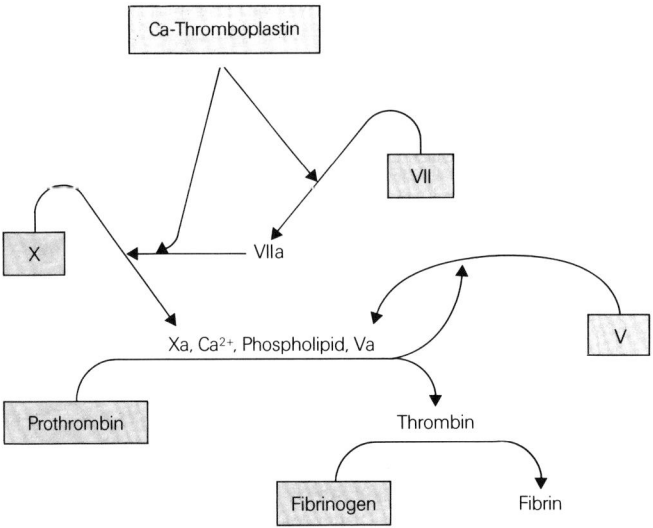

Abb. 82. Einfaches Schema der Blutgerinnung und Testprinzip der Quick-Wertbestimmung (Thromboplastinzeit: Gerinnungszeit ab Zugabe des Ca-Thromboplastins)

gierte Protaminsulfatzeit; neuerdings Bestimmung des antikoagulatorisch wirksamen Heparinspiegels) (s. auch 3.7.2.1).

Weitere Verbesserungsmöglichkeiten der Thromboseprophylaxe durch Kombination mit Acetylsalicylsäure oder Dextran werden klinisch erprobt.

Bei der Low-dose-Heparingabe handelt es sich um eine rein *prophylaktische,* nicht um eine therapeutische Maßnahme!

Nebenwirkungen der Heparinprophylaxe: Hämatome um Stichkanäle; selten kann es zu anaphylaktoiden Erscheinungen kommen (Thrombozytensturz); wie nach Kumarinderivaten kann es zu vorübergehendem Haarausfall kommen.

Heparin kann auch in der Schwangerschaft angewandt werden. Bei Eingriffen am Zentralnervensystem wird ein erhöhtes Blutungsrisiko auch bei niedrigen Heparindosen diskutiert!

Heparin in Kombination mit Dihydroergotamin

Nach neueren Untersuchungen soll die *Kombination von Heparin mit dem venentonisierenden Dihydroergotamin* (= DHE) (Heparin-Dihydergot) eine 2- bis 3fach bessere Schutzwirkung als Low-dose-Heparin alleine erbringen. Dosierung: 2mal 5000 I. E. Heparin plus 2mal 0,5 mg DHE pro Tag. Als unerwünschte Wirkung muß grundsätzlich mit vasospastischen Komplikationen gerechnet werden, am ehesten bei Patienten aus der Unfallchirurgie, besonders bei Polytrauma (Inzidenz um 0,02‰). Zusätzliche Kontraindikationen sind: Schwangerschaft, schwere koronare Herzerkrankung, schwere Hepatopathie, Überempfindlichkeit gegen Amidlokalanästhetika (Lidocainzusatz), Schock, Sepsis, ausgedehnte Gefäßläsionen u. a.

Thrombozytenfunktionshemmer

Eine alleinige Behandlung mit Thrombozytenfunktionshemmer (z. B. Acetylsalicylsäure, auch in Kombination mit Dipyridamol) hat sich zur Prophylaxe von venösen Thrombosen in der Mehrzahl der Studien als nicht oder nicht ausreichend wirksam erwiesen.

Zwar beginnt auch die venöse Thrombogenese meist mit Thrombozytenadhäsionen in der Tiefe der Klappentaschen. Dann steht jedoch ganz der fibrin- und zellreiche rote Gerinnungsthrombus im Vordergrund, dessen Formation durch Thrombozytenfunktionshemmer in keiner Weise beeinflußt werden kann (s. Abb. 60).

Dextran-Infusionen

Niedermolekulares Dextran zeigt – offenbar durch seine günstigen hämorheologischen Wirkungen – einen thromboseprophylaktischen Effekt im venösen Schenkel.

Doch konnte sich diese Behandlung gegenüber der niedrig dosierten Heparinprophylaxe nicht allgemein durchsetzen, da sie in ihrer Effektivität nicht überlegen ist und zusätzliche Nachteile birgt: Volumenbelastung, Gefahr schwerwiegender anaphylaktoider Reaktionen, Kumulation der relativ hochmolekularen Anteile mit Anstieg der Plasmaviskosität bei längerfristiger Gabe, deutlicher Anstieg der Urinviskosität, Zunahme der Blutsenkungsgeschwindigkeit (und relativ hoher Preis) [24].

Niedermolekulare Heparine

Ein besonders niedriges Blutungsrisiko bei möglicherweise stärkerer antithrombotischer Wirkung gegenüber den herkömmlichen unfraktionierten Heparinen (UFH, Molekulargewicht 12000–15000) erwartet man von den niedermolekularen Heparinen (low molecular weight heparins = LMWH, Molekulargewicht 4000–5000). Bereits geringe Dosen von LMWH bewirken einen deutlichen Anstieg der Antifaktor-Xa-Aktivität (Heparinaktivität). Die Halbwertszeit von LMWH ist etwa doppelt so lang wie von UFH.

Die Therapieüberwachung bereitet vorerst noch Probleme.

Neuerdings ist ein niedermolekulares Heparin in Kombination mit Dihydroergotamin auf den Markt gekommen (Heparin NM-Dihydergot). 1 Ampulle enthält 1500 I. E. niedermolekulares Heparin-Na (entsprechend 6000 E Antifaktor Xa) und 0,5 mg DHE (mit Lidocainzusatz). Wegen der langen Halbwertszeit von LMWH (s. oben) ist nur 1 Injektion pro Tag erforderlich! Ebenso ist inzwischen ein niedermolekulares Heparin (Tendelparin) ohne DHE-Zusatz erhältlich (Fragmin), das auch nur einmal täglich injiziert werden muß.

5.2.2.2 Sekundäre medikamentöse Thromboseprophylaxe

Direkte Antikoagulation mit Heparin (therapeutische Dosierung)

Während die direkte Antikoagulation bei Arterienerkrankungen eine untergeordnete Rolle spielt [24], steht sie als initiale Maßnahme bei der Phlebothrombose (tiefe Thrombophlebitis) ganz im Vordergrund.

Ist eine Thrombolyse oder Thrombektomie nicht möglich oder nicht indiziert, ist die Heparinisierung in therapeutischer Dosierung die Maßnahme der ersten Wahl. Damit kann das appositionelle Thrombuswachstum verhindert und das Lungenembolierisiko wirksam vermindert werden. Bezüglich der Verminderung des Lungenembolierisikos sind andere Therapieverfahren – wie die Thrombolyse mit Plasminogenaktivatoren – nicht überlegen. Eine Thrombolyse über die spontane Lyse und eine spätere Rekanalisation hinaus kann durch Heparin nicht erwartet werden (neue Studien ergaben allerdings Anhalt für eine fibrinolytische Wirksamkeit von Heparinen).

Die Dosierung beträgt etwa 400 I.E. Heparin/kg Körpergewicht in 24 h bzw. 1200 I.E. (±200 I.E. je nach Körpergewicht)/h intravenös. Um einen Soforteffekt zu erreichen, können 5000 I.E. Heparin i.v. vorinjiziert werden.

Die therapeutische Heparinisierung wird üblicherweise überbrückend bis zum Erreichen einer wirksamen indirekten (oralen) Antikoagulation eingesetzt – meist über 8–10 Tage. Sie kann aber auch längerfristig durchgeführt werden, wenn Kontraindikationen gegen Vitamin-K-Antagonisten bestehen, z.B. während der Schwangerschaft. Dann vorteilhafterweise Applikation subkutan, 2mal 12000 I.E./d, ggf. auch durch den Patienten selbst oder durch seine Angehörigen.

Zur Überwachung dient die Thrombinzeit, die das 3- bis 5fache der Norm betragen soll.

Indikationen, Gefahren, Kontraindikationen und zusätzliche Wirkungen einer Antikoagulanzienbehandlung sind in den folgenden Übersichten und Tabelle 9 wiedergegeben (Abb. 82).

Indikationen zur Heparinbehandlung:

1. Initialbehandlung thrombembolischer Erkrankungen,
2. extrakorporaler Kreislauf,
3. Hämodialyse,
4. Austauschtransfusionen,
5. nach thrombolytischer Therapie vor Übergang auf indirekte Antikoagulanzien,
6. als Langzeitbehandlung während Gravidität und Laktation bei thrombembolischen Erkrankungen,
7. Verbrauchskoagulopathie (disseminierte intravasale Gerinnung, DIG),
8. postoperative Thromboseprophylaxe.

Indikationen zur Behandlung mit indirekten Antikoagulanzien (Kumarin- und Phenylindandionpräparaten) bei Erkrankungen des *venösen Systems:*

1. akute Phlebothrombosen,
2. postthrombotisches Syndrom,
3. rezidivierende Phlebothrombosen,
4. Thrombophlebitis migrans,
5. Zentralvenenthrombosen der Retina,
6. postoperative Thromboseprophylaxe (relativ),
7. Lungenembolie, rezidivierende Lungenembolien.

Tabelle 9. Beziehungen zwischen Vollblutviskosität und Verminderung des „Prothrombinkomplexes" (Quick-Wert) durch indirekte Antikoagulation

Quick-Wert (%)	n	Alter (Jahre)	Vollblutviskosität (mPa·s)	
			Niedrige ($42\,s^{-1}$)	Hohe ($858\,s^{-1}$) Scherrate
$27,1 \pm 5,5$	16	$60,4 \pm 8,6$	$10,2 \pm 1,1$	$5,7 \pm 0,5$
93	15	$63,4 \pm 9,4$	$12,4 \pm 2,4$	$6,3 \pm 1,0$
			$\Delta = 17,5\%$ (p < 0,025)	$\Delta = 10,1\%$ (p < 0,1)

y (Quick) = $- 43,8 + 8,7 \times$ (Viskosität bei niedriger Scherrate) (n = 31; r = 0,61)

Gefahren der Antikoagulanzienbehandlung

1. *Blutungen* infolge überschießender Antikoagulation (z. B. Blutungen ins Zentralnervensystem, ins Nierenhohlsystem, gastrointestinale Blutungen oder intramurale Hämatome der Darmwand).
2. *Echte Nebenwirkungen* (selten):
   - Kumarinnekrose,
   - Urtikaria, Dermatitis,
   - Übelkeit, Erbrechen, Durchfälle,
   - Leberparenchymverfettung,
   - Agranulozytose,
   - Osteoporose (nur bei Heparin),
   - ausbleibende Restitution des Gerinnungssystems nach Therapie (nur bei Vitamin-K-Antagonisten),
   - Haarausfall (reversibel) (s. Abb. 83),
   - teratogene Wirkung (Chondrodysplasiesyndrom)!

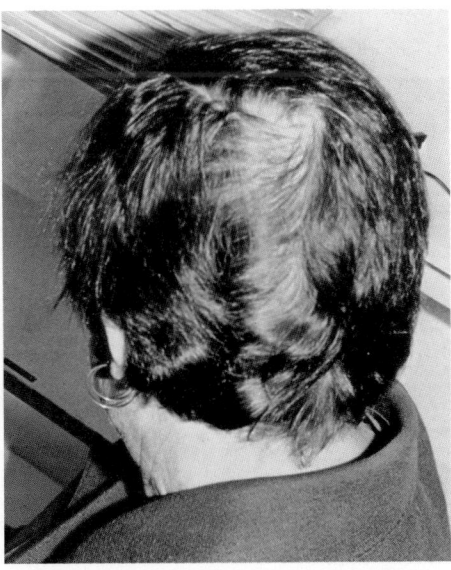

Abb. 83. G. M. ♀, 59 Jahre. Allopezie nach einmonatiger Heparin- und anschließender Marcumarbehandlung

Kontraindikationen der Antikoagulanzienbehandlung

Absolute Kontraindikationen:
1. hämorrhagische Diathesen;
2. Erkrankungen mit Gewebsdefekten:
   - intestinale Ulzera,
   - Colitis ulcerosa,
   - zerfallende Malignome,
   - Lungentuberkulose;
3. unmittelbar nach Operationen und Punktionen (Leber, Milz, Niere);
4. fixierte stärkere Hypertonie (200/110 mmHg);
5. schwere Hepatopathien;
6. schwere Nierenschäden;
7. Blutungen aus den abführenden Harnwegen;
8. intraokulare Blutungen; proliferative diabetische Retinopathie;
9. Blutungen im ZNS; intrazerebrale Metastasen; bis 10 Tage nach operativen Eingriffen am ZNS;
10. floride bakterielle Endokarditis;
11. mangelnde Mitarbeit des Patienten (bei Langzeittherapie);
12. unzureichende Therapiekontrolle;
13. Gravidität bedeutet für Dicumarole und Phenylindandione eine *absolute* Kontraindikation! Heparin ist *nicht* plazentagängig und kann ab dem 4. Schwangerschaftsmonat verabreicht werden.

Relative Kontraindikationen:
1. schwere Gefäßsklerose,
2. hohes Alter,
3. schwerer Diabetes mellitus – besonders mit Gefäßkomplikationen,
4. schwere kardiale Dekompensation (mit Leberfunktionsstörung),
5. kavernöse Lungen-Tbc,
6. Laktationsperiode (Kumarine, Phenylindandione) (Heparin ist nicht kontraindiziert).

Anmerkung: Im Einzelfall wird sich die Wichtung der Kontraindikationen nach der Dringlichkeit der Indikation, dem biologischen Alter und Allgemeinzustand des Patienten und den Möglichkeiten der Therapieüberwachung richten; dies kann vereinzelt auch für die absoluten Kontraindikationen 5.–12. zutreffen.
Die Menstruation ist keine Kontraindikation.

Die Antikoagulanzienwirkung wird vermindert (Toleranzerhöhung, Antagonismus) durch:
- Barbiturate,
- Glutethimid,
- Phenytoin,
- Carbamazepin,
- Thiouracil,
- Digitalis,
- Purinkörper,
- Biguanide (Metformin),
- NNR-Steroide,
- Äthinylöstradiol,
- Adrenalin,
- Acetylcholin,

- Atropin,
- Tranquilizer,
- Neuroleptika,
- Ganglienblocker,
- Mercaptopurin,

- Rifampicin,
- Griseofulvin,
- Cholestyramin,
- Vitamin-K-haltige Medikamente und Nahrungs-
  mittel u. a.

Die Antikoagulanzienwirkung wird erhöht (Toleranzminderung, Synergismus) durch:

- Phenylbutazon, Oxyphenbutazon, Azapropazon, Mefenaminsäure;
- Acetylsalicylsäure, Indomethacin;
- Thiobarbiturate;
- Nortryptilin;
- Monoaminooxydasehemmer;
- Phenothiazinderivate;
- Breitbandantibiotika: Chloramphenicol, Paraaminosalicylsäure, Sulfisoxazol, Trimethoprim + Sulfamethoxazol;
- Tolbutamid;
- Thyroxin;
- Androgene;
- Acetylcholin (hohe Dosen);
- Clofibrat, Benzafibrat, Alufibrat;
- Allopurinol, Sulfinpyrazon, Benziodaron;
- Ethacrynsäure;
- Cimetidin;
- Amiodaron;
- Cordarex u. a.

Beeinflussung der indirekten Antikoagulation durch Medikamente (s. oben)

Keine wesentliche Interaktion zeigen von den Analgetika: Paracetamol, Metamizol; von den Antirheumatika: Diclofenac, Ibuprofen, Carprofen; von den Psychopharmaka: Benzodiazepine, Haloperidol, Meprobamat; von den Diuretika: Benzothiadiazine, Furosemid; von den Antidiabetika: Glibenclamid, Glibornurid; von den Antiarrhythmika: Chinidin; u. a.

Gesamteffekte von Kumarinpräparaten

- Hemmung der Synthese der *normalen Gerinnungsfaktoren* II (Prothrombin), VII, IX und X;
- Synthese biologisch *inaktiver Faktoren* (PIVKA-II, -VII, -IX, -X) (PIVKA protein induced by vitamin K absence or antagonists);
- verminderte Bildung von Protein C (Hemmstoff für Faktor V a und VIII a);
- Synthesehemmung von Protein S (fördert die Inaktivierung von Faktor V a durch aktiviertes Protein C);
- Hemmung der Bildung von Protein M (beschleunigt die Umwandlung von Prothrombin zu Thrombin);

- Synthesehemmung des *Phospholipidanteils von Gewebsthromboplastin* in normalen Zellen (und von prokoagulatorischen Serinproteasen in Tumorzellen);
- Induktion der Bildung spezifischer *Koagulopoetine* (im Tierversuch);
- verminderte Bildung *weiterer Vitamin-K-abhängiger Proteine,* die nicht an der Blutgerinnung beteiligt sind.

Indirekte (orale) Antikoagulation

Mit der indirekten oralen Antikoagulation mit Vitamin-K-Antagonisten (Kumarin- und Phenylindandionpräparate) soll durch Hemmung besonders der Prothrombinsynthese die Entstehung der Gerinnungsthrombose verhindert werden bzw. das appositionelle Wachstum eines Thrombus ggf. mit Übergreifen auf eine weitere topographische Etage; dadurch kann auch das Embolierisiko drastisch reduziert werden.

Grundsätzlich wäre mit dieser Behandlung auch eine *primäre* Thromboseprophylaxe möglich, doch ist sie für diese Indikation wegen erheblicher Nachteile der niedrig dosierten Heparinprophylaxe unterlegen (Blutungsgefahr; aufwendige Therapieüberwachung).

Häufig gebrauchte Medikamente sind Phenprocumon (Marcumar) und Acenocumarol (Sintrom). Zur Therapieüberwachung dient die Thromboplastinzeit (TPZ) (Quick-Test), die auf 15-25% der Norm eingestellt sein muß (Thrombotest 5-15%), wenn die Behandlung wirksam sein soll (Abb. 83). Die Einstellung kann durch viele Medikamente (s. oben) und selbstverständlich durch Vitamin-K-reiche Nahrung (z. B. Leber, Kohl, Spinat, Tomate) beeinflußt werden. Auch *Heparin* kann die Thromboplastinzeit beeinflussen, so daß zu niedrige Quick-Werte gemessen werden, wenn kein Heparininhibitor zugefügt wird (beim Hepato Quick-Reagenz z. B. bereits zugefügt).

Das Nebenwirkungsrisiko der indirekten Antikoagulation ist relativ hoch, vor allem wegen der Gefahr zerebraler Blutungen (s. oben), weswegen die Kontraindikationen strikt zu beachten sind (s. oben).

Für eine Langzeitantikoagulation gelten folgende *Voraussetzungen:*
Allgemein. Seitens des *Patienten:* Verläßlichkeit, Alter unter 70-75 Jahre, Einstellbarkeit. Seitens des *Arztes:* Beachtung der Kontraindikationen und von Arzneimittelinteraktionen (s. oben).

Die *Indikation* im venösen System ist typischerweise die *sekundäre* Thrombose- und die Lungenembolieprophylaxe (selbstverständlich auch die Verhütung *paradoxer Embolien* ins arterielle System durch ein offenes Foramen ovale), ggf. auch als Nachbehandlung nach einer Lysetherapie mit Plasminogenaktivatoren. Über die optimale *Dauer dieser Behandlung* liegt noch keine allgemeine Übereinkunft vor. Aus pathophysiologischer Sicht ist der höchste Nutzeffekt in den ersten 1-3 Monaten nach der akuten tiefen Venenthrombose zu erwarten (Abb. 64).

Aufgrund unserer eigenen Erfahrungen und in Übereinstimmung mit anderen Arbeitsgruppen mit umfangreicher einschlägiger Erfahrung und einer kontrollierten Studie [18] empfehlen wir folgende Behandlungszeiträume:

unkomplizierte Unterschenkelvenenthrombose:	3 Monate;
unkomplizierte Poplitea-Unterschenkelvenenthrombose:	6-9 Monate;

unkomplizierte Oberschenkel-Popliteavenenthrombose:	6–12 Monate;
Beckenvenenthrombose ohne Lungenembolie:	12 Monate;
komplizierte (mit Lungenembolie) Bein- und Beckenvenenthrombose:	12 Monate;
rezidivierende Beinvenenthrombosen (bes. bei Antithrombin-III-Mangel):	Langzeitantikoagulation;
rezidivierende Lungenembolien:	Langzeitantikoagulation – sofern diese erfolgreich ist.

Die *Kontraindikationen* sind immer zu beachten; s. S.120.

Anmerkung: Die Kumarinpräparate haben über die erwünschte Hemmung der Synthese der normalen Gerinnungsfaktoren hinaus noch zahlreiche weitere Wirkungen, die teilweise der erwünschten Wirkung sogar entgegengesetzt sind; sie sind oben und in Tabelle 9 zusammengefaßt [22]. Eine orale Antikoagulation kann z.B. zu einem Mangel an Protein C führen (s. 3.7.1), der als eine Ursache der sog. Kumarinnekrosen diskutiert wird (daneben sind Kumarine aber auch Kapillargifte).

Wenn man diese vielfältigen und komplexen, z.T. erst in den letzten Jahren entdeckten Kumarinwirkungen und die unzulängliche Standardisierung der Thromboplastinzeitbestimmung (Quick-Wert) bedenkt, die ihrerseits nur einen Teil der Kumarinwirkungen widerspiegelt, ist man verwundert, wie gut sich die Quick-Werteinstellung in der Praxis bewährt hat (s. Abb. 83).

Nach eigenen Untersuchungen führt eine Quick-Wertsenkung in den therapeutischen Bereich zusätzlich noch zu einer signifikanten Verminderung der Vollblutviskosität um fast 20% [22] – ein Effekt, der in seiner klinischen Relevanz bezüglich einer Verbesserung der Hämorheologie nach weiterer Abklärung bedarf (Tabelle 9).

Aufhebung einer oralen Antikoagulation
z.B. bei Nebenwirkungen oder vor geplanten Operationen:

1. Absetzen der Kumarinpräparate; wegen der langen Halbwertszeit von etwa 7 Tagen wirkt diese einfache Möglichkeit nur langfristig.
2. Vitamin-K-Gabe (oral), um das Kumarinmolekül antagonistisch vom Rezeptor zu verdrängen.
3. Applikation eines *Faktorenkonzentrats der Vitamin-K-abhängigen Gerinnungsfaktoren* (PPSB-Faktoren, z.B. Prothromplex S-TIM 4), was eine sofortige Einstellung der Blutgerinnung im physiologischen Bereich ermöglicht. Es gilt dabei die strenge Indikationsstellung für die Gabe von Blutbestandteilen.

6 Therapie von Venenerkrankungen

6.1 Thrombolyse mit Plasminogenaktivatoren

Diese Behandlung sei unmittelbar nach der *medikamentösen Thromboseprophylaxe* besprochen, weil es sich neben der Möglichkeit der *Thrombolyse* zusätzlich auch um eine *sekundäre Thromboseprophylaxe* handelt, und weil sie differentialtherapeutisch immer gegen die direkte und indirekte Antikoagulation abzuwägen ist (s. auch 4.3.5).

6.1.1 Streptokinase (Abb. 84 und Tabelle 10)

Am häufigsten verwendet wird vorerst noch *Streptokinase* (Streptase), die aus β-hämolysierenden Streptokokken der Gruppe C gewonnen wird. Durch Anlagerung der Streptokinase an das Proaktivator-Plasminogen-Molekül (Aktivator) kommt es zur Aktivierung des körpereigenen fibrinolytischen Systems, wodurch Thromben und Emboli aufgelöst werden können. Der entstehende Komplex hat Aktivatoreigenschaft (Aktivierung von 8 Molekülen Proaktivator-Plasminogen pro Molekül) und katalysiert die Umwandlung des Proaktivator-Plasminogen-Moleküls in das proteolytische Enzym *Plasmin* (ein Molekül Aktivator induziert ein Molekül Plasmin) (Abb. 84). Es handelt sich demnach bei Streptokinase um einen *indirekten* Plasminogenaktivator. Bei ausreichend hoher Dosierung (paradoxe Dosierung) wird im strömenden Blut vorwiegend Aktivator und wenig Plasmin gebildet, das

Tabelle 10. Einige Charakteristika der Thrombolytika Streptokinase und Urokinase. Dabei ist zu berücksichtigen, daß der hochmolekularen Urokinase eine höhere thrombolytische Aktivität zugeschrieben wird

	Streptokinase	Urokinase
Molekulargewicht	47 000	S_1 33 000 S_2 54 000
Gewinnung	β-hämolysierende Streptokokken	Urin, fetales Nierengewebe
Wirkung	2-Phasen-Aktivierung, paradoxe Dosierung	Direkte Plasminogenaktivierung
Besonderheiten	Antigenität, allergische Reaktionen, gelegentliche Blutungskomplikationen	Selten Nebenwirkungen
$t_{1/2}$	18–33 min	16 min

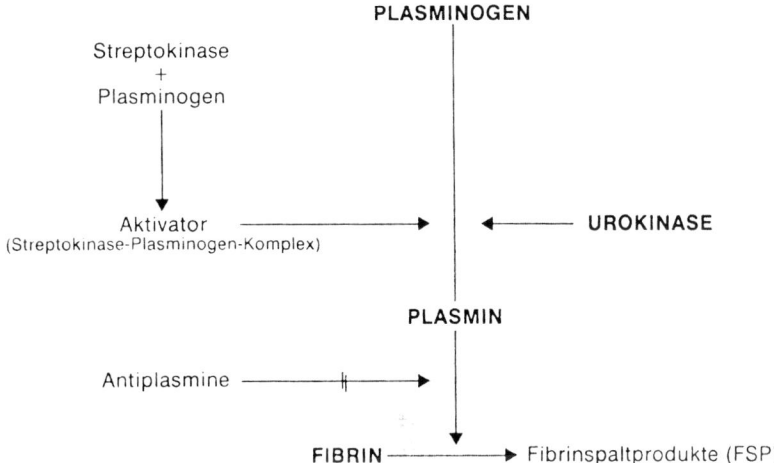

Abb. 84. Medikamentöse Aktivierung des fibrinolytischen Systems durch Streptokinase oder Urokinase

nicht nur Fibrin, sondern allgemein wichtige Gerinnungsfaktoren angreift. Dadurch resultiert nach der initialen Plasminämie ein anhaltender starker thrombolytischer Effekt bei geringem Blutungsrisiko. Die gleichzeitig ablaufende schwache Fibrinogenolye wirkt antithrombotisch und schützt so vor Rethrombosierung.

Durch Streptokokkeninfekte können im Patientenblut Streptokinaseantikörper vorliegen; daher muß eine erhöhte Initialdosis (meist 250 000 I. E. in 20–30 min) verabreicht werden. Die Behandlung wird unter Kontrolle der Plasmathrombinzeit, die ca. 3fach erhöht sein soll, so lange mit 100 000 I. E./h fortgesetzt, bis ggf. Zeichen für eine Desobliteration des Gefäßes gefunden werden, meist am 2.–3. Tag; bei venösen Thrombosen dauert die Lyse allerdings oft auch wesentlich länger. Wegen der Antigenität der Streptokinase kann diese nur 6–8 Tage verabfolgt werden. An die Thrombolyse schließt sich üblicherweise mit überlappender Heparinisierung eine Langzeitantikoagulation an.

6.1.2 Urokinase (Abb. 84 und Tabelle 10)

Urokinase, ein *β*-Globulin, ist ein *direkter* Plasminogenaktivator aus menschlichem Harn und als humanes Protein ohne antigene Eigenschaften; aus diesem Grund sind damit wesentlich längere Behandlungszeiten als mit Streptokinase möglich. Sie kann neuerdings auch aus Gewebekulturen menschlicher Nierenzellen gewonnen werden; dadurch konnten Verfügbarkeit und Preiswürdigkeit erheblich verbessert werden (z. B. Ukidan, rheotromb). Urokinase kann bei *erneuter Lyseindikation* nach vorausgegangener Streptokinasebehandlung oder ggf. zur *Fortführung* einer nicht ausreichend wirksam gewordenen Streptokinasebehandlung eingesetzt werden. Dosiert wird meist wie bei Streptokinase; es gibt aber Anhaltspunkte, daß eine höhere Dosierung effektiver ist (ca. 140 000 bis 250 000 E/h) [50]. Da unter Urokinasebehandlung nur relativ wenig antithrombotisch wirksame Fibrinogenspaltprodukte gebildet werden, wird meist Heparin als Antikoagulans simultan verabreicht.

Bei gleicher Lysedauer ist die Effektivität von Streptokinase und Urokinase vergleichbar.

Die initiale Fibrinogensenkung bei der Lysebehandlung bewirkt durch Verminderung der Plasmaviskosität und der Erythrozytenaggregationsneigung eine Verbesserung der Blutrheologie [24]. Ob diesem Effekt im venösen System eine wesentliche Bedeutung zukommt, ist noch ungeklärt.

6.1.3 Allgemeines zur Lysebehandlung

Allgemein sollte eine Lysebehandlung möglichst frühzeitig einsetzen, speziell auch im Venensystem, da nur dann eine optimale Lysierbarkeit besteht. Die Lysierbarkeit hängt weiterhin davon ab, ob es sich um stenosierende Thromben oder Verschlüsse, isolierte, multiple oder kombinierte Prozesse handelt, und von deren Länge, Lokalisation und dem Gefäßdurchmesser im Bereich der Läsion. Ausgedehnte Mehretagenthrombosen sind nach unserer Erfahrung üblicherweise nicht lysierbar.

Indikationen. Tiefe Venenthrombosen im Extremitäten-, Becken- und Schultergürtelbereich; akute und rezidivierende, mittelschwere und schwere Lungenembolien; Organvenenthrombosen; (weiterhin akute periphere arterielle Thrombosen und Embolien und chronische Verschlüsse und Stenosen größerer Arterien, soweit keine chirurgische Indikation vorliegt; Verschlüsse der Zentralgefäße des Auges; Rethrombosierung nach gewissen Gefäßoperationen; der frische Myokardinfarkt).

Spezielle, noch nicht endgültig geklärte Indikationen: Thrombosierung von arteriovenösen Shunts (lokale Gabe); Verbrauchskoagulopathien; Mikrozirkulationsstörungen; Priapismus bei ausgedehnter Beckenvenenthrombose.

Das Risiko einer Lysebehandlung hängt in erster Linie von der *Lysedauer,* nicht von der Lyseindikation ab.

Kontraindikationen. Blutungen, hämorrhagische Diathesen, latente Blutungsbereitschaft; hoher Antistreptokinasetiter (Streptokinaseresistenztest) wegen Gefahr allergisch-anaphylaktoider Reaktionen; Hypertonie; Sepsis; Endocarditis lenta; akute Pankreatitis; weiterhin: schwere Gefäßsklerose; hohes Alter. Bei Aneurysmen und dilatierender Arteriopathie kann es durch die Lösung von Thrombuspartikeln zu peripheren Embolien kommen.

6.1.4 Klinische Indikationsstellung zur venösen Thrombolyse

Bei der Indikationsstellung müssen Therapieziel, Erfolgschancen und Risiken kritisch gegeneinander abgewogen werden.

Therapieziel muß die Verhütung eines postthrombotischen Syndroms (PTS) sein. Ein klinisch bedeutsames PTS ist in bis zu 90% der unbehandelten und in etwa 30% der adäquat behandelten Fälle zu erwarten, speziell bei proximalem Thrombosesitz am Oberschenkel, praktisch nicht bei isolierter Unterschenkelvenenthrombose (s. auch 4.3.7). Die Dauer bis zur vollen Ausbildung eines PTS mit entsprechenden Komplikationen kann viele Jahre betragen (s. auch 8.2.3). Bezüglich der Verhütung

einer Lungenembolie und der Thromboseaszension ist eine Thrombolyse mit Plasminogenaktivatoren einer korrekten direkten oder indirekten Antikoagulation *nicht*
überlegen. Die venöse Thrombolyse stellt also niemals eine vitale Indikation dar,
außer bei der Phlegmasia coerulea dolens, wobei meist der operativen Behandlung
der Vorzug gegeben wird, und evtl. noch bei einer schweren Lungenembolie.

Überhaupt war der Langzeitnutzen einer thrombolytischen Behandlung durch eine prospektive kontrollierte Untersuchung bislang nicht zu beweisen [16, 46]. Am
ehesten scheinen Zweietagen- (Unterschenkel und V.poplitea) und Dreietagen-
thrombosen (Unterschenkel und V.poplitea und V.femoralis) zu profitieren [46].

Die *Erfolgschancen* sind um so besser, je kurzstreckiger und frischer die Thrombose und je größer die betroffene Vene ist. Sehr oft ist das Thrombosealter nicht zuverlässig festzulegen und wesentlich größer als die Dauer der klinischen Symptomatik (Abb.64). Bei einem Thrombosealter über 2 Wochen ist eine vollständige
Thrombolyse meist nicht mehr zu erwarten, und die Venenklappen sind schon initial geschädigt. Nach unseren Erfahrungen sind Thrombosen von Unterschenkelvenen schlecht und Vieretagenthrombosen üblicherweise nicht lysierbar. Die Langzeitergebnisse nach Thrombolyse von Axillar-Subclavia-Venenthrombosen waren
in unserer Arbeitsgruppe gegenüber einer alleinigen Antikoagulation nicht überlegen; diesbezüglich finden sich in der Literatur allerdings unterschiedliche Stellung-
nahmen [43].

Das *Hauptrisiko* der Lysebehandlung sind Blutungskomplikationen in 6-10%
der Fälle durch Proteolyse von Gerinnungsfaktoren und Fibrin (zerebrale Blutungen, Makrohämaturie, gastrointestinale Blutungen). Auch mit einem anaphylakti-
schen Schock (Streptokinase) muß gerechnet werden. Die Letalität liegt um 1%; in
einigen Untersuchungen erreicht sie 3%. Wegen des relativ hohen Risikos setzt die
Indikationsstellung zur Thrombolyse vorerst die phlebographische Diagnosesiche-
rung voraus (in der Schwangerschaft könnte bei typischer Klinik mit Abgrenzbar-
keit des Thrombosealters und weitgehend eindeutigem Ultraschall-Doppler-Befund, ggf. einschließlich Duplex-Sonographie, in einem spezialisierten Zentrum die
Lyseindikation auch ohne Phlebographie gestellt werden).

Unter diesen Gesichtspunkten ergeben sich folgende *Voraussetzungen zur venösen Thrombolyse:*

- Proximale Thrombose, Thrombosealter ≤ 2 Wochen (in Ausnahmefällen bis
  4 Wochen);
- Patient im übrigen gesund, Alter ≤ 60 Jahre;
- keine absoluten und *keine relativen* Kontraindikationen gegen die Thrombolyse.

Dauer der Thrombolyse bis zur phlebographischen Vollremission, maximal 14 Tage
(mit Urokinase).

Bei einer derartig verantwortungsbewußten Indikationsstellung kommen etwa ¼
der betroffenen Patienten für eine Thrombolyse in Frage. Ein Therapieerfolg (Voll-
und Teilrekanalisation) ist in rund ⅔ der Fälle zu erwarten; wobei es fraglich erscheint, inwieweit eine Teilrekanalisation bezüglich der Langzeitprognose als Erfolg zu werten ist.

Bei der Becken-Beinvenenthrombose ist die Thrombolyse der operativen
Thrombektomie primär vorzuziehen, da die Klappen besser geschont werden, die

Langzeitergebnisse wahrscheinlich besser sind und die Letalitätsrate etwa gleich groß ist. Bestehen Kontraindikationen gegen eine Thrombolyse, wird die Indikation zur Thrombektomie geprüft (sie ist in weniger als 10% der Fälle gegeben).

6.1.5 *Moderne Weiterentwicklungen der thrombolytischen Behandlung mit Plasminogenaktivatoren*

Dabei wird vor allem eine höhere fibrinolytische Spezifität und eine Verminderung des Behandlungsrisikos angestrebt, entweder durch hochdosierte, rasche Applikationen oder durch spezielle Plasminogenaktivatoren.

So ergeben sich Anhaltspunkte, daß *ultrahohe Dosen* von Streptokinase zu einer rascheren Rekanalisation thrombotisch verschlossener Venen führen: Es werden pro Zyklus 1,5 Mill. E/h über 6 h verabfolgt; es können bis zu 4 Zyklen jeweils im Abstand von 24 h durchgeführt werden.

Spezielle Plasminogenaktivatoren. Bereits umfangreich geprüft – z. T. auch bei venösen Thrombosen – wird ein humaner Gewebeplasminogenaktivator (tissue plasminogen activator (t-PA), recombinant tissue-type PA). Diese ursprünglich in der Kulturflüssigkeit menschlicher Melanomzellen nachgewiesene Substanz hat starke fibrinolytische Aktivität, ausgeprägte Fibrinspezifität und eine sehr kurze Halbwertszeit (ca. 3,5 min), wodurch diese Therapie exakt gesteuert werden kann. Die thrombolytische Wirkung scheint der der Streptokinase überlegen zu sein und bleibt weitestgehend ohne Einfluß auf die Plasmaproteine (kein Abfall des Fibrinogens, nur geringe Abnahme von Plasminogen und α_2-Antiplasmin). Auch bei wiederholter Anwendung konnten bisher keine Unverträglichkeitsreaktionen beobachtet werden.

Weitere Fortschritte verspricht die Koppelung von Urokinase an einen fibrinspezifischen Antikörper oder die Single-chain-Urokinase oder der azylierte Plasminogen-Streptokinase-Aktivator. Voraussichtlich können diese neuen Plasminogenaktivatoren teilweise sogar miteinander kombiniert werden.

6.2 Allgemeine physikalische Therapiemaßnahmen bei peripheren Venenerkrankungen

Bewegungstherapie (intensives Gehen, Schwimmen), Lagerung (Abb. 78), Entstauungsgymnastik (nach Brunner) (Abb. 85), lokale manuelle Massage (Lymphdrainage) und kalte Wassergüsse sind selbstverständlich auch Teil der Therapie bei venösen Erkrankungen, vor allem bei gestörtem venösen Abstrom. Sie wirken über eine Beschleunigung des venösen Rückstroms, Senkung des Venendrucks, Tonisierung der Venen und Besserung des Stoffaustauschs im Gewebe.

Es hat sich bewährt, dem Patienten ein entsprechendes *Merkblatt* auszuhändigen, und ihn auf die außerordentliche Bedeutung seiner aktiven Mitarbeit bei der Behandlung des Venenleidens hinzuweisen (s. S. 130).

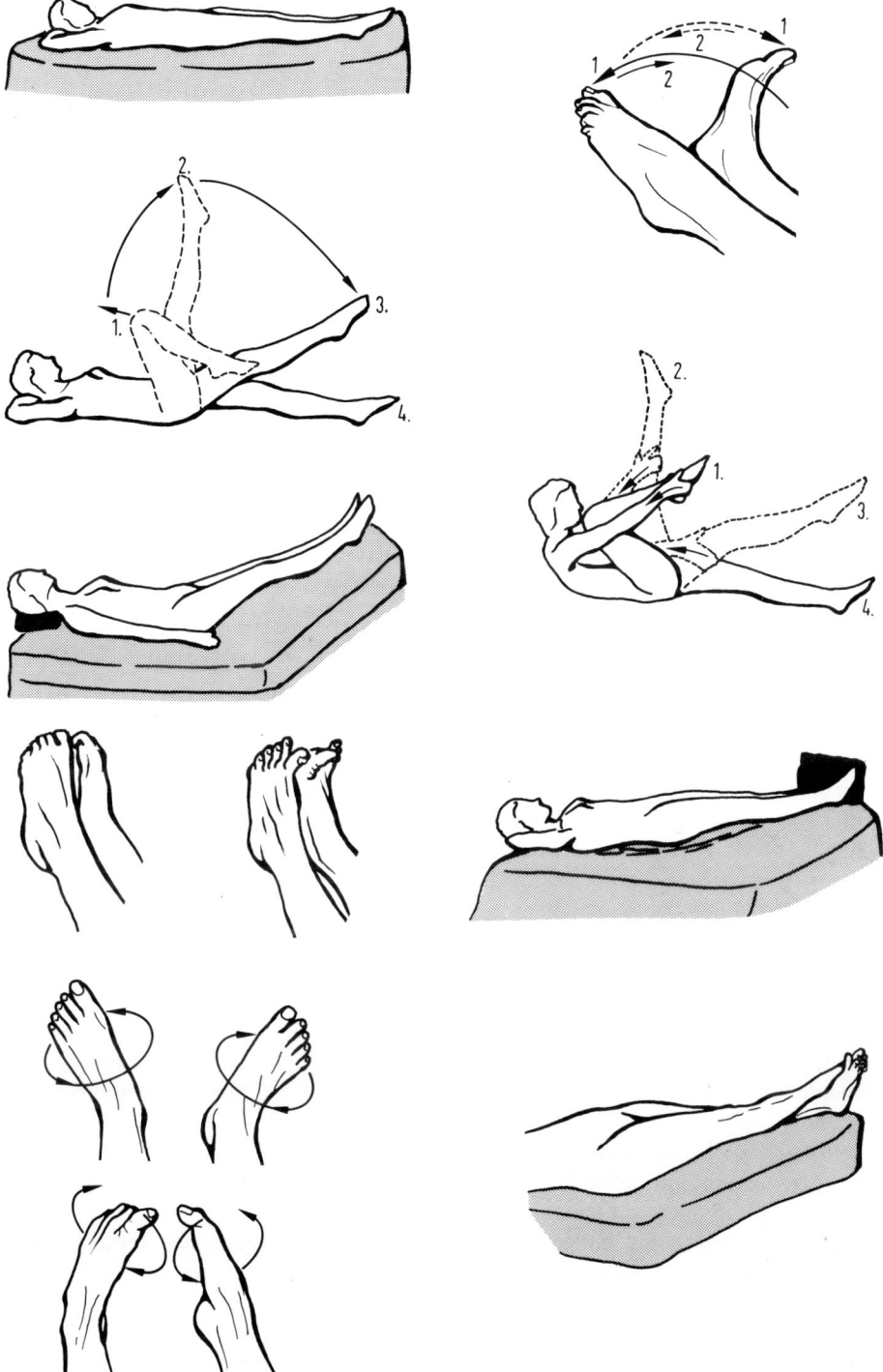

Abb. 85. Entstauungsübungen nach Brunner. (Aus [24])

Merkblatt für Patienten mit Venenerkrankungen
Mit folgenden Maßnahmen können die Folgen eines Venenleidens, vor allem die Ablagerung von Blutwasser im Gewebe, günstig beeinflußt oder verhütet werden:

Allgemeine Richtschnur:
  Sitzen und Stehen ist schlecht, } *3S-3L-Regel*
  lieber laufen oder liegen.

Im einzelnen:
  Viel gehen; nach Möglichkeit viel schwimmen.
  Langes, ruhiges Sitzen oder Stehen – z. B. am Arbeitsplatz – meiden: Fußkreisen, Zehenstandsübungen, in den Pausen gehen; keine hohen Absätze. Mittags und abends Beine entspannt mit leicht abgewinkelten Knien ca. 20 cm erhöht lagern; Entstauungsübungen.
  Täglich 2mal, besser 3mal Beine für 5 min kalt (ca. 16 °C) mit schwachem Strahl abduschen bzw. angießen. Keine starke Wärmeexposition wie Wannenbad, Sauna, Sonnenbad. Sorgfältigste Fußpflege.
  Keine Sportarten mit hohem Verletzungsrisiko oder starker Bauchpresse. Übergewicht abbauen bzw. vermeiden.
  Bei abendlicher Beinschwellung (Ödem) müssen die verordneten Kompressionsstrümpfe oder ein Kompressionsverband konsequent getragen werden – wiederum besonders am Arbeitsplatz, auch im Haushalt.
  Bei allen unklaren Beinbeschwerden oder Zunahme der Beschwerden umgehend den Arzt aufsuchen!

Anmerkungen zu den allgemeinen physikalischen Therapiemaßnahmen

Je schwerwiegender die Venenerkrankung, um so strenger und konsequenter müssen diese Maßnahmen eingehalten werden. Ob diese Maßnahmen auch primär prophylaktisch bei ausgeprägter Varikosisdisposition oder sekundär prophylaktisch im Sinne einer Progressions- und Komplikationsverhütung wirken, ist nicht zweifelsfrei erwiesen. Ein sekundär prophylaktischer Effekt ist aber aufgrund klinischer Beobachtung sehr wahrscheinlich.

Geeignete Sportarten für den venenkranken Patienten sollen vor allem die Sprunggelenkvenenpumpe aktivieren; am günstigsten ist daher *zügiges Gehen* und *Skilanglauf*. Beim *Schwimmen* kommen noch die Massage, äußere Druckwirkung und Abkühlung als besonders günstige Effekte dazu. Dauerlauf ist wegen der stoßbedingten Druckspitzen und der ausgeprägten Steigerung der Beindurchblutung mit entsprechender Volumenbelastung der Beinvenen weniger geeignet; er sollte daher ggf. mit Kompressionsstrumpf betrieben werden. Dies gilt auch für Tennis, Tischtennis und Ballspiele. Sportarten mit starkem Einsatz der Bauchpresse, wie Gewichtheben, sind grundsätzlich zu unterlassen; es können dabei Drücke um 300 mmHg und mehr auf das Beinvenensystem einwirken.

Alle Sportarten mit hoher Verletzungsgefahr sind wegen des ausgeprägten Thromboserisikos bei Beinfrakturen und stumpfen Traumen zu meiden und wegen der Möglichkeit, ein Ulcus cruris durch direkte Verletzung auszulösen.

Sorgfältigste Hautpflege an Füßen und Beinen – auch beim Sport und bei der Berufsarbeit – ist von außerordentlicher Bedeutung, um bei der durch die chronische Veneninsuffizienz vorgeschädigten Haut nicht zusätzliche Schäden zu setzen. Besonders gefährlich sind Hautverletzungen und -infektionen, wie Mykosen und Ery-sipele. Erysipele können zu einer dramatischen Verschlechterung der lymphati-schen Komponente bei der chronischen Veneninsuffizienz führen (s. auch 4.3.7.3).

Auch starke Temperaturwechselreize können durch die ausgeprägte reaktive Hy-perämie mit Erweiterung der epifaszialen Venen ungünstig wirken.

Eine *diätetische Beeinflußbarkeit von Venenleiden* ist nicht erwiesen. Lediglich das *Übergewicht* infolge Überernährung ist bei Frauen ein Risikofaktor mit schwacher Korrelation zu Venenerkrankungen. Die Kost sollte daher ausgeglichen, ballast-stoffreich und brennwertadaptiert sein.

6.3 Behandlung mit Venenpharmaka

6.3.1 Allgemeines

Eine sinnvolle medikamentöse Therapie der chronischen Veneninsuffizienz muß im wesentlichen an den gleichen Parametern wie die allgemeinen physikalischen Therapiemaßnahmen angreifen: Tonisierung der Venen, Beschleunigung der venö-sen Blutströmung, Senkung des Venendrucks, Normalisierung der Kapillarwand-funktion („Endothelschutz") und des Stoffaustausches im Gewebe („Ödemprotek-tion"), dies möglicherweise auch durch Beeinflussung der Mikrozirkulation bzw. der Hämorheologie [24].

Neben entsprechenden experimentellen *Wirkungen* müssen Venenpharmaka *kli-nische Wirksamkeit* zeigen bezüglich Verminderung der subjektiven Beschwerden und Behebung und Verhinderung der Ödeme als entscheidendes klinisches Zeichen der dekompensierten Venenfunktion, evtl. auch bezüglich einer beschleunigten Ul-kusabheilung. Daneben müssen Venenpharmaka enteral - ggf. auch perkutan - aufgenommen werden und auch bei Dauereinnahme sehr verträglich sein.

Folgende Substanzgruppen greifen nach experimentellen Untersuchungen an den aufgeführten Parametern an und haben sich teilweise in klinischen Doppel-blindversuchen als wirksam erwiesen [7, 27]: Diuretika - venentonisierende Phar-maka (Ergotalkaloide) - Flavonoide, z. B. Hydroxyethyl-Rutoside (HR) - Aescin - Benzaron - Kalziumdobesilat.

Diuretika sollten wegen der Gefahr von Störungen des Wasser- und Elektrolyt-haushaltes, u. U. mit der Gefahr der paradoxen Ödembildung (sekundärer Hyper-aldosteronismus, bzw. Stimulation des Renin-Angiotensin-Systems), nur kurzfristig, ggf. intermittierend eingesetzt werden. Zur *Prophylaxe* des Phlebödems sind sie nicht geeignet.

6.3.2 „Venenpharmaka"

Die typischen *„Venenpharmaka"* sind gut verträglich und langfristig anwendbar und zeigen - trotz unterschiedlicher Wirkstoffe - im wesentlichen einen gleicharti-gen Haupteffekt: sie wirken ödemprotektiv. Damit kommt es zu einer verbesserten Gewebsver- und -entsorgung. Das heißt, der Angriffspunkt ist weniger an der Vene als im Bereich der Mikrozirkulation zu suchen, wo sich ja der entscheidende pathophysiologische Prozeß der chronischen Veneninsuffizienz abspielt. Die wirksamen Venenmittel führen also über Membraneffekte via Ödemprotektion zum Schutz des durch die venöse Insuffizienz bedrohten Gewebes und sollten die dadurch bedingten subjektiven Beschwerden lindern. Entsprechende *pharmakologische Wirkungen* lassen sich in speziellen experimentellen Ansätzen am Versuchstier und am Menschen zuverlässig nachweisen. (Eine Hemmung der Freisetzung lysosomaler Enzyme aus der varikös entarteten Venenwand dürfte Ausdruck der Membranwirkung sein und keinen kausalen Therapieansatz widerspiegeln.) Aber auch die *klinische Wirksamkeit* ist durch neuere Doppelblindstudien belegt. Der klinische Wirksamkeitsnachweis gelingt in gut angelegten Studien dann überzeugend, wenn die Ansprüche an diese Medikamente nicht überzogen werden, d. h., wenn man nicht die Rückbildung bereits bestehender chronischer, organischer Veränderungen – wie eine ausgeprägte Varikosis („Antivaricosa") – erwartet. Für Hydroxyethyl-Rutoside (HR) und weitere Flavonoide, für Aescin, Benzaron und Kalziumdobesilat konnte in Doppelblindstudien an Patienten eine signifikante Verbesserung der Ödemneigung, der subjektiven Symptome wie Schmerz, Spannungsgefühl, müde, schwere Beine, Beinkrämpfe u. a., z. T. eine Zunahme der fibrinolytischen Aktivität in der V. saphena magna und eine Steigerung der Clearance von subkutan injiziertem ^{24}Na nachgewiesen werden (Übersicht bei [7]). Auch eine statistisch signifikante Überlegenheit einer Kombinationsbehandlung aus Kompression mit Hydroxyethyl-Rutosiden gegenüber Kompression mit Plazebo bezüglich Ödem, Schwellungsgefühl, Schmerzen, nächtlicher Wadenkrämpfe, müder Beine und „restless legs" konnte nachgewiesen werden [44]. Weiterhin scheinen manche Venenpharmaka den Venentonus besonders bei hohen Außentemperaturen zu steigern.

In einer eigenen Studie konnte gezeigt werden, daß bei Patienten mit postthrombotischem Syndrom 2 h nach Einnahme von 6 Kapseln eines Ruscus-Präparates (Ruscogenin 1,86 mg, Trimethylhesperidinchalkon 75 mg, Ascorbinsäure 50 mg) der Quotient aus der mittleren Strömungsgeschwindigkeit in der Arteria und Vena femoralis am erkrankten Bein signifikant auf den altersentsprechenden Normalwert abnahm, also eine relative Zunahme der venösen Strömungsgeschwindigkeit eintrat (Abb. 86). Am nichterkrankten Bein, bei Patienten mit unkomplizierter Varikosis und bei Gesunden war kein derartiger Effekt nachzuweisen [27].

Aufgaben der Zukunft werden sein, Applikationsweisen (z. B. intervallweise Gabe) und die Indikationen der Venenpharmaka auf dem Boden aussagekräftiger Studien noch weiter zu präzisieren, z. B. bezüglich ihrer Bedeutung in Verbindung mit einer Kompressionsbehandlung (s. oben) oder ihrer Effektivität in der Beschleunigung der Ulkusabheilung, in der Verhütung der Progression einer chronischen Veneninsuffizienz zur schweren Sideroklerose und zum Ulcus cruris, bzw. in der Verhütung des Ulkusrezidivs (prophylaktische Wirkung). Dies ist um so wichtiger, da eine medikamentöse Behandlung der Venenleiden von den Patienten weit eher akzeptiert und auf Dauer durchgeführt wird als die – zwar hoch effektive aber belastende – konsequente Kompressionsbehandlung. Das Optimum liegt möglicherweise in der Kombination von Kompressionsbehandlung und effektivem Venenpharmakon.

Ein Nutzeffekt heparin- oder heparinoidhaltiger *Externa* bei Venenleiden ist bislang nicht überzeugend nachgewiesen; da Heparin und Heparinoide durch die Haut nur in ganz geringfügigen Mengen resorbiert werden, ist ein Effekt auch kaum

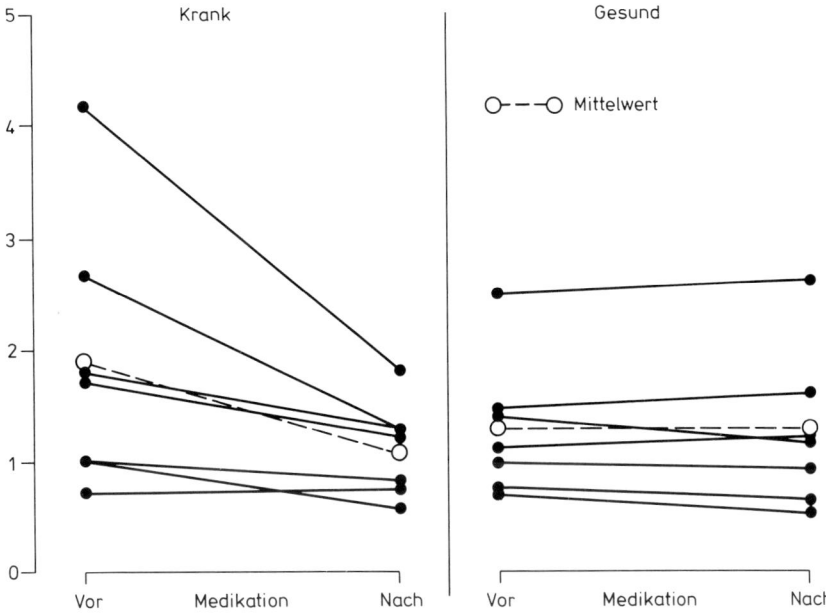

Abb. 86. Einzelverläufe und Mittelwerte des Quotienten aus Blutstromgeschwindigkeit in der A. femoralis und V. femoralis vor und nach Medikation von 1mal 6 Kapseln eines Ruscuspräparates bei Patienten mit einseitigem postthrombotischen Syndrom am kranken und am gesunden Bein

zu erwarten. Daher sollten diese „Venensalben", die überdies relativ teuer sind, vorerst nicht verordnet werden.

Soweit manche Externa günstige Wirkungen zeigen, müssen neben der suggestiven Wirkung des Einreibens auch Massageeffekte und die Venentonisierung durch Kühleffekte bei bestimmten gelartigen Präparaten bedacht werden.

6.3.3 Substitutionstherapie mit Antithrombin III

Bei thrombophiler Diathese infolge eines Antithrombin-III-Mangels kann heute bei besonderen Risikosituationen erfolgreich mit Antithrombin-III-Konzentraten vorübergehend behandelt werden. Ansonsten wird eine orale Antikoagulation durchgeführt (s. 5.2.2.2).

6.4 Sklerosierungsbehandlung (Verödungsbehandlung)

6.4.1 Allgemeines

Vom Prinzip her handelt es sich um die kontrollierte Erzeugung einer Phlebitis in primären und sekundären Varizen mit Thrombosierung und Vernarbung der varikös erweiterten Venen. Sekundäre Varizen dürfen *nur* verödet werden, wenn sichergestellt ist, daß sie keine Kollateralfunktion zu erfüllen haben, bzw. daß ihre Ausschaltung zu einer Verbesserung der venösen Hämodynamik führt. Das heißt, üblicherweise müssen die tiefen Venen durchgängig sein; beziehungsweise bedarf es einer differenzierten Diagnostik und Indikationsstellung.

Diese Behandlung sollte nur von speziell Erfahrenen durchgeführt werden, besonders bei Verödung in trophisch gestörten Gebieten. Das kosmetische Resultat ist meist gut. Bei ausgeprägter Stammvarikosis wird üblicherweise die operative Therapie vorzuziehen sein, bzw. eine Kombination aus operativer und Verödungsbehandlung durchgeführt werden müssen, z.B. Krossektomie und nachfolgend die Sklerosierung (Rezidivquote bei gut operativ behandelter Varikosis 6–8%). Bei bestehendem Ödem darf keine Verödungsbehandlung durchgeführt werden.

Die *Verödungsmittel* sollten keine Allgemeintoxizität zeigen, möglichst keine Allergien auslösen und bei gutem Verödungseffekt keine Neigung zu heftigen phlebitischen bzw. periphlebitischen Reaktionen und zur Ausbildung von Nekrosen bei paravenöser Injektion zeigen. Sie dürfen nicht primär thrombogen wirken, sonst hohes thromboembolisches Risiko bei Übertritt in das tiefe Venensystem. Es gibt *4 Hauptgruppen von Verödungsmitteln:*

- Polidocanol-Gruppe (Polidocanol = Hydroxypolyaethoxydodecan zählt zu den Lokalanästhetika),
- Natrium-Morrhuat-Präparate (Varicocid),
- Natriumjodid und andere Jodderivate bzw. Polyjodidionengemische,
- hypertone Lösungen: 27%ige NaCl-Lösung (früher 66%ige Zuckerlösung).

Bewährt hat sich Varigloban (in Benzylalkohol stabilisiertes Polyjodidionengemisch) und Aethoxysklerol (Wirkstoff ist Polidocanol). Bei Verdacht auf Überempfindlichkeit (z.B. gegen Jodid, Benzylalkohol) evtl. Kombination aus Linser-Lösung mit Scandicain. Zur Sklerosierung von Besenreiservarizen hat sich 0,5%iges Aethoxysklerol oder Glyzerinchromatlösung bewährt.

Technik (Abb. 87). Injiziert wird am *horizontal gelagerten* Bein bei entleerter Varize mit leicht laufenden Injektionsspritzen und kurz- und hohlgeschliffenen Nadeln; für Besenreiser 18er oder 20er oder noch feinere Nadeln. Aufgesucht und markiert, ggf. auch bereits punktiert werden die Varizen am herabhängenden Bein bzw. in aufgerichteter Körperhaltung auf einem Kipptisch.

Stauschläuche sind streng verboten, sonst Abfluß des Verödungsmittels über die Perforansvenen in die Tiefe mit der Gefahr der tiefen Venenthrombose!

Pro Einzelinjektion nur etwa 1 ml einspritzen, dadurch keine Schädigungsgefahr für die tiefen Venen. Pro Sitzung sind mehrere Injektionen an einem Bein möglich (4%iges Varigloban für größere Varizen; 2%iges für kleinere; evtl. 8- bis 12%iges für große Varizenstränge; bzw. Aethoxysklerol von 0,5%–4%, 4% = forte). Also keine größeren Einzelvolumina als 1 bis maximal 1,5 ml, sondern ggf. mehrere Einzelinjektionen.

Wiederholungssitzungen nach 3–8 Tagen bei der üblicherweise ambulanten Behandlung.

Nach der Injektion Punktionsstelle mit Tupfer komprimieren und straffen *Kompressionsverband* anlegen; dieser kann nachts evtl. abgenommen werden. Mit dem Verband soll der Patient gehen; bei Bettlägerigkeit keine Verödungsbehandlung!

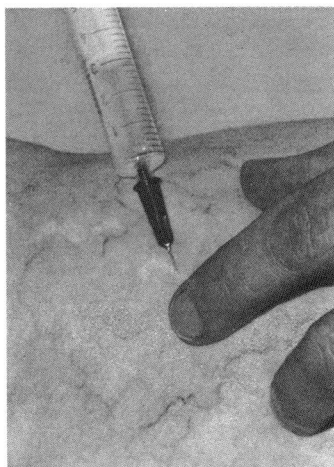

Abb. 87. Sklerosierung einer retikulären Varize. Der linke Zeigefinger kontrolliert die Lage der Kanülenspitze und die korrekte intravenöse Injektion. (Es wird eine Einmalspritze verwendet, um jegliches Infektionsrisiko auszuschließen)

Auch nicht unmittelbar nach der Behandlung hinlegen lassen (Gefahr der tiefen Thrombose)! Nach der letzten Behandlungssitzung muß für mindestens 8 Tage noch der Kompressionsverband getragen werden; evtl. zusätzliche Pelotte auf den behandelten Varizenstrang.

Kommt es nach einer Verödung zu einem großen, schmerzenden Koagulum in einer Varize, sollte dieses durch eine Stichinzision entfernt werden.

Die Reihenfolge der Verödung der Varizen scheint nicht wichtig zu sein. Die Hauptstämme und großen Varizen sollten zuerst verödet werden. Wichtig bei Befall der Saphenahauptstämme ist die sorgfältige Verödung und anschließende Kompression – am besten mit einem Klebeverband – des Bereichs kurz vor der Venenmündung („Krosse"), sonst sind Rezidive zwangsläufig. Besser ist die primäre operative Ausschaltung der Krosse.

Eine Verödungsbehandlung ist prinzipiell auch in der Schwangerschaft (etwa im 7.–8. Schwangerschaftsmonat) möglich. Dabei ist dann eine konsequente Kompressionsbehandlung über das Wochenbett hinaus erforderlich. Da sich eine Schwangerschaftsvarikosis oft aber spontan nach der Entbindung zurückbildet, sollte üblicherweise mit der Sklerosierungsbehandlung abgewartet und der Spontanverlauf beobachtet werden (s. auch 7.2) (u. U. aber Varizenverödung zur Thromboseprophylaxe).

Wenn die erste Sklerosierungsbehandlung nicht oder nicht ausreichend erfolgreich war, wenn es zu einem Varizenrezidiv durch Rekanalisierung gekommen ist, oder wenn neue Varizen aufgetreten sind, was alles grundsätzlich möglich ist, kann die Verödungstherapie jederzeit wiederholt werden. Vorher immer überprüfen, ob nicht ein wichtiger Insuffizienzpunkt (Krosse, Perforansvene) z. B. operativ ausgeschaltet werden sollte.

Im Insuffizienzstadium IV (nach Hach, s. 4.1.1.4 und Abb. 44) der V. saphena magna wird grundsätzlich eine Stripping-Operation bevorzugt.

Über das bereits Gesagte hinaus gibt es verschiedene Modifikationen und Spezialtechniken der Verödungsbehandlung: unterschiedliche Verödungsmittel – Punktion im Stehen, Sitzen oder Liegen – Verödung von proximal nach distal bzw.

umgekehrt – am horizontal gelagerten oder um 30° angehobenen Bein – Punktion der Varize mit einer Nadel oder sehr vielen sehr feinen Nadeln – oder die Air-block-Technik (Aufziehen von Luft zusätzlich zum Sklerosierungsmittel, um das Blut aus der Varize zu verdrängen) u. a. Diese Spezialtechniken zeigen meist eine sehr umschriebene geographische Verteilung, bzw. sind an bestimmte Ärzte gebunden, die damit besondere Erfahrung haben. Das Bestreben, das diesen Modifikationen zugrunde liegt, ist oft der Versuch, eine gleichmäßigere und intensivere Benetzung der Varizeninnenfläche mit dem Verödungsmittel zu erreichen. Überzeugende Beweise für die Überlegenheit einer dieser Spezialtechniken über das geschilderte konventionelle Vorgehen liegen nicht vor. Auch der Ersatz der Verödungsmittel durch physikalische Einwirkungen wie Hochfrequenzstrom oder Laserbestrahlung konnte bisher nicht überzeugen.

6.4.2 Zur Sklerosierung von Besenreiservarizen

- Feinste Kanülen,
- 0,5% Aethoxysklerol (0,1–0,3 ml, evtl. Air-block-Technik (s. oben)),
- 1–8 Injektionen pro Sitzung (relativ viele Injektionen),
- pro Injektion ein Areal von 1–2 cm Durchmesser veröden,
- anschließend nur lokale Kompression (üblicherweise kein Kompressionsverband, diesbezüglich sehr unterschiedliches Vorgehen),
- 1–2 Sitzungen pro Woche.

Bei diesem Vorgehen besteht auch bei paravenöser Injektion, die oft nicht zu vermeiden ist, bzw. bei intrakutaner Quaddelung kaum die Gefahr der Nekrosebildung.

6.4.3 Indikationen zur Verödungsbehandlung

- Besenreiser und retikuläre Varizen (0,5% Aethoxysklerol) (s. Abb. 87),
- Seitenastvarizen, soweit weniger als bleistiftdick und keine Hyperpigmentierung (1–3% Aethoxysklerol).
- Stammvarizen bei älteren Patienten nach vorheriger Krossektomie in Lokalanästhesie.
- Cañonvarizen.
- Perforansvarizen, wenn die Hautumgebung stark induriert ist (Aethoxysklerol forte).
- „Nährvenen" eines Ulcus cruris.

Verödung von Stamm- und Perforansvarizen beim postthrombotischen Syndrom nur nach Phlebodynamometrie oder Lichtreflexionsrheographie mit Kompressionstests bei Nachweis einer Verbesserung der venösen Hämodynamik (s. 3.4.3.2)!

Allgemeines zur Indikationsstellung

- Eine Verödungsbehandlung ist nie dringend!
- Retikuläre und Seitenastvarizen sind die Domäne der Sklerosierung.
- Die Verödung von Besenreiservarizen, die Verödung in trophisch gestörtem Gewebe und in topographisch kritischen Regionen, z. B. in unmittelbarer Nachbarschaft von Arterien wie der A. tibialis posterior am Innenknöchel, bedarf ganz besonderer Erfahrung; ebenso die Verödung der Saphena-Krosse.
- Je größer das Kaliber der Varize, um so schlechter sind die Langzeitergebnisse der Verödungsbehandlung, um so eher ist die operative Therapie indiziert bzw. ein kombiniertes Vorgehen.

6.4.4 Kontraindikationen der Verödungsbehandlung

Absolute:
- Bettlägerigkeit,
- schwere Allgemeinerkrankungen,
- akute tiefe Venenthrombose,
- Lymphödem,
- im Bereich ausgeprägter arterieller Durchblutungsstörungen.

Relative:
- Verödung im Bereich trophisch gestörter Haut,
- allergische Diathese,
- Fieberzustände,
- Schwangerschaft,
- sehr hohes Lebensalter.

Vor größeren physischen und psychischen Allgemeinbelastungen sollte nicht verödet werden, z. B. vor Reisen, Examina.

6.4.5 Komplikationen der Verödungsbehandlung

Anaphylaktoider Schock (Vorsorgemaßnahmen zur Behandlung, ggf. zur Reanimation, müssen ergriffen worden sein); orthostatischer Kollaps; Migräneanfälle bei disponierten Patienten; starke periphlebitische Lokalreaktionen (Kompressionsverband entsprechend länger tragen; notfalls Antiphlogistika); schmerzhaftes Koagulum in Varize (s. oben); *Nekrosen* nach paravenöser Injektion mit Ausbildung eines Ulkus mit schlechter Heilungstendenz. Unter Umständen Auslösung einer *tiefen Venenthrombose* durch Abfluß höher konzentrierten Verödungsmittels in das tiefe Venensystem besonders bei zu großen Einzelinjektionen, oder wenn der Patient nach der Behandlung nicht einige Zeit gegangen ist, sondern sich hingelegt hat. Um Komplikationen einer Verödungsbehandlung weitestgehend zu vermeiden, sollte der Patient am gleichen Tag vom behandelnden Arzt nachuntersucht werden mit Wechsel des Kompressionsverbands (es wird diskutiert, ob bei Paravasaten und überschießenden entzündlichen Reaktionen durch kleinste Inzisionen die Ausbildung einer Nekrose verhindert werden kann).

Vor allem nach Verödung von Besenreiservarizen kommt es oft zu bleibenden *bräunlichen Pigmentierungen* durch Hämosiderineinlagerung in diesem Bereich. Darauf müssen die - üblicherweise weiblichen - Patienten vorher hingewiesen werden, ebenso wie auf die anderen Komplikationsmöglichkeiten. Während je nach Art der Varikosis und begleitender Therapie mit Pigmentierungen nach Verödung bei 2-10% der Patienten zu rechnen ist, sind bedrohliche Komplikationen äußerst selten (Hautnekrosen im eigenen Krankengut bei 0,6‰ der Patienten; weitere Komplikationen bei etwa 3‰).

Es gibt Anhaltspunkte, daß die störenden Hautpigmentierungen nach Verödungsbehandlung besonders dann auftreten, wenn das Bein anschließend stark der Sonne ausgesetzt wird.

Warnhinweis. Bei *intraarterieller* Injektion eines Verödungsmittels kann es zum Verlust des entsprechenden Extremitätenabschnittes kommen! Heparin über die gleiche Kanüle nachinjizieren; sofortige stationäre Einweisung erforderlich; Therapie der ersten Wahl: thrombolytische Behandlung mit einem Plasminogenaktivator. Im folgenden sind die Maßnahmen bei versehentlicher intraarterieller Injektion zusammengefaßt:

Maßnahmen bei versehentlicher intraarterieller Injektion:

- Bei entsprechendem Verdacht (Mißempfindungen, Schmerzen im distalen Extremitätenbereich) Abziehen der Spritze von der Nadel: arteriell ausströmendes Blut.
- *Kanüle belassen* (!) und darüber:
- reichlich 0,9%ige NaCl-Lösung nachinjizieren (20 ml und mehr);
- anschließend wasserlösliche Kortikosteroide und 2500-5000 E Heparin auf 5-10 ml verdünnt;
- Vasodilatanzien können i.a. verabreicht werden (z.B. Nitroglyzerin);
- bei starken Schmerzen auch Lokalanästhetika i.a. (z.B. Lidocain).
- Immer *umgehende stationäre Einweisung* zur angiologischen Beurteilung und ggf. weiterführenden Behandlung: *Thrombolyse* mit Plasminogenaktivatoren, Hämodilution, Antikoagulation; chirurgische Maßnahmen.

6.5 Kompressionsbehandlung

Vorbemerkung

Die konservative Therapie der peripheren Venenerkrankungen soll vor allem die „Strömungsfaktoren" günstig beeinflussen und damit die venös bedingten Beschwerden und Komplikationen (chronische Veneninsuffizienz und Ulcus cruris venosum) verhüten. Venöse Erkrankungen neigen zur Progredienz; sie bedürfen daher einer *konsequenten* Behandlung.

Neben allgemeinen physikalischen und neben den medikamentösen Maßnahmen (s. 6.2 und 6.3) ist die optimale, individuell angepaßte Kompressionsbehandlung der Grundpfeiler der Therapie der Veneninsuffizienz. Während zur Initialbehandlung und grundsätzlich bei Komplikationen der *Kompressionsverband* aus

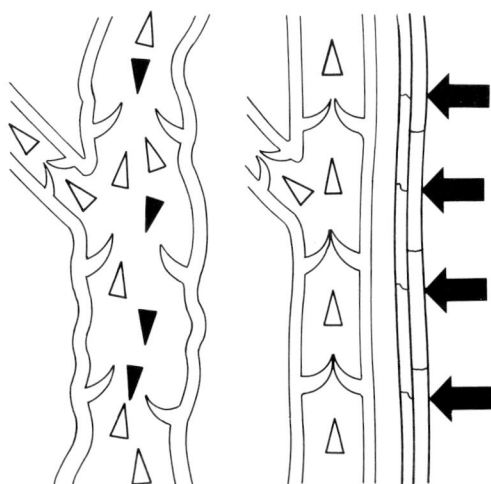

Abb. 88. Möglicher Wirkungsmechanismus eines Kompressionsverbandes. *Links:* In einer krankhaft erweiterten Vene können die Venenklappen ihre Ventilfunktion nicht mehr erfüllen. Das Blut pendelt je nach den Druckverhältnissen. *Rechts:* Durch den Kompressionsverband werden u. a. die Venen eingeengt, die Venenklappen können wieder schließen, der Rücktransport des venösen Blutes wird weitgehend normalisiert

kurzelastischen, kräftigen Binden oder als Zinkleimdauerverband mit von distal nach proximal abfallendem Druck *(Fischer-Verband)* indiziert ist, ist zur Langzeitbehandlung, um Behandlungserfolg und Beschwerdefreiheit zu erhalten, der sachgerecht verordnete *Kompressionsstrumpf* vorteilhaft.

Die Kompressionsbehandlung soll die venöse Strombahn mit herzwärts abfallendem Druck möglichst gleichmäßig einengen und dadurch die Strömungsbedingungen verbessern und Stauungen beseitigen. Die arterielle Zufuhr darf dadurch nicht gedrosselt werden! Durch die starke Strombahneinengung werden venöse Dilatation und Stase verhindert, der venöse Rückstrom geht ganz vorwiegend über die tiefen Strombahnen mit einer erheblichen Zunahme der Strömungsgeschwindigkeit.

Die Kompressionsdauerbehandlung sollte mit korrekt angepaßten *Konfektionsstrümpfen* oder mit *Gummistrümpfen nach Maß* erfolgen.

Die Kompressionsbehandlung wirkt durch adaptierte Druckwirkung auf Gewebe und Venen – im Sinne einer zweiten Faszie (Abb. 88) – und bewirkt so eine Gewebeentstauung und Ödemprophylaxe und eine wirksame Therapie und sekundäre Prophylaxe verschiedener Venenerkrankungen.

6.5.1 Kompressionsverband

Wichtig ist kräftiges, wenig dehnbares, nicht zu weiches Verbandsmaterial (Zinkleimverband, z. B. Varix, Varolast; dauerelastische *Kurzzugbinde,* z. B. Rhena-Varidress, Lastobind; Idealbinden; Schaumstoffbinde, z. B. Autosana, Lastocomp; oder selbstklebende Binde, z. B. Idealhaft) und richtiges Anlegen unter ausreichend hohem, von distal nach proximal abfallendem Druck (s. Abb. 90a und 94). Zur wirksamen Unterstützung der Wadenmuskelpumpe (Druck- und Saugwirkung) muß der Anlagedruck am Ansatz der Wadenmuskulatur (Taille des Unterschenkels) am höchsten sein (s. Abb. 90a und 94). Ein Wirkmechanismus eines Kompressionsverbandes kann auch die Wiederherstellung der Venenklappenfunktion sein (Abb. 88).

Kurzfristig, besonders zur Initialbehandlung bei tiefen Venenthrombosen und schwerer chronischer Veneninsuffizienz oder bei unzuverlässigen Patienten, können Zinkleimverbände oder Klebeverbände von Vorteil sein. Allerdings kann es zu Hautreizungen kommen, und die Druckwirkung läßt rasch nach, weswegen diese Verbände kurzfristig erneuert oder zumindest tagsüber mit einer Idealbinde bzw. elastischen Kurzzugbinde überwickelt werden müssen.

6.5.1.1 Verbandarten

Man unterscheidet also den festen, *unnachgiebigen (Kurzzug-)Verband* mit relativ niedrigem Ruhedruck und hohem Arbeitsdruck beim Stehen und Gehen (Abb. 89) und den nachgiebigen, sog. *elastischen (Langzug-)Verband* mit relativ hohem Ruhedruck und niedrigem Arbeitsdruck (Abb. 89); letzteres widerspricht dem therapeutischen Ziel bei der chronischen Veneninsuffizienz. Ferner unterscheidet man den *fixierten* und den *nichtfixierten Verband* (Wechselverband).

6.5.1.2 Differentialindikation der verschiedenen Verbandarten

Die Wahl richtet sich vor allem nach der venösen Grunderkrankung, nach ihrer Topographie, nach der erwünschten Druckwirkung in die Tiefe und daneben nach praktischen Gesichtspunkten. Bei der schweren chronischen Veneninsuffizienz ist ein hoher Arbeitsdruck beim Stehen, Sitzen und Gehen erwünscht, also ein möglichst unnachgiebiger Verband erforderlich (z. B. Zinkleimverband mit Steifgazebinden, Mullbinden oder fabrikfertige Zinkleimbinden mit häufiger Erneuerung). Bei der tiefen Venenthrombose ist durch die zusätzliche Kompressionsbehandlung auch in Ruhe eine gewisse Druckwirkung auf die tiefen Venen erwünscht, um diese einzuengen und das Thrombusmaterial zu fixieren als Aszensions- und Embolieprophylaxe, so daß die kräftige elastische Kurzzugbinde indiziert erscheint oder ein entsprechend überwickelter fixierter unelastischer Verband. Für eine Einengung der tiefen Venen sind relativ hohe Drücke erforderlich: etwa 40 mmHg am Unterschenkel und 60 mmHg und mehr am Oberschenkel.

Bei der oberflächlichen Thrombophlebitis reicht meist eine mäßig kräftige Kurzzugbinde; evtl. auch hier fixierter Verband, der tagsüber überwickelt wird.

Stark dehnbare Verbände bewirken, wenn sie fest angelegt werden, vor allem in Ruhe einen hohen Druck auf die Gewebe und behindern damit den arteriellen Einstrom, vor allem die Hautdurchblutung. Da dies ein völlig unerwünschter, potentiell sehr gefährlicher Effekt ist, andererseits der Arbeitsdruck bei intervallweiser Belastung durch die Nachgiebigkeit grundsätzlich relativ gering ist (Abb. 89), sind die stark dehnbaren elastischen Binden zur Behandlung von Venopathien ungeeignet!

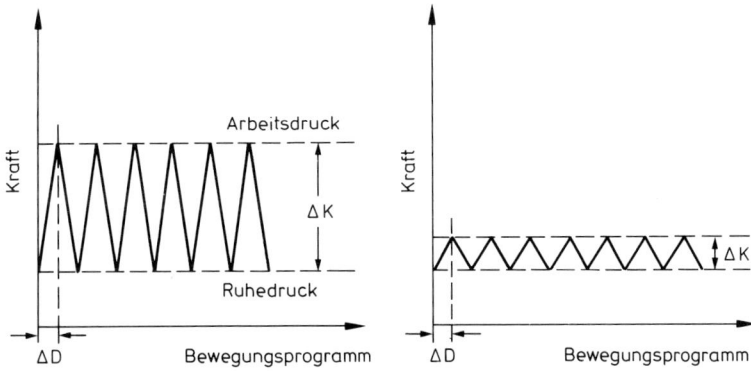

Abb. 89. Schematisierte Darstellung der Druckschwankungen bei Zehenständen oder beim Gehen unter einem Kompressionsverband am Unterschenkel. *Links:* Die Kraftdifferenz △ K ist bei Kurzzugbinden durch den steilen Anstieg der Kurve mit großer Amplitude bei gegebener Dehnungsdifferenz △ D gekennzeichnet. Die ausgeprägte Amplitude ist typisch für eine Kurzzugbinde mit ihrem hohen Arbeitsdruck bei niedrigem Ruhedruck. *Rechts:* Die durch die Kraftänderung △ K und die Dehnungsänderung der Binde bei Muskeltätigkeit △ D bestimmte relativ flache Amplitude bei Langzugbinden dokumentiert, daß sich die Wirkung dieses Bindentyps nur auf das oberflächliche Gefäßsystem beschränkt (relativ hoher Ruhedruck bei niedrigem Arbeitsdruck)

6.5.1.3 Indikationen des Kompressionsverbands

- Primäre und sekundäre Varikosis mit Beschwerden,
- chronische Veneninsuffizienz in allen Stadien einschl. Ulcus cruris venosum,
- postthrombotisches Syndrom,
- besondere Thrombosegefährdung,
- Zusatzbehandlung bei der tiefen Venenthrombose (bei Kontraindikationen gegen Antikoagulation, Thrombolyse und Operation alleinige Therapie),
- oberflächliche Thrombophlebitis,
- orthostatische Dysregulation, besonders bei ausgeprägter Varikosis.

Ob eine Kompressionsbehandlung das Auftreten einer primären Varikosis (primäre Prophylaxe) oder deren Progression verhüten kann, ist bisher nicht erwiesen. Dennoch würde man bei erblicher Disposition und ausgeprägter orthostatischer Belastung am Arbeitsplatz von dieser Behandlung nicht abraten.

6.5.1.4 Kontraindikationen

- Vor allem arterielle Verschlußkrankheit (AVK) in fortgeschrittenen Stadien: Stadium III und IV;
  besondere Überwachung im Stadium IIb, klinisch und mit der Ultraschall-Doppler-Sonde [26];
- nässende Stauungsdermatosen;
- akute septische Phlebitis;
- auf Allergien und Unverträglichkeiten gegen das verwendete Verbandmaterial achten.

Cave: Ein Kompressionsverband, speziell mit elastischem Verbandsmaterial, kann bei arteriellen Durchblutungsstörungen zu ausgedehnten Nekrosen führen (Stadium IV)! Schwer kranke Patienten, Patienten mit Neuropathien oder mit vorbestehenden Ruheschmerzen (Stadium III der AVK) bemerken dies oft nicht.

Grundsätzlich darf ein Kompressionsverband nicht weh tun. *Ein Verband der schmerzt, muß weg!*

6.5.1.5 Verbandstechnik

Es sei hier speziell die *Verbandstechnik nach Fischer* [5] beschrieben, die sowohl als fixierter Verband mit Zinkleim oder elastischer Klebebinde oder als Wechselverband mit dauerelastischen Kurzzugbinden durchgeführt werden kann [12]. Individuelle Spezialitäten bei der Verbandstechnik sind häufig; entscheidend ist, daß die hier geschilderten Grundzüge eingehalten werden.

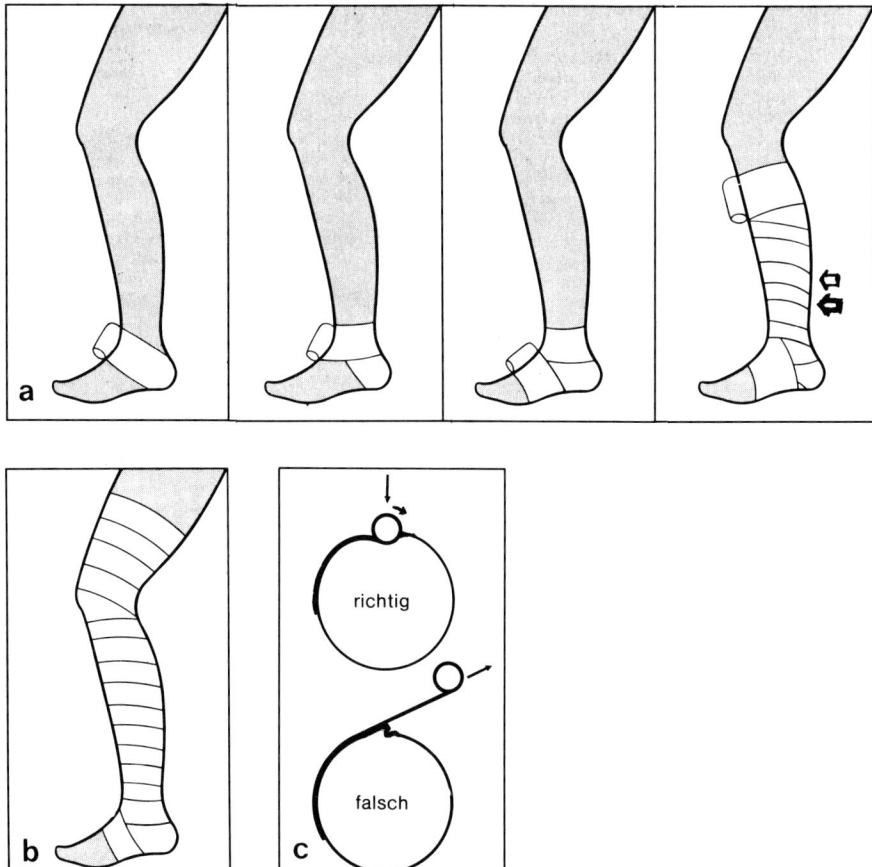

Abb. 90. *a* Anlegen eines Unterschenkelkompressionsverbandes ⇐ Bereich der höchsten Druckwirkung. *b* Oberschenkelkompressionsverband. *c* Korrektes druckadaptiertes Anmodellieren des Verbandes statt Verschieben der Haut durch den Zug an der Binde

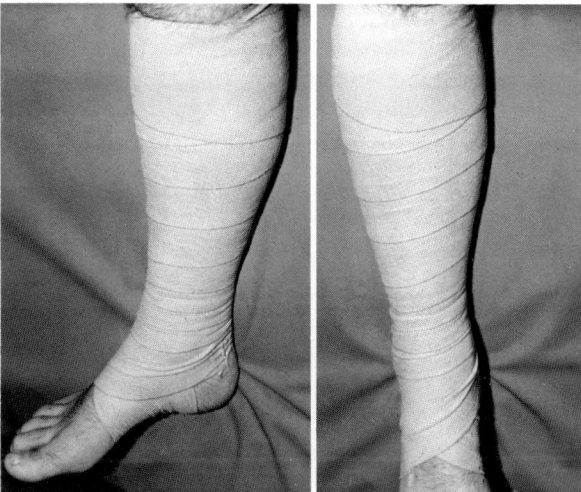

Abb. 91. Sachgerechter Kompressionsverband zur Behandlung einer Thrombophlebitis oder einer tiefen Unterschenkelvenenthrombose oder zur Initialtherapie bei postthrombotischem Syndrom bzw. chronischer Veneninsuffizienz

Unterschenkelverband (Abb. 90 a und 91)

Zu Beginn kann die Statik des Fußes ggf. mit einem redressierenden Pflasterzug korrigiert werden. Auf die Sehne des M. tibialis anterior über dem Fußrist und auf die distale Achillessehne wird ein kleines Schutzpolster aus weicher Watte gelegt. Der Fuß wird im Sprunggelenk rechtwinklig leicht supiniert gehalten. Dann wird die 8 cm breite Kompressionsbinde fest über den Rist gespannt mit dem Bindenkopf nach lateral schräg auf die Ferse zu. Nach dem Umschließen der Ferse, wobei keine seitlichen Faltenaufwerfungen entstehen dürfen, wird die Binde gleichmäßig ohne Verziehung um die Knöchel nochmals zum Rist und um den Mittelfuß geführt. Läuft die Binde nicht gleichmäßig, muß die letzte Tour neu angesetzt werden; eine Zinkleimbinde muß vorher abgeschnitten werden. Der Vorfuß soll *nicht* eingebunden werden, da er für die Beinvenenpumpen ohne wesentliche Bedeutung ist und so die Hautfarbe in diesem Bereich immer beobachtet werden kann. Auch das Zehenspiel bleibt unbehindert (Abb. 91).

Vom Mittelfuß läuft die Binde unter gleichmäßigem Andruck aufwärts zur Knöchelpartie und dann mit zunehmendem Druck in Spiraltouren dem Ansatz der Wade zu. Die Binde wird immer unter angepaßtem Druck über ihre gesamte Breite direkt an der Haut geführt; sie darf nicht abgehoben und dann angezogen werden, weil dabei die Haut verzogen würde (Abb. 90 b). Der Verband wird förmlich anmodelliert. Es dürfen keine Schnürfurchen entstehen.

Zur Wade laufen die Bindentouren dann etwas steiler, wodurch die Wade leicht angehoben wird. Die Binde erreicht den oberen Rand unterhalb des Knies, wird unter geringem Druck zirkulär geführt und geht nochmals in Achtertouren zur Wade zurück.

Ein Zinkleimverband, wobei die Binde üblicherweise 2- bis 4mal während des Wickelns abgeschnitten und neu angesetzt werden muß, wird tagsüber mit einer

8 cm breiten Idealbinde in gleicher Weise überwickelt, wobei auch hier der stärkste Druck am Wadenansatz ausgeübt werden muß (Abb. 90 und 91).

Ist der Verband fertig angelegt, muß der gehfähige Patient sofort 30–45 min zügig in normalem Schuhwerk gehen! Danach darf der Vorfuß nicht zyanotisch verfärbt sein.

Oberschenkelverband (Abb. 90 c)

Betrifft eine oberflächliche Thrombophlebitis oder die tiefe Phlebothrombose den Oberschenkel, wird auch dieser gewickelt. (Bei tiefer Thrombose kann als Schutz gegen eine Embolisierung ein 5 cm breiter Pflasterstreifen knapp unterhalb der Leistenbeuge unter Zug halbzirkulär angelegt werden).

Von unterhalb des Knies wird auf den Oberschenkel am günstigsten eine *Pflasterbinde* unter gleichmäßig festem Druck abrollend bis in die Leistenbeuge angelegt.

Das Kniegelenk kann vorne teilweise frei bleiben, was eine bessere Beweglichkeit ermöglicht und damit eine bessere Funktion der Kniegelenkvenenpumpe. Nur bei Miterkrankung der V. poplitea wird nach Polsterung der Kniekehle mit Watte auch das Knie in leicht gewinkelter Stellung mit Rund- und leicht ansteigenden Spiraltouren gewickelt.

Kreuzverband nach Pütter

Dabei handelt es sich um einen häufig angegebenen Wechselverband, bei dem auch der Vorfuß stark eingewickelt wird und der Kompressionsdruck durch starkes Ziehen an der Binde erzeugt wird (Abb. 92). Ein druckadaptiertes Anmodellieren des Verbandes ohne Verziehung der Haut erscheint dabei nicht möglich (s. Abb. 90 b).

Vorgehen bei Ulcus cruris venosum

Bei der Kompressionsbehandlung der chronischen Veneninsuffizienz im Stadium IV werden die *Beinulzera* vorteilhafterweise über dem sterilen Wundverband noch mit einer zusätzlichen *Schaumgummipelotte* abgedeckt, um zusätzlichen Druck auf insuffiziente Perforansvenen auszuüben (Abb. 93).

Allgemein ist ein Kompressionsverband ungenügend, wenn abends Ödeme nachweisbar sind. Sorgfältiges und geduldiges Anlernen des Patienten für die Wechselverbände ist erforderlich; andererseits kann der Patient dadurch ganz entscheidend und aktiv bei der Behandlung seiner Venopathie mitwirken.

6.5.2 Medizinische Kompressionsstrümpfe („Gummistrümpfe")

6.5.2.1 Allgemeines

Sie eignen sich nicht zur Initialbehandlung, sondern sollen ein Behandlungsresultat (Ödementstauung, länger abgeheiltes Ulkus, erfolgreiche Varizensklerosierung, Zustand nach Thrombose) erhalten und Rezidive oder neuerliche Komplikationen verhüten. Optimal ist der gummi- oder elastomer-elastische Zweizugkompressions-

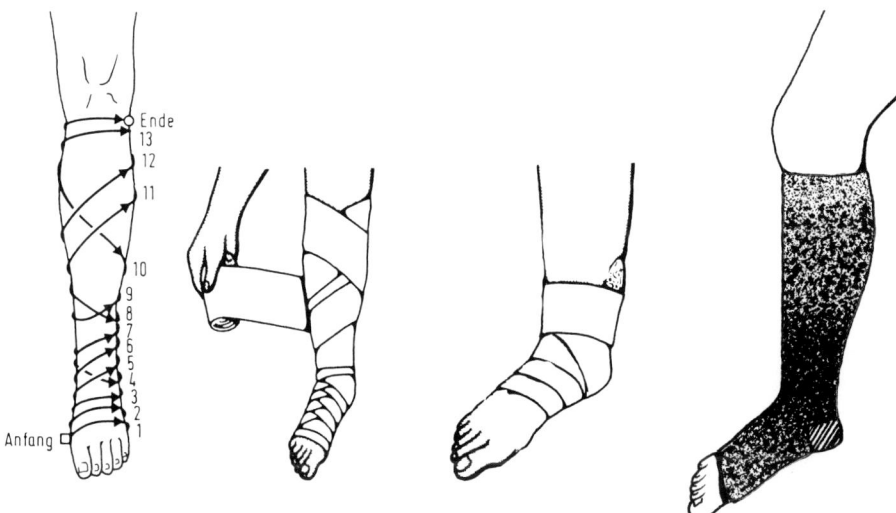

Abb. 92 *(links, 1. und 2. Bild).* Kreuzverband nach Pütter. (Nach [24])

Abb. 93 *(Mitte).* Eingelegte Schaumgummipelotte bei der Kompressionsbehandlung eines Ulcus venosum oberhalb des Innenknöchels

Abb. 94 *(rechts).* Richtige Druckwirkung eines Kompressionsstrumpfs. Die Intensität des Schwarztons entspricht dem auf die Extremität einwirkenden Druck. (Nach [24])

strumpf mit geschlossener Ferse und den hämodynamischen Verhältnissen entsprechendem von distal nach proximal abfallendem Druck (Abb. 94).

6.5.2.2 *Verordnung von Kompressionsstrümpfen* (in Anlehnung an das Merkblatt Nr. 5 der Kassenärztlichen Bundesvereinigung)

Vor der Verordnung müssen unter Beachtung des Grundsatzes von Notwendigkeit und Wirtschaftlichkeit folgende Fragen geklärt werden:

a) Besteht die Indikation für Kompressionsstrümpfe überhaupt? Besteht z. B. eine *Kontraindikation* bei akutem Krankheitsgeschehen wie Ekzem, Phlebitis, Ulcera cruris u. a. *Vorsicht bei gleichzeitig bestehenden arteriellen Durchblutungsstörungen:* hier kann eine niedrigere Kompressionsklasse erforderlich sein. Bei Ödemen ist vor Anmessung bzw. Anpassen die Abschwellung des Beines Voraussetzung! Die Anmessung muß immer morgens erfolgen (idealerweise vor dem Aufstehen).

b) Ist der Patient wirklich willens, Kompressionsstrümpfe zu tragen? (Ein Kompressionsstrumpf im Schrank kostet nur Geld und verfehlt seinen Zweck.)

c) Ist der Patient in der Lage, sich die Kompressionsstrümpfe anzuziehen bzw. anziehen zu lassen? Bei alten oder korpulenten oder anderweitig bewegungsbehinderten Patienten bereitet das Anziehen der Strümpfe erhebliche Schwierigkeiten, so daß in manchen Fällen fremde Hilfe in Anspruch genommen werden muß.

Bei der Verordnung hat der Arzt folgende Überlegungen anzustellen:
1. Welche Kompressionsklasse ist erforderlich?
2. Wie lang muß der Strumpf sein?
3. Welche Befestigung ist erforderlich?
4. Reicht ein Konfektionsstrumpf aus, oder bedarf es einer Maßanfertigung?

Es gibt 4 *Druckklassen* (alle Druckwerte mit einer Toleranz von ± 10%):

Klasse I: Leichte Kompression = etwa 20 mmHg (2,7 kPa) in der Fesselgegend,
Klasse II: mittelkräftige Kompression = etwa 30 mmHg (4,0 kPa) in der Fesselgegend,
Klasse III: kräftige Kompression = etwa 40 mmHg (5,3 kPa) in der Fesselgegend,
Klasse IV: extrakräftige Kompression = über 60 mmHg (8,0 kPa) in der Fesselgegend.

Es ergeben sich etwa folgende *Indikationen für die einzelnen Druckklassen,* wobei individuelle Aspekte immer zu berücksichtigen sind:

Klasse I: Bei Schwere- und Müdigkeitsgefühl in den Beinen, bei geringer Varikosis ohne wesentliche Ödemneigung und bei beginnender Schwangerschaftsvarikosis.

Klasse II: Bei stärkeren Beschwerden, ausgeprägter Varikosis mit Ödemneigung, nach Abheilung unerheblicher Ulzerationen, nach oberflächlichen Thrombophlebitiden, nach Verödungen und Varizenoperationen zur Fixierung des Behandlungserfolges und bei stärkerer Schwangerschaftsvarikosis (evtl. auch bei posttraumatischen Schwellungszuständen).

Klasse III: Bei allen Folgezuständen der konstitutionellen oder postthrombotischen Veneninsuffizienz, schwerer Ödemneigung, sekundärer Varikosis, Atrophie blanche, Dermatosklerose (Siderosklerose) und nach Abheilung schwerer, besonders schon rezidivierter Ulzera.

Klasse IV: Bei Lymphödemen und elephantiastischen Zuständen.

In der Kompressionsklasse I sind, normale Beinmaße vorausgesetzt, im allgemeinen Konfektionsstrümpfe ausreichend. In der Kompressionsklasse II ist bisweilen, in III häufig und in IV ausschließlich Maßanfertigung erforderlich.

Bei ausgefallener Körpergröße sind, unabhängig von der Kompressionsklasse, in der Regel Maßstrümpfe indiziert. Bei Umfangsdifferenzen rechts/links sollten die Maße des dünneren Beines genommen werden, sofern die Differenz nur wenige Zentimeter ausmacht und kein Maßstrumpf indiziert ist.

Für Ärzte, die selbst Maß nehmen: Für Maßstrumpfanmessung sind ein Maßbrett (Abb. 95) und die Angabe sämtlicher Umfangs- und Längenmaße unumgänglich: bei Wadenstrümpfen mindestens 6 Umfangs- und 5 Längenmaße, bei Halbschenkelstrümpfen 8 Umfangs- und 7 Längenmaße, bei Schenkelstrümpfen 9 Umfangs- und 8 Längenmaße.

Die Längen sind aus Abb. 95 zu ersehen für Knie- oder Waden- (a-D), Halbschenkel- (a-F), Schenkelstrümpfe (a-G) oder Strumpfhosen.

Kompressionsstrümpfe, bei denen nur einzelne Umfangsmaße und eventuell auch das Längenmaß angegeben werden, sind als Konfektions- und keinesfalls als Maßstrümpfe anzusehen.

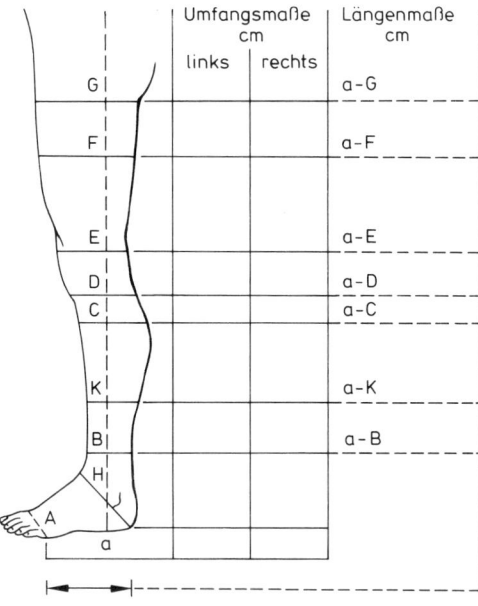

		Umfangsmaße cm		Längenmaße cm
		links	rechts	
G				a-G
F				a-F
E				a-E
D				a-D
C				a-C
K				a-K
B				a-B
H				
A				

Fußlänge

Abb. 95. Kompressionsstrumpfmaße für die Maßanfertigung. *Links:* Meßstellen für Umfangs- und Längenmaße zur Verordnung von Kompressionsstrümpfen nach Maß (am Arm werden entsprechende Meßstellen verwendet). *Rechts:* Meßkarte für die Angabe der Umfangs- und Längenmaße zur Verordnung von Kompressionsstrümpfen

Falls bei Frauen mit konischer Beinform Knie- oder Schenkelstrümpfe erforderlich sind, empfiehlt es sich, solche mit „Webansatz" zur Befestigung am Hüftgürtel oder Mieder zu verordnen. Kniestrümpfe dürfen niemals am oberen Ende einfach umgeschlagen werden. Es können auch Tragegurte und möglichst unelastische Halterungen für die Befestigung der Strümpfe (je Bein 3 Stück) verordnet werden.

Bei Schwangerschaftsvarikosis und bei Frauen, die keinen Hüftgürtel tragen können, sowie bei Männern ist anstatt Halbschenkel- bzw. Schenkelstrümpfen die Verordnung von Kompressionsstrumpfhosen möglich, die in allen 4 Kompressionsklassen lieferbar sind. Derartige Strumpfhosen können sowohl als ganze Strumpfhosen für beide Beine als auch als halbe Strumpfhosen für nur ein Bein geliefert werden. Letztere haben vor allem ihre Indikation nach durchgemachter einseitiger Becken- oder Oberschenkelvenenthrombose sowie bei einseitigem Lymphödem. Kompressionsstrumpfhosen werden erfahrungsgemäß gut akzeptiert.

Der verordnende Arzt muß sich immer davon überzeugen, daß der Patient den richtigen Strumpf ausgehändigt bekommt und damit umgehen, d. h. ihn korrekt an- und auch wieder ausziehen kann.

Die Kompressionsklassen übereinandergezogener Strümpfe addieren sich. Wer infolge Gebrechlichkeit z. B. einen Strumpf der Klasse III nicht mehr anziehen kann, hat den gleichen therapeutischen Nutzen, wenn er einen leicht anziehbaren Strumpf der Klasse II über einen Strumpf der Klasse I zieht.

Ein Kompressionsstrumpf hat normalerweise bei regelmäßigem Tragen eine Lebensdauer von etwa einem halben Jahr.

Stützstrümpfe nur bei einfachen Varikosefällen ohne Ödem und prophylaktisch

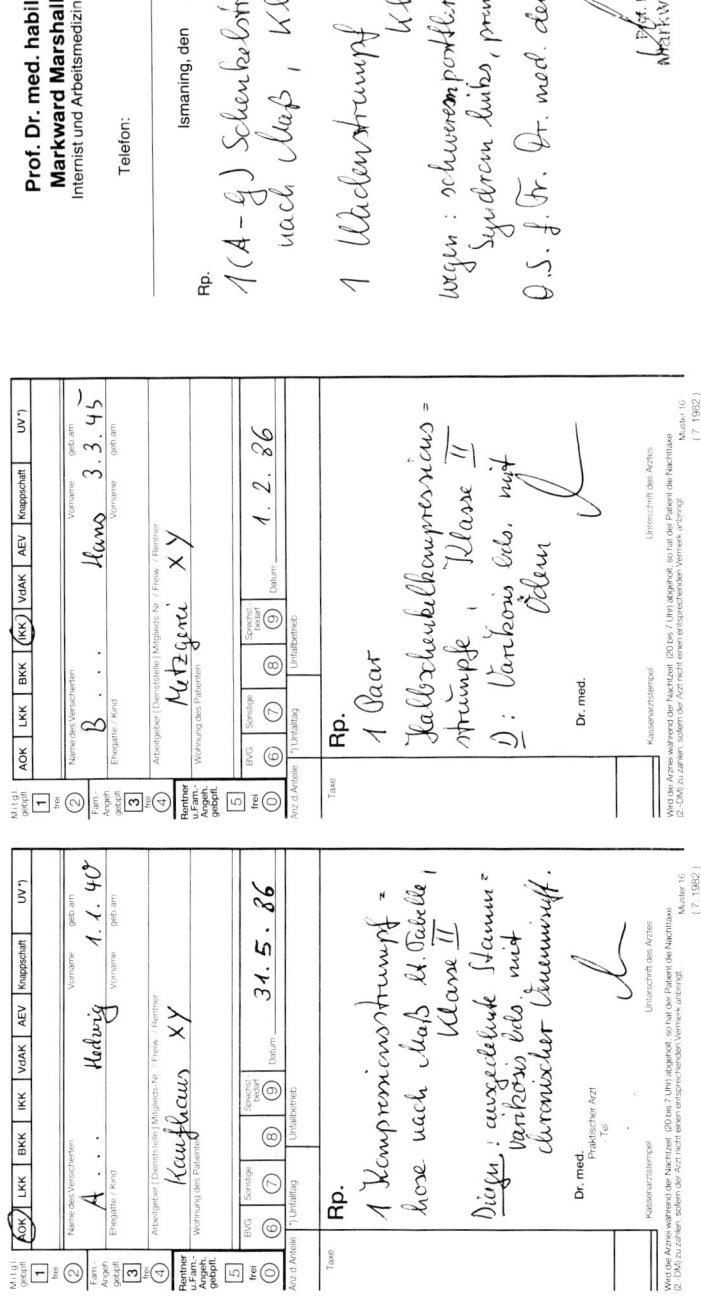

Abb. 96. Beispiele zur Rezeptierung von Kompressionsstrümpfen (entsprechend können auch Armstrümpfe verordnet werden); je nach Erfahrung sollte auch ein bestimmter Hersteller und/oder das Strumpfmaterial angegeben werden. Teilweise sind auch verschiedene Farben wählbar

bei Schwangeren empfehlen; *sonst medizinische Kompressionsstrümpfe* mit ausreichend hohen Druckwerten. Stützstrümpfe sind nicht verordnungsfähig.

Sogenannte *Antithrombose- oder Bettstrümpfe* sind ausschließlich für bettlägerige Patienten bestimmt und haben infolge ihrer geringen, nicht individuell angepaßten Druckwirkung meist keinen wesentlichen Effekt.

Zusammenfassung

Bei der ärztlichen Verordnung von Gummistrümpfen ist anzugeben (Abb.96):

1. Anzahl der Strümpfe und die erforderliche Länge;
2. Kompressionsklasse laut Indikationstabelle (s. oben);
3. nach Sachlage den Zusatz „nach Maß";
4. nach Sachlage auch die Verordnung von Halterungen;
5. die Krankheitsbezeichnung;
6. Ärzte, die selbst Maß genommen haben, legen der Verordnung die Meßkarte bei (Abb.95).

Kompressionstrümpfe müssen etwa halbjährlich neu verordnet werden.

Selbstverständlich gibt es auch Kompressionsstrümpfe *für den Arm*.

6.5.3 Entstauung durch Wechseldruckmassage

Mit dem Jobst-Dekompressor bzw. dem Flowtron- oder Lymphapressgerät ist eine Entstauung weicher und derber Ödeme bei chronischen Phlebödemen, Lipödemen und vor allem Lymphödemen möglich.

Diese Geräte erzeugen einen regelbaren, intermittierenden Druck bis zu 300 mmHg (40 kPa) durch Manschetten um die betroffene Extremität (auch Arm). Für die Dauerbehandlung gibt es handliche Heimgeräte; es kann damit eine tägliche Behandlung auf Dauer durchgeführt werden (30 min bis zu maximal 1–2 h/Tag). Diese Heimgeräte können nach Rückfrage verordnet werden. (Statt dessen können die Ödeme auch durch festes Anlegen eines Gummischlauchs von distal nach proximal „ausgewickelt" werden; dieses Verfahren muß aber heute als überholt angesehen werden, bei Lymphödemen ist es kontraindiziert.)

6.6 Chirurgische Behandlungsmöglichkeiten peripherer Venenerkrankungen

Im Rahmen dieses Taschenbuches sollen keine operationstechnischen Details, sondern nur die grundsätzlichen chirurgischen Therapiemöglichkeiten und -verfahren dargestellt werden, damit der primär versorgende Arzt kompetent bei der Indikationsstellung mitwirken, den Patienten sachgerecht aufklären und ihm bei der Entscheidungsfindung helfen kann (weiterführende Darstellungen s. Baumann [1] und Kappert [17] u. a.).

Die chirurgische Therapie bei peripheren Venenerkrankungen erstreckt sich auf die primäre Varikosis (Stammvarizen, insuffiziente Perforansvenen, venöses Ulcus cruris), die akute Bein- und Beckenvenenthrombose und Armvenenthrombose sowie auf Maßnahmen beim postthrombotischen Zustandsbild und bei rezidivierenden Lungenembolien.

6.6.1 Primäre Varikosis

6.6.1.1 Stammvarizen

Die Operation bei der primären Varikosis ist angezeigt bei ausgedehnter und bei proximaler Insuffizienz der Klappen in den großen Stämmen der V. saphena magna und V. saphena parva. Es kann in diesen Fällen die Exhärese (Stripping) nach Babcock durchgeführt werden. Dabei werden die Venen in der Knöchelgegend aufgesucht und nach zentral hin mit einer Sonde versehen; diese wird dann in der Kniekehle und/oder in der Leistenbeuge aufgesucht und damit die Vene herausgezogen. Abgerissene Seitenäste müssen gut komprimiert werden. Größere Varizenkonvolute, die von Seitenästen ausgehen, sollten herauspräpariert werden. Wichtig ist, besonders die V. saphena magna und bei jungen Patienten gegebenenfalls auch die V. saphena parva direkt an der Einmündungsstelle in die tiefe Vene zu ligieren und alle kurz vorher einmündenden Seitenäste sorgfältig zu unterbinden, damit kein subkutanes Rezidiv auftritt. Verbleibende Astvarizen können später mit gutem Erfolg verödet werden (s. 6.4).

Bei älteren Patienten wird die V. saphena parva proximal des Gastroknemiuspunkts („May-Punkt") mit dem meist intrafaszialen Verlauf und den erheblichen Variationen (hohe, mittlere, tiefe Mündung) nicht operiert.

Bei Befall lediglich der proximalen V. saphena magna empfiehlt sich die Krossektomie mit *Teilstripping* des betroffenen Bereichs und/oder Nachverödung. Krossektomie und Teilstripping wird z. T. auch zur Behandlung der *aszendierenden Phlebitis der V. saphena magna* eingesetzt.

Die *Komplikationsrate* der Varizenoperationen errechnet sich im Mittel mit rund 9%; die Letalität liegt bei etwa 0,02%. Typische *Komplikationen* sind: Wundheilungsstörungen, bleibende Sensibilitätsstörungen, Nachblutungen, Ligierung der A. femoralis oder V. femoralis, tiefe Venenthrombose, Lungenembolie.

6.6.1.2 Insuffiziente Perforansvenen

Insuffiziente Perforansvenen werden nach vorheriger Markierung mit Hauttinte gezielt freigelegt, bis zu ihrer Durchtrittsstelle durch die Faszie verfolgt und dann im Faszienniveau ligiert. Bei Insuffizienz mehrerer Perforansvenen empfiehlt es sich, die Faszie im fraglichen Bereich durch eine Längsinzision zu eröffnen und dann subfaszial sämtliche Perforansvenen zu unterbinden (Linton-Operation); neuerdings werden dafür endoskopische Verfahren erprobt. Die verbleibenden retikulären Varizen werden am besten durch eine nachfolgende Sklerosierungsbehandlung beseitigt.

6.6.1.3 Ulcus cruris

In der operativen Behandlung des Ulcus cruris venosum wird teilweise noch die Umschneidung nach Nußbaum empfohlen mit anschließender Deckung des Defekts mit Spalthaut. Das Ulkus wird etwa 3–4 mm vom Rand entfernt bis auf die Faszie umschnitten und der ganze Geschwürgrund auf der Faszie abgetragen. Dabei werden die ursächlichen insuffizienten Perforansvenen eröffnet. Sie werden mit resorbierbaren Fäden umstochen. Anschließend wird Spalthaut, am besten mit dem Mesh-graft-System, auf den Hautdefekt aufgebracht (s. Abb. 81).

Bei entsprechender Erfahrung können *in der Praxis* auch kleinere Hautpartikel auf das Ulkus übertragen werden (z. B. Stanzpartikel – „punch-graft" – oder „Briefmarkenplastik", d. h. Übertragung eines Thiersch-Lappens etwa in Briefmarkengröße).

6.6.2 Akute Bein- und Beckenvenenthrombose

Die akute proximale Bein- und Beckenvenenthrombose sollte ggf. dann operativ behandelt werden, wenn eine Kontraindikation für eine Thrombolyse mit einem Plasminogenaktivator besteht (s. 6.1), und wenn es sich um einen nur wenige Stunden oder Tage, maximal 2 Wochen alten Verschluß größerer Ausdehnung handelt, besonders bei Einbeziehung wichtiger *Konfluenzbereiche.* Selbstverständlich muß die *allgemeine Indikation,* d. h. die ausreichende Belastbarkeit des Patienten durch den Eingriff, gegeben sein. Nachdem erst ein Blockadeballon, meist von der kontralateralen Leiste aus in die V. cava inferior zur Verhütung einer Lungenembolie vorgeschoben wurde, werden von der V. femoralis der erkrankten Seite aus zunächst die Beckenvenen mit Fogarty-Kathetern ausgeräumt. Die Thromben aus den Ober- und Unterschenkelvenen werden bei offener Veneninzision exprimiert, z. B. durch feste elastische Wickelung. Das dabei in erheblichen Mengen verlorene Blut wird aus der Wunde abgesaugt, gefiltert und retransfundiert. Bei nicht ganz vollständiger Ausräumung der Beckenvene bei festhaftenden parietalen Thrombenresten ist es günstig, am Ende der Operation mit einem Seitenast der V. saphena magna eine temporäre *arteriovenöse Fistel* anzulegen. Durch diese Maßnahme wird der Durchstrom in der Beckenvene vermehrt; dadurch kommt es kaum zu einer Rethrombosierung, sondern zur Reendothelialisierung der Vene und Organisation der parietalen Thromben. Nach 2 Monaten sollte der arteriovenöse Shunt wieder beseitigt werden. Intra- und postoperativ ist eine volle Antikoagulation, zunächst mit Heparin und später mit Phenprocumon (Marcumar), erforderlich.

Bei ausgeprägtem „Beckenvenensporn" ist die Thrombektomie in diesem Bereich meist ohne Dauererfolg.

Die *Phlegmasia coerulea dolens* wird ganz bevorzugt operativ behandelt, wenn auch in Einzelfällen eine thrombolytische Therapie erfolgreich sein kann (s. auch 4.3.4.1 und 6.1).

Unter Umständen kann eine operative Thrombektomie auch nach einer erfolglosen Thrombolyse mit einem Plasminogenaktivator noch durchgeführt werden.

6.6.3 Venenthrombose der oberen Extremität

Akute tiefe Venenthrombosen an der oberen Extremität sind wesentlich schwerer operativ anzugehen als die Beckenvenenthrombose. Das Verfahren der Wahl ist hier ggf. die Thrombolysetherapie (s. 6.1). Hat diese Erfolg, so empfiehlt es sich, anschließend nach einer kostoklavikulären Zwinge mittels der Dopplersonographie und ggf. der Angiographie zu fahnden. Findet sich eine solche Einengung der Vene als Ursache für die Thrombose, so sollte entweder die vielleicht vorhandene Halsrippe oder nötigenfalls auch die 1. Rippe auf transaxillärem Wege reseziert werden. Die Skalenotomie reicht meist alleine nicht aus.

6.6.4 Postthrombotisches Syndrom

Operative Maßnahmen beim postthrombotischen Zustandsbild beschränken sich einerseits auf die Beseitigung insuffizienter Perforansvenen, sofern sie zu Ulzerationen Anlaß gegeben haben, und zum anderen auf den Versuch, den Abfluß im tiefen Venensystem zu verbessern. Die abflußverbessernden Operationen bestehen in Verfahren, die die V. saphena magna zur Umleitung des Blutes um verschlossene tiefe Venenabschnitte herum benutzen. Erfolgreich sind solche Maßnahmen ggf. nur, wenn es sich um die seltenen Fälle einer vorwiegend segmentären tiefen Venenschädigung handelt. So wird bei der *PALMA-Operation* die V. saphena magna der gesunden Seite bis zum Knie herauspräpariert und durch einen subkutanen Tunnel zur V. femoralis der erkrankten Seite hingeführt und anastomosiert. Auf diese Weise wird bei isolierter Beckenvenenthrombose der Abfluß zur gesunden Beckenvene hin verbessert. Neuerdings werden für derartige Umleitoperationen auch künstliche, ringverstärkte Venenprothesen eingesetzt. Alle übrigen Umleitungsverfahren sind noch viel seltener indiziert und wenig erprobt, so daß sie unerwähnt bleiben sollen.

6.6.5 Kavasperroperationen

Bei rezidivierenden Lungenembolien, die mit anderen Maßnahmen – speziell einer korrekten Antikoagulation – nicht zu beherrschen sind, muß die Indikation zu einer Sperroperation der V. cava inferior geprüft werden.

Dazu werden heute ganz bevorzugt Kimrey-Greenfield-Filter benutzt, die sich nach Einbringung in die distale V. cava inferior schirmartig spreizen und mit kleinen Haken an den Drahtgitterarmen in der Venenwand verankern. Es gibt daneben noch siebartige Filter oder Klemmen mit Aussparungen, die außen auf die V. cava inferior aufgesetzt werden.

Die *Indikation* zu Kavasperroperationen ist zu prüfen:

- nach Lungenembolie oder bei hohem Embolierisiko, wenn keine Lysetherapie oder Thrombektomie (mehr) möglich ist;
- nach Embolektomie aus der A. pulmonalis;
- bei Kontraindikationen oder Komplikationen einer Antikoagulation nach Lungenembolie;

- bei rezidivierenden Lungenembolien trotz adäquater Antikoagulation, besonders wenn sich eine pulmonale Hypertonie entwickelt und die ursächliche Thrombose einer rekonstruktiven Venenchirurgie nicht zugänglich ist;
- evtl. prophylaktisch bei Hochrisikopatienten nach vorausgegangener Lungenembolie.

Insgesamt wird die Indikation zur Kavasperroperation selten gestellt. An Komplikationen kann es zum thrombotischen Verschluß des Sperrbereichs, zur Dislokation der Filter, zur Verletzung der Venenwand und trotz Sperroperation zu weiteren Lungenembolien kommen, neben den allgemeinen Operationskomplikationen.

Bei ungenügender Wirkung der direkten oder indirekten Antikoagulanzien sollte möglicherweise eine zusätzliche medikamentöse Thrombozytenfunktionshemmung vor einer derartigen Operation erwogen werden [24].

7 Schwangerschaft und Venenerkrankungen
(s. auch 4.1.1.11)

Unabhängig von möglichen ursächlichen Zusammenhängen müssen Schwangerschaft und Venopathien bereits aus epidemiologisch-statistischen Gründen häufig zusammentreffen. Die Gravidität stellt dabei besondere Anforderungen an die Prophylaxe und die Therapie von Venenerkrankungen. So ist z.B. die Leibesfrucht durch eine orthostatische Hypotonie wesentlich gefährdet (Dystrophie des Feten), und die mütterliche Mortalität wird in besonderem Maße durch venös-thrombotische Komplikationen bestimmt.

7.1 Allgemeine Empfehlungen

- Bei größeren, speziell orthostatischen Belastungen Beine komprimieren (vor allem am Arbeitsplatz);
- Wärme und ausgeprägte Kälte meiden;
- täglich ausreichende Bewegung im Freien mit fußgerechtem Schuhwerk;
- tägliches Gefäßtraining (Beine 3mal für 5 min kalt duschen; bei kalten Beinen Wechselguß, erst warm, dann kalt);
- soweit möglich häufig schwimmen;
- langes, ruhiges Sitzen und Stehen meiden;
- ausreichende Bettruhe;
- Hilfe durch verständige Partnerschaft (s. 6.2: „Merkblatt für Patienten mit Venenerkrankungen").

7.2 Schwangerschaftsvarikosis

Ursächlich ist eine Gewebeauflockerung durch progesteronartige Wirkungen und die venöse Volumenbelastung durch die allgemeine Hypervolämie anzuschuldigen. Schwangerschaftsvarizen manifestieren sich nicht selten schon ab der 6. Schwangerschaftswoche [12]. Ihre besondere Lividität erlaubt dem Erfahrenen, den Verdacht auf das Vorliegen einer Schwangerschaft zu äußern. In einem Teil der Fälle bilden sich diese Varizen post partum spontan zurück.

Schon vor der Schwangerschaft vorhandene Varizen vermehren und vergrößern sich im Laufe der Schwangerschaft, besonders bei wiederholten Schwangerschaften („aggravating factor") (s. 2.1.2).

Bei zunehmender Varikosis ohne Beteiligung des tiefen Systems und ohne Auswirkungen auf die Endstrombahndurchblutung ist ein gut angepaßter Kompressionsstrumpf – in den meisten Fällen bis zum Knie ausreichend – häufig in der Lage, die weitere Dilatation der Venen aufzuhalten und entsprechende Folgeschäden zu verhindern. Treten jedoch Schmerzen und Ödem auf, besonders beim Stehen und gegen Abend, muß mit kurzelastischen Binden oder/und fixiertem Verband komprimiert werden. Kompression und viel Bewegung sind dann die beste Thromboseprophylaxe.

Besenreiservarizen. Ihre Entstehung scheint besonders hormonabhängig zu sein. Sie verschwinden meistens einige Wochen post partum; daher hierbei keine Sklerosierungsbehandlung während der Gravidität.

Vulvavarizen. Auch Vulvavarizen bilden sich meist nach der Geburt rasch und vollständig zurück. Sie bedeuten aber ein Blutungsrisiko, wobei es zu Verwechslungen mit uterinen Blutungen kommen kann!

Varikophlebitis. Bei Varikophlebitis, auch der Vulvavarizen, kann mit Stichinzisionen und Kompression behandelt werden.

Zur Frage der Sklerosierungsbehandlung. Man kann ab dem 4. Schwangerschaftsmonat sklerosieren bis 6 Wochen vor dem errechneten Geburtstermin. Zwischen Risiko und zu erwartendem langfristigen Erfolg besteht jedoch während der Schwangerschaft eine Situation, die gegen die Sklerosierungsbehandlung spricht. Üblicherweise sollte der Spontanverlauf nach der Schwangerschaft abgewartet werden. Unter Umständen kann aber die Sklerosierung größerer Varizen als Thromboseprophylaxe angezeigt sein.

7.3 Schwangerschaft und Venenthrombose

Thromboserisiko. Grundsätzlich bedeutet die Gravidität ein erhöhtes Thromboserisiko, u. a. infolge eines Abfalls des Antithrombin-III-Spiegels. Die Thromboseinzidenz erreicht gegen Schwangerschaftsende rund 0,5%; im Wochenbett ist sie noch deutlich höher [21, 24, 25]. Eine akute tiefe Venenthrombose in der Schwangerschaft ist stets eine ernste Komplikation.

Thromboseprophylaxe. Bei tiefen Venenthrombosen in der Eigenanamnese, bzw. wenn während einer Schwangerschaft eine Venenthrombose auftrat, ist es nicht prinzipiell gerechtfertigt, von weiteren Schwangerschaften abzuraten. Bei erneuten Schwangerschaften ist es dann allerdings unbedingt erforderlich, die Patientin sorgfältig entsprechend zu überwachen und zu ständigem Komprimieren der Beine mit Strumpf oder Wickelung anzuhalten und eventuell zu einer niedrig dosierten Heparinprophylaxe zu raten. Die subkutanen Heparininjektionen können mitunter von der Schwangeren selbst oder von Angehörigen verabfolgt werden.

Kumarin- und Phenylindandionpräparate zur Thromboseprophylaxe sind während der Schwangerschaft kontraindiziert, da sie plazentagängig sind und den Feten schädigen können. Die Schwangerschaft einer marcumarisierten Patientin ist bis zur 16. Woche eine eindeutige Indikation zur Interruptio; es kann zur Ausbildung eines Chondrodysplasiesyndroms beim Feten kommen [32, 38].

Bei besonders gefährdeten *Wöchnerinnen,* z. B. mit ausgeprägter Varikosis, nach

vorausgegangenen Thrombosen, nach abdominaler Schnittentbindung, bei Wöchnerinnen mit erhöhtem peripartalen Blutverlust nach erschwerter Plazentageburt
und Wöchnerinnen mit Symphysenschäden, ist die kombinierte physikalisch-medi-
kamentöse Thromboembolieprophylaxe, d.h. Frühmobilisierung mit Kompres-
sionsverbänden und direkten Antikoagulanzien in prophylaktischer Dosierung, die
Methode der Wahl.

Therapie der tiefen Venenthrombose in der Schwangerschaft. Eine thrombolytische
Behandlung einer tiefen Venenthrombose mit Plasminogenaktivatoren (Streptokinase, Urokinase) ist grundsätzlich auch während einer unkomplizierten Schwangerschaft ab der 18. Woche möglich; doch müssen die zahlreichen Kontraindikationen
beachtet werden, und die Indikationsstellung sollte zwischen Gynäkologen, Angio-
logen und der Patientin äußerst sorgfältig erörtert werden. Auf die schwerwiegende
Problematik einer belastenden Röntgenuntersuchung in der Schwangerschaft in
Form der Phlebographie muß nachdrücklich hingewiesen werden: Allgemein gilt
die Phlebographie als Voraussetzung für die Indikationsstellung zur Thrombolyse;
prinzipiell ist die Gravidität aber eine Kontraindikation gegen eine Röntgenphlebographie! In besonderen Einzelfällen könnte hierbei eine aggressive Therapie der tiefen Bein- und Beckenvenenthrombose (z.B. auch operative Thrombektomie) nur
aufgrund der Ultraschall-Doppler-Untersuchung, ggf. mit Duplex-Sonographie,
durchgeführt werden.

Eine Therapie mit indirekten oralen Antikoagulanzien vom Kumarintyp ist während einer Schwangerschaft kontraindiziert (s. oben). Dies gilt auch für die Stillperiode, da diese Vitamin-K-Antagonisten in die Muttermilch übertreten.

Antithrombotische Behandlung in der Stillperiode:

Mütterliche Medikation	Wirkung auf den Säugling
Kumarine:	Blutungsgefahr
Heparine:	nicht milchgängig, daher erlaubt
Acetylsalicylsäure:	dosisabhängig Gerinnungsstörungen

Die konservative Behandlung einer tiefen Venenthrombose in der Schwangerschaft besteht demnach üblicherweise in einer Heparinisierung in therapeutischen
Dosen, in einer optimalen Kompressionsbehandlung und in frühzeitiger Mobilisierung abgestuft nach topographischem Sitz der Thrombose.

Die uneingeschränkt beste Methode zur primären *Diagnostik* der tiefen Venenthrombose und zur *Überwachung* der thrombosegefährdeten Schwangeren ist die
Ultraschall-Doppler-Untersuchung (s. 3.4.3.1).

Nach vorausgegangener tiefer Venenthrombose sind hormonelle Antikonzeptiva
nicht mehr einzusetzen.

8 Zur Begutachtung von Venenerkrankungen

Leistungen der gesetzlichen und privaten Unfall-, Haftpflicht-, Renten- und entsprechender Versicherungen werden häufig von einem ärztlichen Gutachten abhängig gemacht. Aber gerade bei den Venenerkrankungen ergeben sich infolge der komplexen Ursachen-Wirkungs-Beziehungen, der erheblichen Variabilität des Krankheitsverlaufs und der mitunter außerordentlich großen Latenzzeit zwischen auslösendem Ereignis und Ausbildung schwerer Folgeschäden in Form der chronischen Veneninsuffizienz große Probleme bezüglich einer objektiven Begutachtung (s. auch 4.3.7.2).

Nichtinvasive Untersuchungen sind ggf. duldungspflichtig; invasive bzw. risikoreiche Diagnostik ist es dagegen nicht. Der Zubegutachtende muß über die Risiken der Untersuchungsmethoden aufgeklärt werden. Nachteile aus der Unterlassung nicht duldungspflichtiger Untersuchungen dürfen ihm nicht entstehen. Mitunter werden Ansprüche von der Einhaltung bestimmter Behandlungsmaßnahmen abhängig gemacht, worauf dann hinzuweisen ist.

Wenn Röntgenbilder auch gute Dokumentationsunterlagen für Gutachten sind, die besonders Richter und Anwälte beeindrucken, muß doch ausdrücklich darauf hingewiesen werden, daß die Phlebographie zwar morphologische Veränderungen gut darstellt, aber nichts über die eigentliche Funktionsstörung des Venensystems aussagt. Sie muß ggf. durch Funktionsprüfungen ergänzt, meist kann sie durch diese ersetzt werden (s. auch unten). Hervorgehoben seien die Ultraschall-Doppler-Untersuchung, die Venenverschlußplethysmographie und die Phlebodynamometrie; besonders wertvoll ist die Kombination aus Doppler-Sonographie und Phlebodynamometrie (s. 3.4.3). Diese Untersuchungen müssen für das Gutachten zuverlässig durch Originalaufzeichnungen dokumentiert und z. B. durch Farbdiapositive der Beine mit Umfangsmessungen ergänzt werden.

Die *Zusammenhangsfrage* muß mit dem Begriff der „Wahrscheinlichkeit" beantwortet werden.

8.1 Wichtige Grundbegriffe

Gesetzliche Haftpflichtversicherung. Sie ersetzt den gesamten Schaden, der durch das versicherte Ereignis entstanden ist und/oder entsteht. Dabei spielen weder die Minderung der Erwerbsfähigkeit (MdE) noch der Gesundheitszustand z. Z. des Unfalles eine Rolle.

Gesetzliche Unfallversicherung. Hier sind z. B. Venopathien versichert, die Folge eines entsprechenden Unfalls (Berufsunfall bzw. Berufskrankheit) sind. Der Gutachter muß den ursächlichen Zusammenhang zwischen der unfallbringenden Tätigkeit

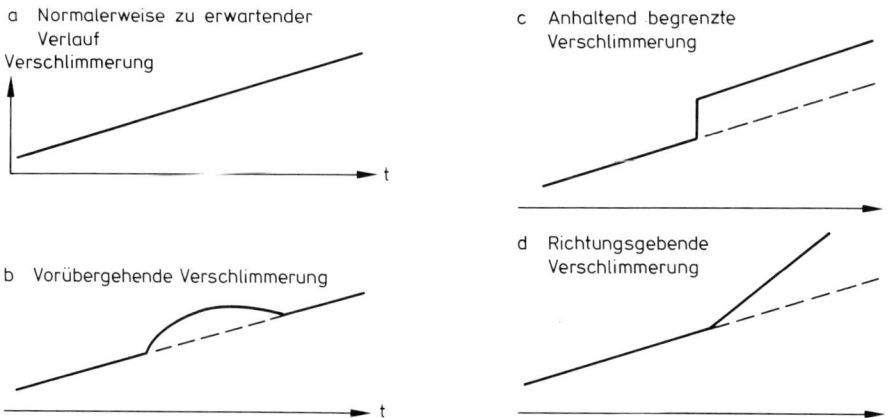

Abb. 97. Mögliche Verlaufsveränderungen eines Gesundheitsschadens durch ein Unfallereignis (der normalerweise zu erwartende Verlauf muß nicht progressiv sein)

und dem Unfallereignis einerseits (haftungsbegründende Kausalität) und zwischen dem Unfallereignis und der Schädigung andererseits (haftungsausfüllende Kausalität) nachweisen. Eine Entschädigungspflicht besteht auch dann, wenn die unfallbedingte Gesundheitsschädigung eine krankhafte Veranlagung zur Entwicklung gebracht oder ein bereits bestehendes Leiden wesentlich verschlimmert hat.

Dem Verunfallten werden ferner die Kosten der Behandlung und für eine evtl. notwendige Umschulung in festgelegtem Umfang gewährt.

Bundesversorgungsgesetz (BVG). Die Beachtung der rechtsverbindlichen Begriffe ist dabei besonders wichtig. Der Gutachter muß den ursächlichen Zusammenhang als „wahrscheinlich" begründen auf dem Boden der anerkannten medizinisch-wissenschaftlichen Lehrmeinung, d.h. nachweisen, daß mehr für als gegen einen Zusammenhang spricht („Wahrscheinlichkeit des ursächlichen Zusammenhanges").

Ist dabei von mehreren Faktoren einer prävalent, so ist dieser „Alleinursache". Haben mehrere Umstände annähernd gleichwertig zur Krankheitsentwicklung beigetragen, so sind sie versorgungsrechtlich „nebeneinanderstehende Mitursachen". Eine Anerkennung „im Sinne der Entstehung" ist nur möglich, wenn die Erkrankung vorher nie bestanden hat. „Im Sinne der Verschlimmerung" kann anerkannt werden, wenn die betreffende Krankheit bereits vor der Schädigung ausgebrochen war. Die Anerkennung ist dann als „vorübergehende, anhaltende, aber begrenzte bzw. als richtungsgebende Verschlimmerung" möglich (Abb. 97).

Rentenversicherung (Reichsversicherungsordnung (RVO)). Hier muß für die Bundesversicherungsanstalt für Angestellte (BfA) bzw. für die Landesversicherungsanstalten (LVA) der Grad der Erwerbsfähigkeit auf dem allgemeinen Arbeitsmarkt beurteilt werden; der Nachweis eines Zusammenhanges spielt keine Rolle. Es ist dabei von Bedeutung, ob der Rentenbewerber noch mehr als halbtags oder nur noch weniger als halbtags (50%) arbeiten kann. Die Rentenversicherung übernimmt auch Heilverfahren, erforderliche Umschulung und soziale Betreuung. Der Gutachter kann mit seinen Vorschlägen wirkungsvoll auf die Rehabilitation einwirken.

8.2 Besonderheiten der Begutachtung von Venenkrankheiten

Die Begutachtung von Venenkrankheiten ist oft weit schwieriger als die von arteriellen Durchblutungsstörungen, die sich in ihrer Funktionsstörung leicht beurteilen lassen. Vor allem kann ein gesteigertes Thromboserisiko und damit die Gefahr einer bedrohlichen Lungenembolie schwerlich objektiviert werden.

Der Test nach Trendelenburg und nach Perthes ermöglicht eine grobe qualitative Beurteilung der Venenfunktion. Von der seltenen Phlegmasia coerulea abgesehen, ist der venöse Rückstrom aus den Extremitäten global über zahlreiche oberflächliche und tiefe Kollateralbahnen immer gesichert, auch nach wiederholten Venenentzündungen und Thrombosen. Selbst die Verlegung oder Unterbindung der unteren Hohlvene muß nicht zwangsläufig zu schwerwiegenden Stauungen führen. Entscheidend ist die Funktionsstörung durch die Zerstörung und Insuffizienz des Klappenapparates und die narbig-degenerativen Veränderungen der Venenwand. Dies führt zur Druck- und Volumenüberlastung des peripheren Beinvenensystems, die auch durch Muskelarbeit nicht mehr kompensiert werden kann, chronifiziert und schließlich die Endstrombahn besonders im Bereich der Haut des Unterschenkels in Mitleidenschaft zieht. Bis diese hämodynamischen Veränderungen klinisch als postthrombotisches Syndrom bzw. chronische Veneninsuffizienz manifest werden, können 2–5 und mehr (!) Jahre vergehen (s. unten). Die Entwicklung des postthrombotischen Syndroms (PTS) hängt nicht nur von Lokalisation und Ausdehnung der auslösenden akuten Thrombose, sondern ebenso von den kompensatorischen Möglichkeiten des Kollateralkreislaufs und des Lymphgefäßsystems ab. Wesentlich ist auch, in wieweit ggf. die tägliche orthostatische Belastung durch die Berufstätigkeit mit entsprechender Steigerung der Druck- und Volumenüberlastung durch das geschädigte Venen-Lymphsystem spontan oder therapeutisch noch kompensiert werden kann (s. auch 4.3.7.3).

Eine geringfügige Schädigung z. B. in Form eines Bagatelltraumas kann diese labil kompensierte venöse Zirkulation nachhaltig schädigen und zur Ausbildung eines Ulcus cruris venosum bzw. postthromboticum führen, der schwersten Form der chronischen Veneninsuffizienz (CVI), oder zu einer Rezidivthrombose (s. unten).

Diese gesteigerte Komplikationsbereitschaft („veränderte Kondition"), das erheblich erhöhte Risiko einer Rezidivthrombose und die schwer abschätzbaren Auswirkungen der postthrombotisch gestörten venösen Hämodynamik bedingen die oft erheblichen Schwierigkeiten bei der Begutachtung der Venenerkrankungen. Auch eine später erhobene Anamnese kann versagen, wenn kein aktueller Venenstatus nach dem Unfallereignis erhoben wurde und eindeutige *Brückensymptome* fehlen (s. unten).

Bei der Begutachtung von Venenerkrankungen geht es meist um die Frage des ursächlichen Zusammenhanges mit einem Berufs- oder anderweitigen Unfall. Für die einzelnen Venopathien ergeben sich dabei folgende Gesichtspunkte:

8.2.1 Tiefe Venenthrombose (tiefe Thrombophlebitis)

Der Zusammenhang ist eindeutig bei enger zeitlicher und topographischer Übereinstimmung mit der unfallbedingten - auch stumpfen bzw. gedeckten - Einwirkung. Auch Frakturen, besonders Unterschenkelfrakturen (in über der Hälfte der Fälle), Distorsionen, Verbrennungen und Wundinfektionen können Auslöser topographisch entsprechender Venenthrombosen sein.

Eine allgemeine Steigerung des Gerinnungspotentials (extrinsisches System: Gewebsthrombokinase) durch Gewebszerstörung oder eine Hemmung antithrombotischer Faktoren kann Venenthrombosen auch entfernt der Unfalleinwirkung verursachen. Diese Fernthrombosen treten bevorzugt in den Beinvenen auf. Sie finden sich nach ausgedehnten Verletzungen, Operationen, Verbrennungen, Kälteschäden und bei schweren Allgemeinerkrankungen wie Hepato- und Nephropathien, Hungerödemen und Infektionskrankheiten. Kreislaufschock und jede längere Bettlägerigkeit nach einem Unfall erhöhen das Thromboserisiko. Thromboembolische Komplikationen während unfallbedingter Bettruhe sind daher als Unfallfolge anzuerkennen.

Lungenembolien treten meist innerhalb der ersten Tage der Thrombusbildung auf (Abb. 64), sind aber auch noch nach 2 Monaten möglich. Aus diesem Grund sollte jeder unklare Todesfall bis zu einem Vierteljahr nach einem Unfall Anlaß zur Obduktion sein, um eine unfallbedingte Lungenembolie ggf. nachweisen zu können.

Auch muß die Begutachtung das erheblich gesteigerte Risiko eines Thromboserezidivs nach unfallbedingter Venenthrombose anerkennen. Das Risiko einer Rezidivthrombose ist etwa um den Faktor 50 höher als das der Erstthrombose bei einer Person mit einschlägig negativer Anamnese (s. 2.3.2); und sie kann oft durch geringfügige Anlässe ausgelöst werden, wie Bettlägerigkeit, Fieber, warmes Bad, Überanstrengungen.

„Brückensymptome" zwischen der akuten Thrombose und den klinisch erfaßbaren postthrombotischen Folgeschäden können geringfügig sein – in Form von Schwere, Müdigkeit der Beine und abendlichen Knöchelödemen –, oder ganz fehlen. Eine solche *stumme Latenzzeit* ist nicht selten und kann je nach Ausmaß der Erkrankung und der täglichen orthostatischen Belastung, speziell am Arbeitsplatz, 1–15 Jahre (!) dauern. Eine derart lange Latenzzeit führt dazu, daß der Zusammenhang zwischen Unfall und Venenthrombose nicht erkannt wird, oder nicht mehr mit Wahrscheinlichkeit nachgewiesen werden kann. Jedenfalls kann ein postthrombotisches Krankheitsbild bezüglich seines Zusammenhanges mit einem Unfallereignis oft erst sehr spät endgültig beurteilt und begutachtet werden, worauf der Gutachter hinzuweisen hat. Grundsätzlich sollte die Begutachtung einer unfallbedingten Venenthrombose frühestens nach 2jähriger Beobachtung abgeschlossen werden und eine Klausel enthalten, die die Anerkennung noch später auftretender Folgeschäden, die mit dem Unfall wahrscheinlich in ursächlichem Zusammenhang stehen, erlaubt. Häufig ist in der unmittelbaren Phase nach einem Unfall eine akute Venenthrombose infolge von Wundschmerzen, Hämatomen, traumatisch-entzündlich bedingten Ödemen, wegen geringfügiger Symptomatik infolge Bettlägerigkeit und wegen therapeutischer Eingriffe mit einfachen klinischen Mitteln überhaupt nicht zu erkennen. Auch können bewußtseinsgetrübte Patienten wegweisende subjektive Symptome nicht schildern.

8.2.2 Lungenembolie

Bei der Begutachtung muß bedacht werden, daß die Symptome der Lungenembolie ein breites differentialdiagnostisches Spektrum bieten und nicht selten als bloße Pleuritis, Pneumonie, als Neuralgie oder kardiale Symptomatik mißgedeutet werden. Andererseits ist speziell bei Beckenvenenthrombosen die - eventuell tödliche - Lungenembolie nicht selten das „Erstsymptom" (s. 4.3.1.1). Mitunter erlaubt die Lungenszintigraphie noch nachträglich, die Diagnose einer Lungenembolie einzuengen.

Auch muß bei der Begutachtung die seltene Möglichkeit einer *paradoxen Embolie* bedacht werden; das Auftreten einer Venenthrombose und eines Arterienverschlusses an einer Extremität in engem zeitlichen Zusammenhang läßt allerdings am ehesten an eine unmittelbare traumatische Schädigung von Vene plus Arterie denken.

8.2.3 Postthrombotisches Syndrom (PTS)

Je länger die Latenzzeit bis zur Ausbildung des klinisch faßbaren PTS, um so schwieriger wird der Zusammenhangsnachweis. Zur exakten diagnostischen Abklärung und zur Beurteilung von Schweregrad und Ausdehnung sollten daher immer hochwertige Untersuchungsmethoden herangezogen werden.

Die Phlebographie - als zuverlässigste „morphologische" Untersuchungsmethode - ist nicht duldungspflichtig. Nach unseren Erfahrungen ist eine sorgfältige *Ultraschall-Doppler-Untersuchung* fast immer ausreichend für eine qualifizierte Begutachtung; vor allem erlaubt sie auch eine subtile Beurteilung der hämodynamischen Funktionsstörung (s. 3.4.3.1). Eine optimale funktionelle Beurteilung - auch in Hinblick auf Therapiemaßnahmen - erbringt die Kombination von Ultraschall-Doppler-Untersuchung mit der wenig invasiven Phlebodynamometrie; in Einzelfällen kann letztere durch die nichtinvasive Lichtreflexionsrheographie ersetzt werden.

Aus dem Gesagten geht bereits hervor, daß das PTS nicht anhand des phlebographischen Bildes, sondern ausschließlich nach der funktionellen Störung begutachtet werden muß. Die klinischen Symptome der pathologisch veränderten venösen Hämodynamik - subjektive Beschwerden, Sekundärvarizen, Ödem, gestörte Trophik bis zum Ulkus, Rezidivthrombosen - können interindividuell sehr unterschiedlich betont sein und müssen immer in ihrer Summe bewertet werden.

Betrifft ein versicherter Unfall eine Person mit vorbestehender Venopathie, speziell mit einer deutlichen chronischen Veneninsuffizienz, so ist die unfallbedingte Venenthrombose als „vorübergehende Verschlimmerung" anzuerkennen. Entwickelt sich im Gefolge eine klinisch schwerwiegende Form eines PTS, so ist die unfallbedingte (Re-)Thrombose als „richtungsgebende Verschlimmerung" zu bewerten. Im Einzelfall ist dann noch zu unterscheiden, ob die Verschlimmerung „vorübergehend" oder „anhaltend" ist. Eine zuverlässige Beurteilung ist dabei nur möglich, wenn vom erstbehandelnden Arzt die Venopathie zum Unfallzeitpunkt exakt dokumentiert wurde.

Neben den subjektiven Beschwerden geht in die endgültige Beurteilung eines PTS auch dessen reale therapeutische Beeinflußbarkeit ein, wobei Einwirkungen seitens der Berufsarbeit wesentliche Bedeutung haben können. Sie ist maßgeblich für die bleibende Minderung der Erwerbsfähigkeit.

8.2.4 Ulcus cruris

Es ist in der Mehrzahl der Fälle eine postthrombotische Erkrankung und kann mit einer erheblichen Latenzzeit von 10–15 Jahren und mehr auftreten. Ist die Thrombose als unfallbedingt anzuerkennen, und bestanden Brückensymptome wie Beinödeme, Sekundärvarizen, Phlebitiden und typische trophische Störungen mit maximal 2 Jahren Abstand zu dem Unfallereignis, dann ist auch bei langer Latenzzeit das Ulkus als Unfallfolge anzuerkennen [12]. Je nach der Pathogenese der unfallbedingten Thrombose muß das Ulkus nicht unbedingt am direkt geschädigten Bein auftreten; auch kann eine Beckenvenenthrombose und jede Cava-inferior-Thrombose (aufsteigend) beide Beine betreffen. Fehlen Brückensymptome, darf ein Zusammenhang nicht ohne weiteres abgelehnt werden; es ist vielmehr eine sorgfältige differentialdiagnostische und pathogenetische Abklärung durch Spezialuntersuchungen (s. oben) zu veranlassen.

Das Ulcus cruris nach *Bagatelltrauma* ist oft Anlaß zu Streitigkeiten. Führt das Bagatelltrauma zu einer Wunde oder einem Hämatom im Bereich einer ausgeprägten chronischen Veneninsuffizienz, so kann dies zur Entstehung eines Ulcus cruris und damit zu einer langwierigen Erkrankung führen. Die Begutachtung kann dabei den Zusammenhang nicht leugnen, muß aber die Disposition berücksichtigen; der Unfall wirkt im Sinne einer „vorübergehenden Verschlimmerung", kann aber auch in Einzelfällen zu anhaltender oder richtungsgebender Verschlimmerung führen. Die ursächliche Wertigkeit des Traumas und der Disposition gegeneinander abzuschätzen, ist äußerst schwierig, ebenso wie die Relation von Ursache zur Wirkung. Liegen zusätzliche disponierende oder beeinflussende Erkrankungen wie Diabetes mellitus, arterielle Verschlußkrankheit, neurologische oder orthopädische (z. B. Sprunggelenkankylose) Leiden vor, ist der Gutachter überfordert.

8.2.5 Varizen

Von Laien werden Varizen gerne auf Unfälle zurückgeführt, doch muß bei der außerordentlichen Verbreitung der Varikosis (s. 2.2) eine entsprechende Anerkennung äußerst zurückhaltend gehandhabt werden.

Primäre Varizen sind ganz vorwiegend dispositionell-genetisch bedingt (s. 4.1.1). Lediglich für stehende Berufsausübung ließ sich eine statistische Korrelation im Sinne eines Risikofaktors, speziell für Männer, nachweisen (s. 2.1); eine derartige statistische Beziehung beinhaltet aber nicht zwangsläufig eine kausale. Auch begründet eine unkomplizierte primäre Varikosis keine Minderung der Erwerbsfähigkeit; und wiederum besonders bei Männern führen selbst ausgeprägte Varizen meist zu keinen subjektiven Beschwerden.

Sekundäre Varizen sind dagegen am häufigsten im Sinne von Umgehungskreisläufen durch eine tiefe Phlebothrombose bedingt. Sofern Varizen sekundär nach einer unfallbedingten Venenthrombose auftreten, ist ein ursächlicher Zusammenhang anzuerkennen. Auch hierbei sind Latenzzeiten von mehreren Jahren möglich, und es ist für die endgültige Begutachtung entscheidend wichtig, daß ein detaillierter Venenstatus, am besten mit Fotodokumentation, vom erstuntersuchenden Arzt aufgenommen wurde.

Das Vorliegen einer primären oberflächlichen Varikosis vor einem Unfall, der eine tiefe Venenthrombose verursachte, rechtfertigt *nicht,* eine Thrombosedisposition anzunehmen und den Unfall als überwiegende bzw. alleinige Ursache abzulehnen. Lag dagegen vor dem Unfall eine bedeutsame chronische Veneninsuffizienz vor, ist ein dispositioneller Faktor immer zu erwägen; gegebenenfalls ist das Unfallereignis als richtungsgebende Verschlimmerung einzustufen.

Führt ein versicherter Unfall zur direkten Verletzung einer großen Varize mit einer potentiell bedrohlichen Blutung, so ist die Zusammenhangsfrage offenkundig.

8.3 Arbeitsunfähigkeit

Zur Beurteilung der Arbeits- oder auch der Berufsunfähigkeit muß neben dem gesundheitlichen Schaden auch die Art der Erwerbstätigkeit berücksichtigt werden.

Arbeitsunfähig krank im Sinne der RVO ist uneingeschränkt der Patient mit akuter proximaler Bein- oder mit Beckenvenenthrombose und mit Lungenembolie. Alle anderen akuten, ausgedehnteren Venenerkrankungen bedingen nur bei stärkerer Beeinträchtigung des Allgemeinbefindens oder bei speziellen beruflichen Schädigungsmöglichkeiten Arbeitsunfähigkeit. In diesen Fällen wird die Arbeitsunfähigkeit selten länger als 1–2 Wochen dauern. Außer bei ausgedehnten Bein-, Beckenvenenthrombosen und bei Lungenembolien wird der Patient mit akuten Venopathien mit Kompressionsverband sofort mobilisiert, kann und soll gehen und leichte Arbeiten verrichten. (Die „Behandlung" einer oberflächlichen Thrombophlebitis mit Bettruhe ist ein schwerwiegender Fehler.) Der endgültige Zeitpunkt der Wiederaufnahme der Berufsarbeit hängt von den spezifischen Belastungen des Patienten im Beruf ab (d.h. von den Gefahren, den Gesundheitszustand zu verschlechtern).

8.4 Berufsunfähigkeit (BU)

Berufsunfähig nach der Rentenversicherung ist, wessen Erwerbsfähigkeit aus gesundheitlichen Gründen um mehr als die Hälfte (> 50%) derjenigen eines Gesunden mit ähnlicher Ausbildung und Fähigkeiten beeinträchtigt ist. Vorrangig Tätigkeiten mit anhaltender orthostatischer Belastung und hoher mechanischer, physikalischer und chemischer Schädigungsgefahr der Beine (Hitzearbeiten, ständige Erschütterungen, starke Einwirkungen von Nässe und Schmutz) können bei Personen mit ausgeprägten Venopathien BU bedingen.

Ist ein Arbeitsplatz- oder Berufswechsel möglich, so sind überwiegend mit Bewegung verbundene Tätigkeiten oder entsprechende Pausenregelungen für Entstauungsübungen anzustreben.

8.5 Erwerbsunfähigkeit (EU)

Nach der Rentenversicherung ist erwerbsunfähig, wer aus gesundheitlichen Gründen auf nicht absehbare Zeit eine Erwerbstätigkeit in gewisser Regelmäßigkeit nicht mehr ausüben oder nur noch geringfügige Einkünfte durch Erwerbstätigkeit erzielen kann (im Versorgungsrecht: Minderung der Erwerbsfähigkeit über 90%).

Eine EU kann gegeben sein, wenn als Folge von Venenthrombosen rezidivierende Lungenembolien auftreten, vor allem wenn es zu pulmonalem Hochdruck mit der Ausbildung eines Cor pulmonale chronicum gekommen ist. Auch die Folgen einer Phlegmasia coerulea dolens mit Beinamputation oder ein schweres, beidseitiges postthrombotisches Syndrom, besonders bei therapieresistenten Ulcera cruris, können Ursache einer massiven Beeinträchtigung der Erwerbsfähigkeit sein. Sonst bedingen schwerwiegende Venenerkrankungen im allgemeinen „nur" eine Berufsunfähigkeit.

8.6 Minderung der Erwerbsfähigkeit (MdE) (= Grad der Behinderung)

Folgende MdE-Bewertungen werden in den einschlägigen Anhaltspunkten zur ärztlichen Gutachtertätigkeit (Anhaltspunkte für die Gutachtertätigkeit von 1983) vorgeschlagen [35]:

Unkomplizierte Krampfadern 0 von Hundert. Krampfadern, postthrombotisches Syndrom ... ohne wesentliche Stauungsbeschwerden 0–10 v. H.; mit erheblichen Stauungsbeschwerden, häufig rezidivierenden Entzündungen, ein- oder beidseitig 20–30 v. H.; mit chronischen rezidivierenden Geschwüren je nach Ausdehnung und Häufigkeit 20–50 v. H. Bei postthrombotischem Syndrom nach Thrombose im Bekken- oder Hohlvenenbereich kommen höhere MdE-Werte in Betracht.

Bei Lungenembolien (in den oben angegebenen „Anhaltspunkten" nicht aufgeführt) ist die MdE je nach Einschränkung der Lungenfunktion mit 20–100 v. H. anzusetzen.

Selbstverständlich handelt es sich hier nur um Richtzahlen, die wissenschaftlich begründet durchaus überschritten werden können. Die Begutachtung muß dem Einzelfall gerecht werden und hat die individuelle Leistungsbeeinträchtigung zu berücksichtigen.

Die Gutachtensakten bei Venenerkrankungen sind nach Umfang und Inhalt nicht selten ein trauriges Beispiel für die allgemeine Unkenntnis der Pathophysiologie, Klinik, modernen Diagnostik und der sozial- und arbeitsmedizinischen Bedeutung der Venenerkrankungen.

Schlußwort

Trotz ihres Aschenputteldaseins ist die klinische Phlebologie weit gespannt. Sie reicht von der kosmetisch lästigen Venenveränderung bis zur nicht selten akut tödlichen Lungenembolie.

Wie die neueren epidemiologischen Untersuchungen gezeigt haben, sind die Venenerkrankungen von erheblicher sozial- und arbeitsmedizinischer und auch sozioökonomischer Bedeutung. In der Praxis sind sie ein alltägliches Problem, das oft einer differenzierten Beurteilung bedarf.

Durch moderne Entwicklungen in der Diagnostik ist eine derart differenzierte Beurteilung auch in der Praxis möglich geworden. Hervorgehoben sei die Ultraschall-Doppler-Methode, die in besonderer Weise hämodynamisch-funktionell ausgerichtet ist und damit das pathophysiologische Verständnis der Venenerkrankungen ungemein fördern kann.

Die Therapie der Venenerkrankungen ruht auf bewährten, wissenschaftlich geprüften Prinzipien und Verfahren. Ihr Erfolg steht und fällt in vieler Hinsicht mit der aktiven Mitarbeit des Patienten, was zwar erhebliches ärztliches Engagement erfordert, andrerseits aber durchaus auch für Patient und Arzt viel Befriedigung bedeuten kann. Bei der Entwicklung neuer Plasminogenaktivatoren zur Behandlung der akuten Venenthrombose und Lungenembolie nimmt die Phlebologie an aktuellsten wissenschaftlichen Entwicklungen teil; ähnlich bei den niedermolekularen Heparinen.

Schließlich ist das Venensystem integraler Bestandteil des gesamten Kreislaufs, und manches Herzmittel greift mehr an den Venen als am Herzen an, und die erste Maßnahme beim Schock sollte die Entleerung der Beinvenen sein.

Selbstverständlich gibt es auch vielfältige spezielle Probleme und Fragen: Besonders bezüglich der primären und sekundären Prophylaxe der Venenerkrankungen gibt es fast nur Fragezeichen und kaum Antworten. Die individuelle Prognosebeurteilung ist äußerst schwierig und unsicher. Trotz überzeugender experimenteller und doppelblinder klinischer Studien wird die Bedeutung der sog. Venenpharmaka kontrovers diskutiert - bis hin zur Erwägung, diese Präparate in die Negativliste aufzunehmen. Selbst der Spätnutzen der teuren Lysebehandlung von Venenthrombosen mit Plasminogenaktivatoren ist bislang nicht zweifelsfrei erwiesen.

Derartige noch offene Fragen und Probleme dürfen aber nicht vergessen lassen, daß wertvolle epidemiologische und sozialmedizinische Erkenntnisse und effektive und praktikable diagnostische, therapeutische und prophylaktische Möglichkeiten bezüglich der Venenerkrankungen gefunden wurden, die es jetzt vor allem in die Praxis umzusetzen gilt. Dabei, und um das Interesse an den Venen und ihren Erkrankungen zu wecken, soll dieses Buch Hilfe sein.

Anhang A. Topographisch wichtige Regionen des peripheren Venensystems

(z. B. zur Untersuchung mit der Ultraschall-Doppler-Sonde) (nach [26])

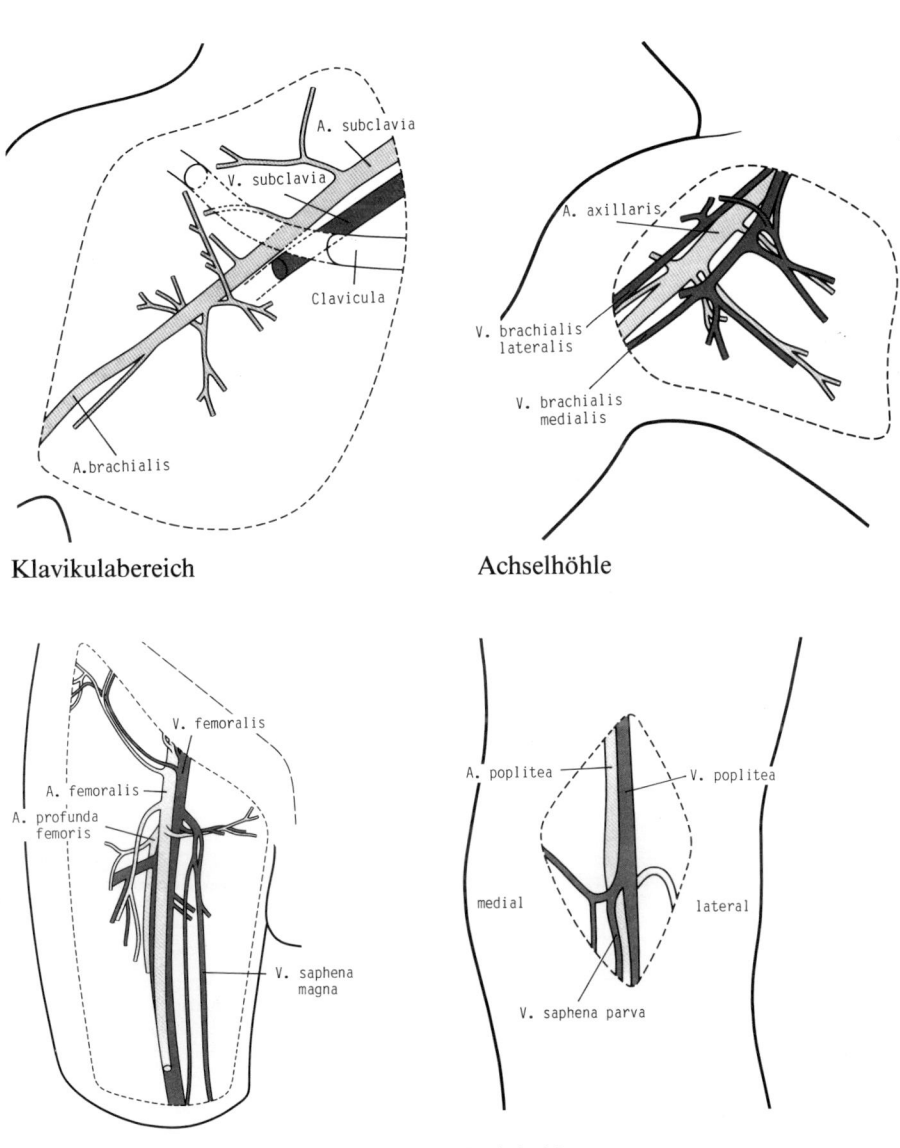

Klavikulabereich   Achselhöhle

Leistenregion   Kniekehle

Anhang B. Gebührenordnung zur Abrechnung phlebologischer Leistungen

Phlebologische Diagnostik	BMÄ/E-GO		GOÄ	
Erhebung des phlebologischen Status	65	Eingehende, das gewöhnliche Maß übersteigende Untersuchung	65	Eingehende, das gewöhnliche Maß übersteigende Untersuchung
Oszillographie - mechanisch - Infraton	618		621 622	
Phlebodynamometrie	633		640	
Venenverschluß-plethysmographie	636		642	

Ultraschall	BMÄ/E-GO/GOÄ 1983 (neu)		GOÄ (alt)	
Ultraschall-Doppler (Ziffern von 620–645)	638	Untersuchung der Strömungs-verhältnisse in den Extremitä-tenvenen mit direktionaler Ul-traschall-Doppler-Technik	638	Punktuelle Arterien- und/oder Venenpulsschreibung
	639	Untersuchung der Strömungs-verhältnisse in den Extremitä-tenvenen mit direktionaler Ul-traschall-Doppler-Technik mit graphischer Registrierung, ggf. einschl. der Leistung nach Nr. 638	643	Periphere Venendruck- und/oder Strömungsmessung (Doppler)
	640	Vergleichende Druckmessung mit Ultraschall-Doppler-Tech-nik an den Arterien beider Ar-me und Beine in Ruhe		Analogziffer (evtl. 638)
	642	Untersuchung der Strömungs-verhältnisse in den Extremitä-tenarterien mit direktionaler Ultraschall-Doppler-Technik mit graphischer Registrierung, ggf. einschl. der Leistung nach den Nr. 640 und/oder 641		Analogziffer

	BMÄ/E-GO		GOÄ	
Rheographie	617	Rheographische Untersuchung der Extremitäten an mehreren Segmenten	620	Rheographische Untersuchung der Extremitäten
Lichtreflexionsrheographie (LRR)	635	Prüfung der spontanen und reaktiven Vasomotorik (photoplethysmographische Registrierung der Blutfüllung und photoplethysmographische Simultanregistrierung der Füllungsschwankungen peripherer Gefäße)	639	Prüfung der spontanen und reaktiven Vasomotorik (photoplethysmographische Registrierung der Blutfüllung und photoplethysmographische Simultanregistrierung der Füllungsschwankungen peripherer Arterien an mindestens vier peripheren Gefäßabschnitten sowie gleichzeitiger Registrierung des Volumenpulsbandes)

Therapie-Wundversorgung	BMÄ/E-GO	GOÄ	Bemerkungen
Lymphödem auswickeln	762	523	Lymphdrainage
Anschließender Kompressionsverband	203	203	
Sklerosierung bei Varikosis je Sitzung	764	764	Blutstillende Verbände nicht berechenbar
Spaltung eines Hämatoms je Bein	763	763	
Versorgung eines Ulkus	2006	2006	
Kompressionsverband	203	203	
Redressierender Klebeverband	203	203	
Zinkleimverband	203	203	
Kompressionsverband bis Oberschenkel	203	203	

Intermittierende Kompression	BMÄ/E-GO	GOÄ
Angiomat, Hydroven	556	520 Analog § 6
Lymphapress etc.	557	521 Analog § 6

Operative Behandlung	BMÄ/E-GO	GOÄ
Lokalanästhesie kleiner Bezirke	490	490
Lokalanästhesie großer Bezirke	491	491
Venenexhairese einseitig	2881	2881
Venenexhairese mit Unterbrechung der Vv. perforantes einseitig	2882	2882
Therapeutischer Verband	203	203
Therapeutischer Verband bis Oberschenkel	203	203

Crossektomie: Eine Position für die Crossektomie ist bisher nicht gegeben.

Anhang C. Merkblatt für Patienten mit Venenerkrankungen

Mit folgenden Maßnahmen können die Folgen eines Venenleidens, vor allem die Ablagerungen von Blutwasser im Gewebe, günstig beeinflußt oder verhütet werden:

Allgemeine Richtschnur:

Sitzen und Stehen ist schlecht

lieber laufen oder liegen

} 3S-3L-Regel

Im einzelnen:

- Viel gehen; nach Möglichkeit viel schwimmen.
- Langes, ruhiges Sitzen oder Stehen – z. B. am Arbeitsplatz – meiden.
- Fußkreisen, Zehenstandsübungen, in den Pausen gehen; keine hohen Absätze.
- Mittags und abends Beine entspannt mit leicht abgewinkelten Knien ca. 20 cm erhöht lagern; Entstauungsübungen.
- Täglich zweimal, besser dreimal Beine für 5 Minuten kalt (ca. 16 °C) mit schwachem Strahl abduschen bzw. angießen. Keine starke Wärmeexposition wie Wannenbad, Sauna, Sonnenbad.
- Sorgfältigste Fußpflege.
- Keine Sportarten mit hohem Verletzungsrisiko oder starker Bauchpresse, Übergewicht abbauen bzw. vermeiden.
- Bei abendlicher Beinschwellung (Ödem) müssen die verordneten Kompressionsstrümpfe oder ein Kompressionsverband konsequent getragen werden – wiederum besonders am Arbeitsplatz, auch im Haushalt.
- Bei unklaren Beinbeschwerden oder Zunahme der Beschwerden umgehend den Arzt aufsuchen!

Anhang D. Entstauungsübungen nach Brunner
(Aus [24])

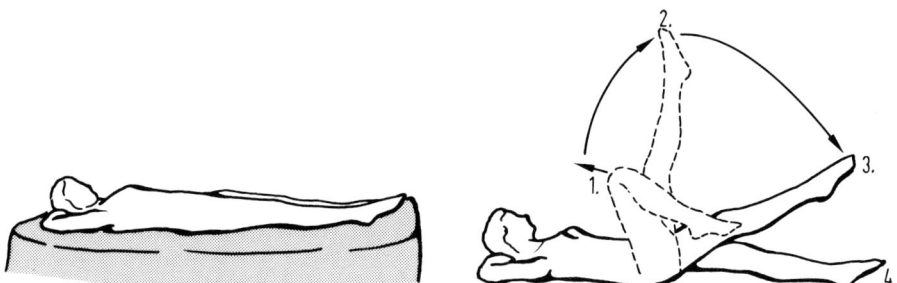

Übung 1. *Ausgangsstellung:* Rückenlage, Beine gestreckt, Hände hinter dem Kopf. *Ausführung:* 1. Knie und Hüfte maximal anbeugen. 2. Bein hochstrecken. 3./4. Bein gestreckt ablegen. *Dauer:* Die Übung wird wechselseitig in mäßig langsamem Tempo je 15- bis 20mal ausgeführt.

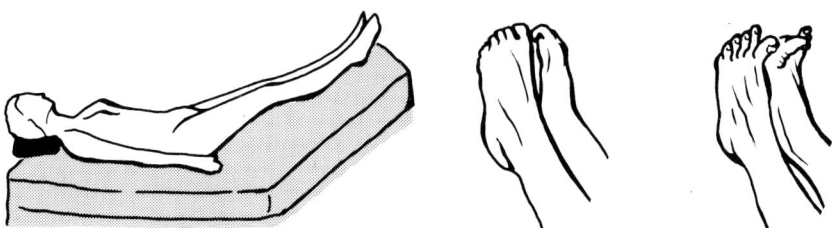

Übung 2. *Ausgangsstellung:* Rückenlage, Beine hochgelagert. *Ausführung:* Zehen möglichst rasch und kräftig durchbewegen, einkrallen und wieder strecken. *Dauer:* 30 s.

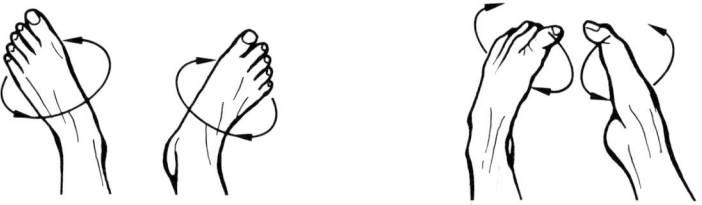

Übung 3. *Ausgangsstellung:* Rückenlage, Beine hochgelagert. *Ausführung:* Füße abwechselnd 8mal hintereinander einwärtsrollen und 8mal hintereinander auswärtsrollen. *Dauer:* 30 s in raschem Tempo.

Übung 4. *Ausgangsstellung:* Rückenlage, Beine hochgelagert. *Ausführung:* Wechselseitig Fußspitzen hochziehen und wieder ausstrecken. *Dauer:* 30 s in raschem Tempo.

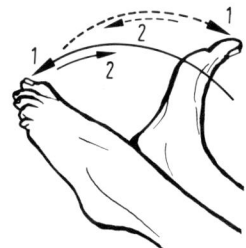

Übung 5. *Ausgangsstellung:* Rückenlage, Beine gestreckt. *Ausführung: 1.* Bein anbeugen – der Fuß wird mit der Hohlhand breit umfaßt. *2.* Während das Knie langsam gestreckt wird, streichen die Handflächen mit leichtem Druck über den Unterschenkel. Die Hände umfassen das ganze Bein, wobei sich die Fingerspitzen auf der Rückseite berühren. *3.* Ausstreichen des Oberschenkels wie für Unterschenkel angegeben. *Dauer:* Pro Bein 8–10 Bewegungsabläufe in langsamem Tempo. *4.* Wieder Ausgangsstellung.

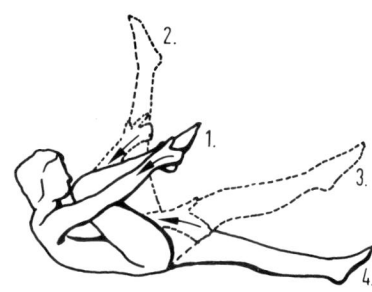

Übung 6. *Ausgangsstellung:* Rückenlage, Beine hochgelagert. *Ausführung:* Zwischen den Fußsohlen wird mit langsam steigendem Druck ein Kissen zusammengepreßt. Gleichzeitig werden die Zehen eingekrallt und das Gesäß von der Unterlage abgehoben. *Dauer:* 4- bis 6mal während 30 s. Langsame Spannung (4 s) und Entspannung (4 s).

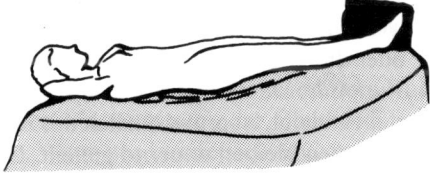

Übung 7. *Ausgangsstellung:* Rückenlage, Beine hochgelagert. *Ausführung:* Die gekreuzten Beine und die Fußrücken werden mit steigendem Druck gegeneinandergestemmt. *Dauer:* 4- bis 6mal während 30 s. Langsames Anstemmen (4 s) und langsames Entspannen (4 s).

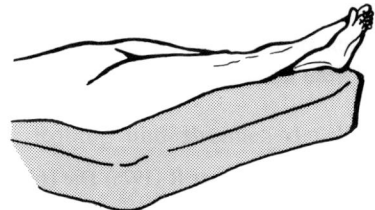

lichen Erscheinungen. Bitte melden Sie es, wenn bei Ihnen eine solche Überempfindlichkeit bekannt ist.

10. *Thrombose* und *Embolie* sind selten. Wir beobachten sie etwa bei einem auf 1000 Fälle. Bei erhöhtem Thrombo-Embolierisiko wird nach der Operation das Blut „verdünnt".

11. *Wundinfektionen* sind selten. Hingegen kann beim einen oder anderen Schnitt bis zu mehreren Wochen Gewebsflüssigkeit austreten, wenn dort noch etwas „herausgearbeitet" werden muß. Wenn in einem Gebiet mit schweren vorbestehenden Zirkulationsstörungen mit braunverfärbter Haut (meist in der Knöchelgegend) operiert werden mußte, dann kann es vorkommen, daß die Hautränder absterben. Bis zur vollständigen Heilung kann es dann zu Hause viele Wochen dauern.

12. In seltenen Fällen bleibt im operierten Bein ein Kälte- oder Hitzegefühl.

13. Es handelt sich um eine oft zeitlich lange, aber doch eine Operation eher an der Oberfläche. Besonders bei Patienten mit vorausgegangener (wenn auch unbewußter) körperlicher Überlastung kann eine länger dauernde Müdigkeit folgen, wie das auch bei anderen Operationen der Fall ist. Die meisten Patienten befinden sich jedoch bereits nach kurzer Zeit wieder in ausgezeichnetem Allgemeinzustand.

14. Bei einigen Patienten besteht nach der Operation eine vorübergehende Schwellungstendenz bis zu maximal einem Jahr. Bei etwa ½% bleibt diese vermehrte Schwellungstendenz dauernd.

15. Sodann bestehen weitere seltene Komplikationsmöglichkeiten wie bei anderen Operationen. Schwere Komplikationen sind sehr selten.

Anhang F. Komplikationsmöglichkeiten
einer Verödungsbehandlung von Krampfadern
– Zur Patientenaufklärung –

Grundsätzliches

Eine Verödungsbehandlung (= Sklerosierung) kann für die Funktion Ihres Venensystems durchaus sehr nützlich sein und kann in bestimmten Fällen eine – risikoreichere – Operation ersetzen.

Eine Verödungsbehandlung ist aber nie dringend. Sie sollte daher unter allgemeinen Belastungssituationen nicht durchgeführt und immer sorgfältig vorbereitet werden.

Über die verschiedenen Behandlungsmöglichkeiten Ihres Venenleidens hat Sie Ihr Arzt aufgeklärt.

Eine Verödungsbehandlung darf *nicht* durchgeführt werden bei Bettlägerigkeit, schweren Allgemeinerkrankungen, akuter tiefer Venenthrombose, bei Lymphödem und im Bereich ausgeprägter Durchblutungsstörungen der Schlagadern.

Komplikationen einer Verödungsbehandlung sind selten, ernstere eine Rarität (etwa 3 bei 1000 Patienten). Abhängig von der Art der behandelten Krampfadern und der Begleittherapie kann es zu bräunlichen Pigmenteinlagerungen kommen; möglicherweise wird dies durch starke Sonnenbestrahlung nach der Behandlung verstärkt. Eine schwerwiegendere, aber glücklicherweise äußerst seltene Komplikation sind kleine Hautgeschwüre (bei etwa 6 unter 10.000 Patienten).

Weitere, aber ebenfalls seltene Komplikationsmöglichkeiten sind: Kreislaufschwäche; Migräneanfälle bei disponierten Personen; stärkere entzündliche Reaktion der Krampfader und/oder ihrer Umgebung; extrem selten kann es zur Auslösung einer tiefen Venenthrombose oder zu einem Kreislaufschock kommen.

Sprechen Sie grundsätzlich die geplante Behandlung mit Ihrem Arzt, der diese ausführt, genau durch. Weisen Sie zum Beispiel auch auf Ihnen bekannte Allergien und auf eine Neigung zu Kreislaufregulationsstörungen hin. Ihr Arzt wird dann durch entsprechende Vorkehrungen das ohnehin geringe Risiko noch weiter minimieren können. Beachten Sie bitte auch die Verhaltensmaßregeln, die Ihnen Ihr Arzt gibt: zum Beispiel nach der Behandlung gleich viel gehen; aber keine schweren körperlichen Belastungen; keine Sonnenbäder; bei Schmerzen sofort den Arzt benachrichtigen und anderes.

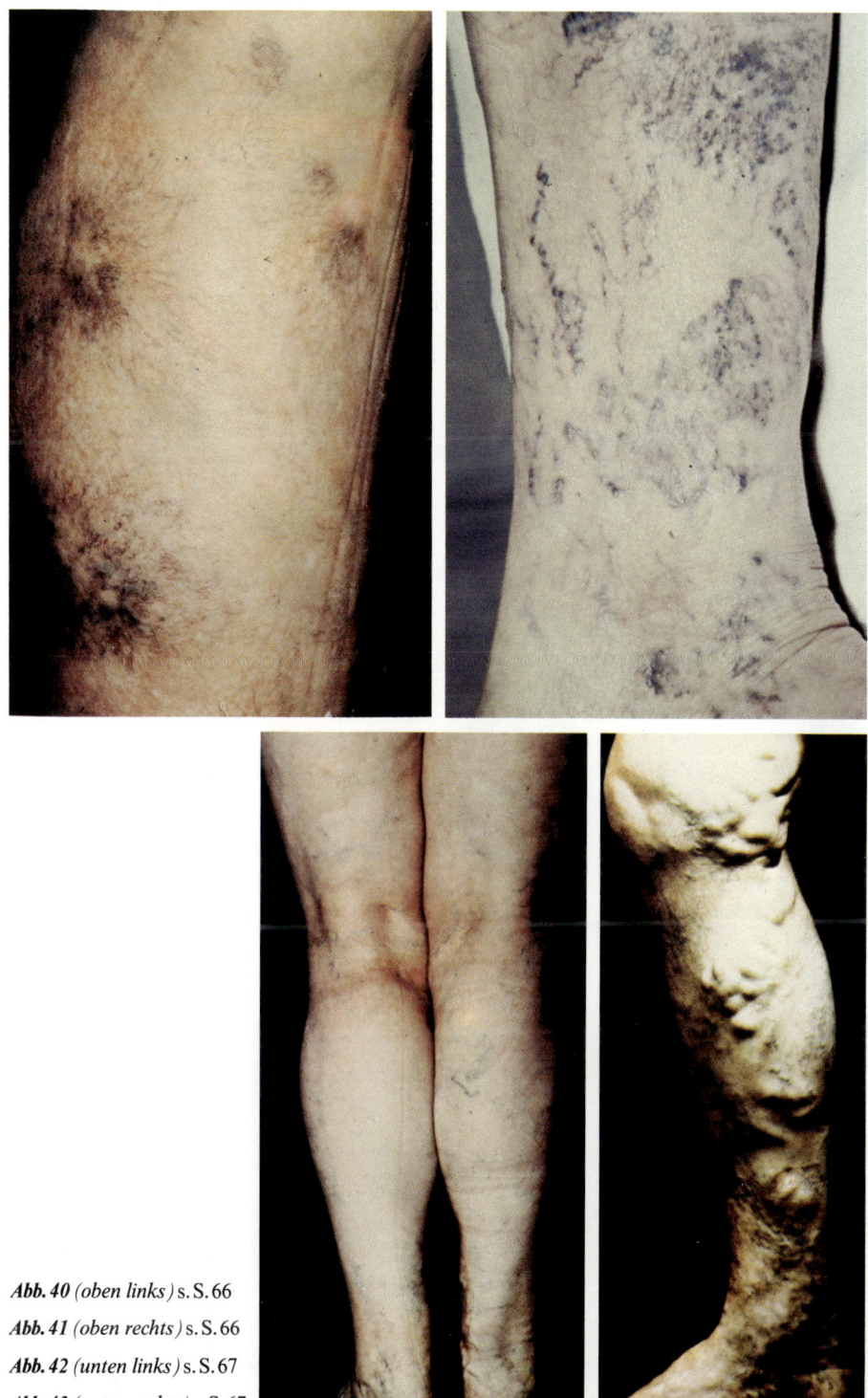

Abb. 40 (oben links) s. S. 66
Abb. 41 (oben rechts) s. S. 66
Abb. 42 (unten links) s. S. 67
Abb. 43 (unten rechts) s. S. 67

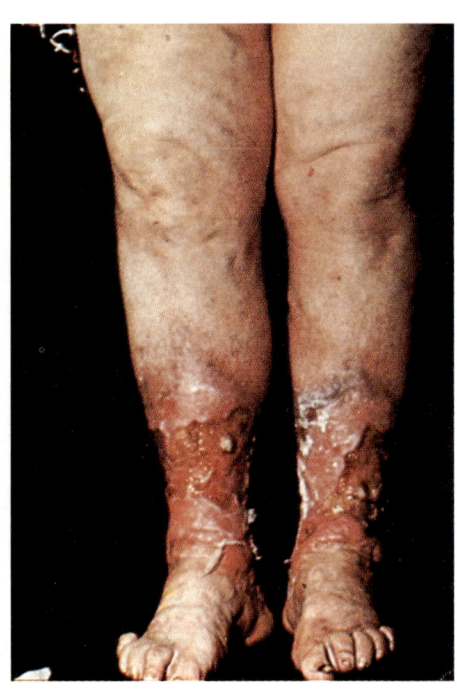

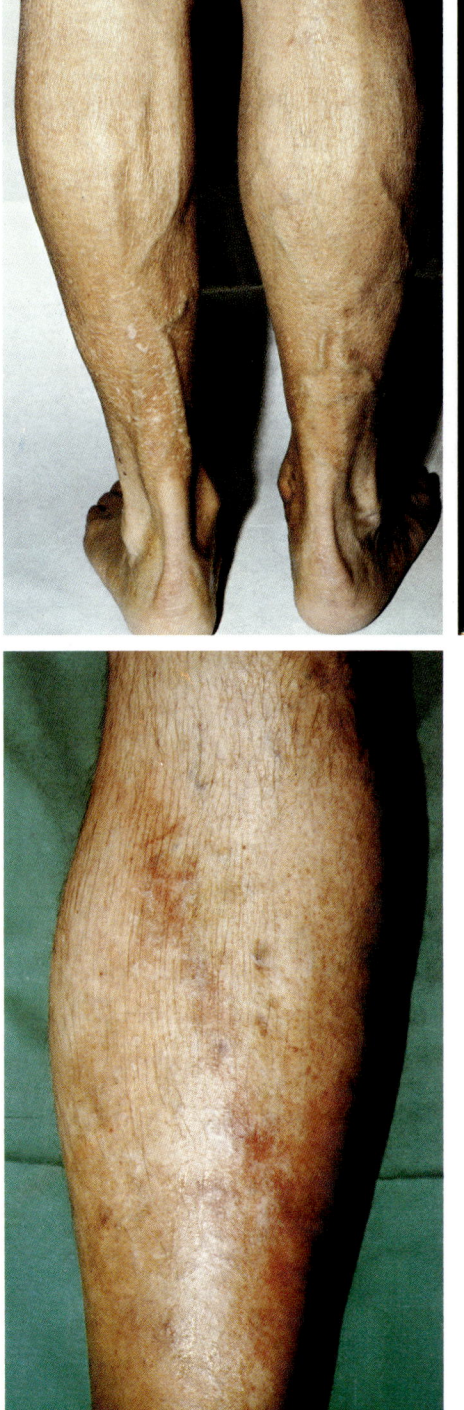

Abb. 50 (oben links) s. S. 73

Abb. 53 (oben rechts) s. S. 75

Abb. 58 (unten) s. S. 83

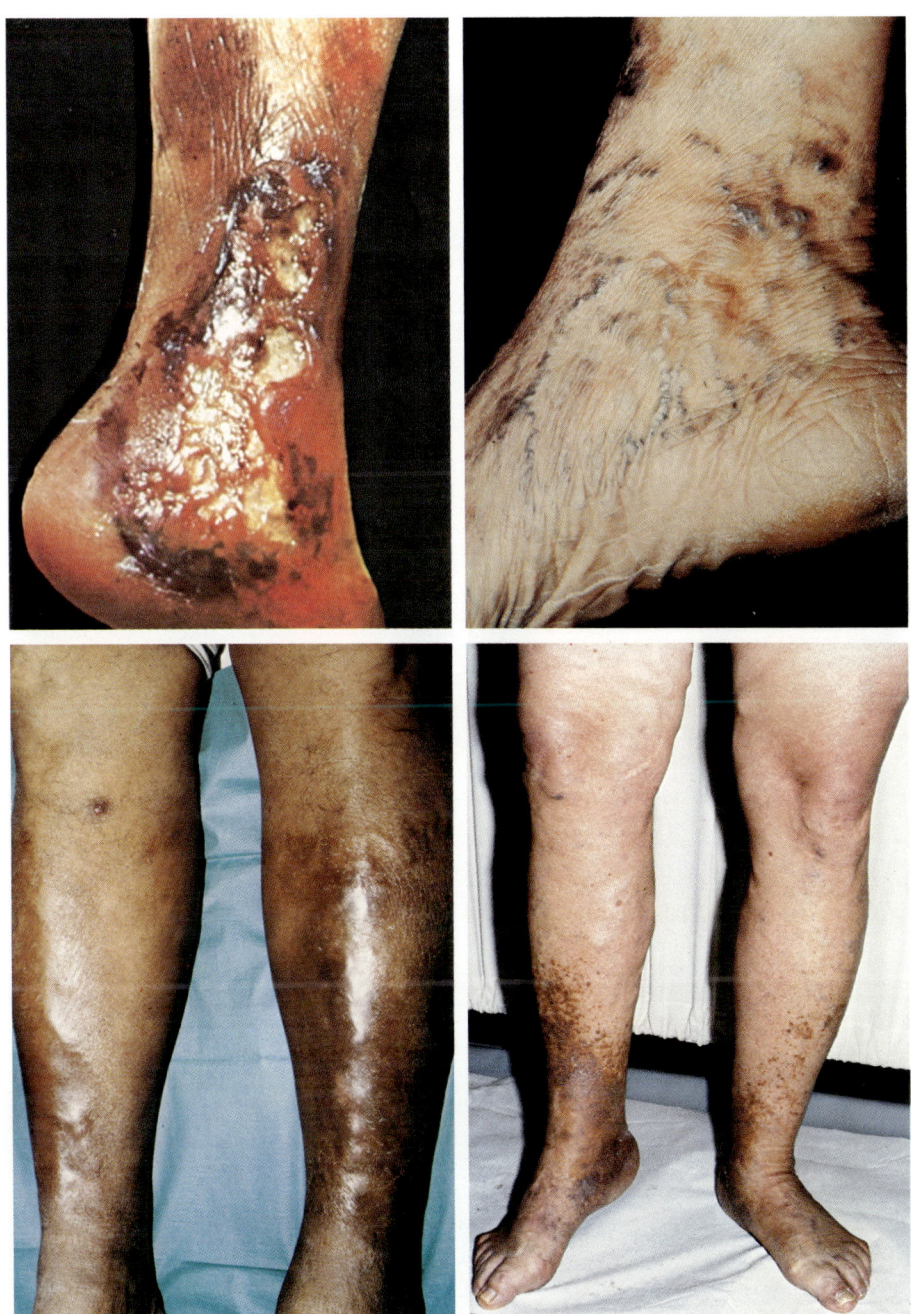

Abb. 59 *(oben)* s. S. 83

Abb. 68 *(unten)* s. S. 95

Abb. 73 *(oben)* s. S. 105

Abb. 74 *(unten)* s. S. 106

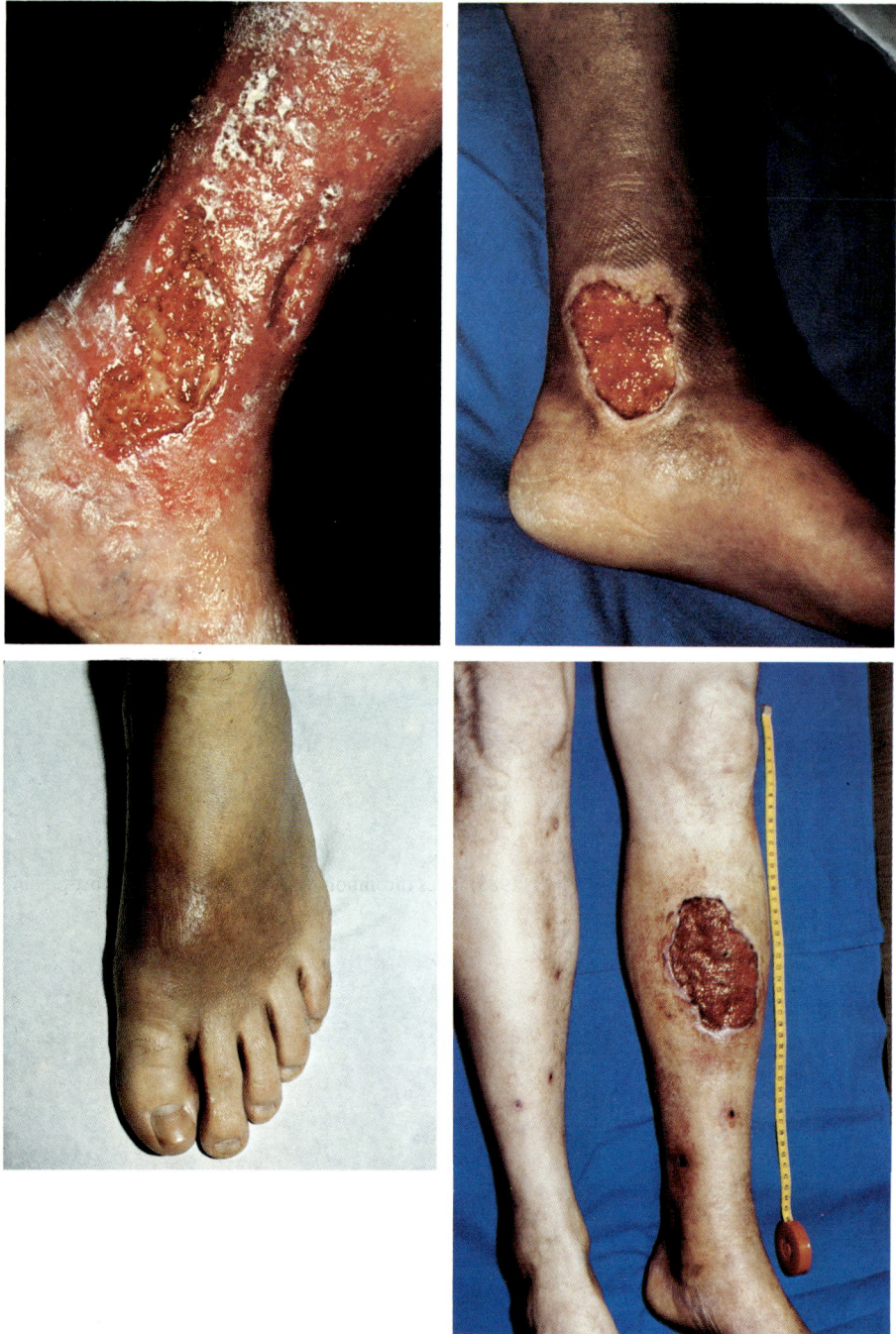

Abb. 75 (oben) s. S. 106   *Abb. 79 (oben)* s. S. 110

Abb. 76 (unten) s. S. 108   *Abb. 80 (unten)* s. S. 111

Literatur

1. Baumann G (1983) Chirurgische Behandlungsmöglichkeiten. In: Marshall M, Angiologie. Springer, Berlin Heidelberg New York Tokyo
2. Eberth-Willershausen W (1984) Funktionelle Venendiagnostik. Münch med Wschr 126: 644
3. Eberth-Willershausen W, Marshall M (1984) Prävalenz, Risikofaktoren und Komplikationen peripherer Venenerkrankungen in der Münchner Bevölkerung. Hautarzt 35: 68
4. Erdmann E (1984) Langzeitprognose nach Lungenembolie. Lebensversicherungsmed 4: 80
5. Fischer H (1923) Zur Therapie der Stauungen in den unteren Extremitäten und ihrer Folgen. Münch med Wschr 4: 116
6. Fischer H (1971) Primäre und sekundäre Varikose. Kurzmonographien Sandoz 4, Nürnberg
7. Fischer H (Hrsg) (1981) Venenleiden: Eine repräsentative Untersuchung in der Bevölkerung der Bundesrepublik Deutschland (Tübinger Studie). Urban & Schwarzenberg, München
8. Franklin DI, Schlegel W, Rushmer RF (1961) Blood flow measurement by Doppler frequency shift of backscattered ultrasound. Science 134: 564
9. Franzeck UK, Isenring G, Jäger K, Bollinger A (1985) Fluoreszenz-Mikrolymphographie bei Patienten mit Lymphödem und chronisch-venöser Insuffizienz (CVI). Berichtsbd 3. Dtsch-Japan Kongr f Angiologie (angio archiv Bd 7). Demeter, Gräfelfing
10. Hach W (1976) Phlebographie der Bein- und Beckenvenen. Byk Gulden Pharmazeutika, Konstanz
11. Hach W (1982) Primäre Varikosis noch differenzierter behandeln! Herz u Gefäße 2: 430
12. Haid-Fischer F, Haid H (1985) Venenerkrankungen. Thieme, Stuttgart
13. Heene DL (1980) Thromboseprophylaxe aus klinischer Sicht. Klinikarzt 9: 764
14. Heinrich F (1984) Lungenembolie und Lungeninfarkt. Therapiewoche 34: 1399
15. Ingrisch H (1984) Indikationen, Technik und Komplikationen der Beinphlebographie. Münch med Wschr 126: 639
16. Kakkar VV, Paes TRF, Murray WJG (1985) Does thrombolytic therapy prevent the post-phlebitic syndrome? First United Kingdom Meeting, Union Internationale de Phlébologie, London, 19.–20. 9. 85
17. Kappert A (1981) Lehrbuch und Atlas der Angiologie. Huber, Bern
18. Lagerstedt CI, Olsson CG, Fagher BO, Öqvist BW, Albrechtsson U (1985) Need for long-term anticoagulant treatment in symptomatic calf-vein thrombosis. Lancet II: 515
19. Lechner K, Thaler E, Niessner H (1983) Ursache, klinische Bedeutung und Therapie von Antithrombin-III-Mangelzuständen. Acta Med Austriaca 10: 129
20. Mammen EF (1984) Protein C und S. Hämostaseologie 4: 138
21. Marshall M (1977) Risikofaktoren für periphere Venenerkrankungen. Ärztl Prax 29: 486
22. Marshall M (1983) Vielfältige und komplexe Kumarin-Wirkungen. Münch med Wschr 125: 919
23. Marshall M (1983) Die Gefäßsprechstunde. MMW Medizin, München
24. Marshall M (1983) Angiologie. Springer, Berlin Heidelberg New York Tokyo
25. Marshall M (1984) Zur Bedeutung der peripheren Venenerkrankungen. Häufigkeit und Risikofaktoren. Fortschr Med 102: 743
26. Marshall M (1984) Praktische Doppler-Sonographie. Springer, Berlin Heidelberg New York Tokyo
27. Marshall M (1984) Venenpharmaka – neue Ansätze zur Objektivierung der Therapie-Effekte. Fortschr Med 102: 29
28. Marshall M, Eberth-Willershausen W, Kessel R (1982) Stehberufe und andere Risikofaktoren für periphere Venenerkrankungen. In: Verh Dtsch Ges Arbeitsmed. Gentner, Stuttgart
29. Marshall M, Kessel R (1983) Kreislauferkrankungen und Berufsarbeit. Arbeitsmed Sozialmed Präventivmed 18: 237

30. May R, Nißl R (1973) Die Phlebographie der unteren Extremität. Thieme, Stuttgart
31. May R, Partsch H, Staubesand J (Hrsg) (1981) Venae perforantes. Urban & Schwarzenberg, München
32. Pawlow J, Pawlow V (1985) Kumarin-Embryopathie. Z Klin Med 40: 885
33. Peck B, Hoffmon GS, Franck WA (1978) Thrombophlebitis in systemic lupus erythematosus. J Am Med Ass 240: 1728
34. Powell T, Lynn RB (1951) The valves of the external iliac, femoral and upper third of the popliteal veins. Surg Gynecol Obstet 92: 453
35. Rauschelbach HH, Pohlmann J (Zusammenstellung) (1983) Anhaltspunkte für die ärztliche Begutachtung Behinderter nach dem Schwerbehindertengesetz. Hrsg: Der Bundesminister für Arbeit und Sozialordnung, 5300 Bonn, Köllen Druck, Bonn
36. Rudofsky G (1983) Diagnostische Aspekte der Venenerkrankungen in der Schwangerschaft und im Wochenbett. Swiss Med 5: 62
37. Satomura S, Kaneko Z (1960) Ultrasonic blood rheography. In: Proceedings of the 3rd. International Conference of Medical Electronics. London I.E.E. p 254
38. Shaul WL, Hall JG (1977) Multiple congenital anomalities associated with oral anticoagulants. Am J Obst Gynecol 127: 191
39. Staubesand J (1977) Matrixvesikel und Mediadysplasie. Med Welt 28: 1943
40. Staubesand J, Seydewitz V (1983) Der Rattenuterus während der Trächtigkeit – Modell für die Entstehung von Schwangerschaftsvarizen. Swiss Med 5: 32
41. Thulesius O, Norgren L, Gjöres JE (1973) Foot-volumetry, a new method for objective assessment of edema and venous function. VASA 2: 325
42. Tran TH, Marbert GA, Duckert F (1985) Association of hereditary heparin co-factor II deficiency with thrombosis. Lancet II: 413
43. Trübestein G, Trübestein R, Wilgalis M, Popov S, Harder T (1986) Die fibrinolytische Therapie mit Streptokinase und Urokinase bei tiefer Venenthrombose. Med Klin 81: 79
44. Van Cauwenberge H (1978) Wirkungsprüfung von O-(β-Hydroxyaethyl-) Rutosid bei Venenerkrankungen unter Doppelblindbedingungen. Med et Hyg 36: 4175
45. Widmer LK (Hrsg) (1978) Venenkrankheiten: Häufigkeit und sozialmedizinische Bedeutung (Basler Studie III). Huber, Bern
46. Widmer LK, Brandenberg E, Schmitt HE, Widmer MT, Voelin R, Zemp E, Madar G (1985) Zum Schicksal des Patienten mit tiefer Venenthrombose. Dtsch Med Wochenschr 110: 993
47. Wienert V (1984) Die Beinveneninsuffizienz. Schattauer, Stuttgart
48. Windler E, Witte G, Grabbe E, Runge M, Tilsner V (1983) Therapie der akuten Lungenembolie. Dtsch Med Wochenschr 108: 1562
49. Wright A, Hecker JF, Lewis GBH (1985) Use of transdermal glyceryl trinitrate to reduce failure of intravenous infusion due to phlebitis and extravasation. Lancet II: 1148
50. Zimmermann R, Harenberg J, Mörl H, Kuhn HM, Wahl P, Gerhardt P (1982) Thrombolytische Therapie der tiefen Beinvenenthrombose mit Urokinase. Klin Wochenschr 60: 489

Sachverzeichnis

M. Marshall

Praktische Doppler-Sonographie

1984. 81 Abbildungen in 127 Einzeldarstellungen.
VIII, 122 Seiten. Broschiert DM 44,–
ISBN 3-540-12383-0

Inhaltsübersicht: Allgemeine Vorbemerkung und Einleitung. – Technische Grundlagen. – Untersuchung des arteriellen Systems. – Untersuchung des venösen Systems. – USD-Untersuchung bei Vitien. – Spezielle Anwendungen der USD-Methode. – Gefährdung durch die Ultraschall-Doppler-Untersuchung? – Moderne Weiterentwicklungen in der angiologischen Ultraschall Diagnostik. – Schlußbemerkung. – Anhang. – Literatur. – Sachverzeichnis.

Die Ultraschall-Doppler-Untersuchung ist eine gefahrlose, wenig zeitaufwendige Methode, die relativ leicht erlernt werden kann und gut reproduzierbare Ergebnisse mit hohem Aussagewert liefert. Unter den einfachen, nicht invasiven, apparativen Methoden in der Angiologie gilt sie heute allgemein als diejenige, die für Klinik und Praxis am besten geeignet ist.
Das Buch gibt eine kurze, aber umfassende und übersichtliche Einführung in die Ultraschall-Doppler-Untersuchung des gesamten Kreislaufsystems. In knapper Form wird die gesamte angiologische Untersuchung mit USD dargestellt; dabei wird sowohl den Belangen der Praxis als auch der Klinik Rechnung getragen. Die vielen Abbildungen und Originalbeispiele machen das Buch zu einer instruktiven Einführung für jeden angiologisch interessierten Arzt.

Springer-Verlag
Berlin Heidelberg
New York Tokyo

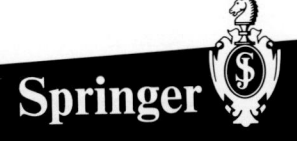

T. Wuppermann

Varizen, Ulcus cruris und Thrombose

Begründet von Karl Sigg

5., völlig neubearbeitete Auflage. 1986. 213 Abbildungen. Etwa 435 Seiten. Gebunden DM 198,–
ISBN 3-540-12372-5

Inhaltsübersicht: Anatomie der Beinvenen. – Physiologie und Pathophysiologie des venösen Rückstroms aus den Beinen. – Varikose. – Hautveränderungen bei chronischer venöser Insuffizienz. – Ulcus cruris. – Kompressionstherapie. – Tiefe Thrombose und oberflächliche Thrombophlebitis. – Lungenembolie. – Lymphologie des Beines, Diagnostik und Therapie. – Literatur. – Sachverzeichnis.

Dieses aus der Praxis für die Praxis entstandene Buch behandelt neben den anatomischen und pathophysiologischen Grundlagen die Diagnostik und Therapie der Erkrankungen der Beinvenen. Neue experimentelle Ergebnisse zur Erforschung der Verödungsreaktion, der Auswirkung der Kompressionstherapie, der Thromboseprophylaxe, der Thrombosediagnostik und der Doppler-Ultraschalluntersuchung werden leicht verständlich dargestellt. Das Buch ist durch seine straffe Gliederung, den prägnanten und kurzen Text sowie die reichhaltige Illustration ein idealer Ratgeber für den Arzt in Praxis und Klinik bei der Behandlung von Patienten mit Venenerkrankungen.

Springer-Verlag
Berlin Heidelberg
New York Tokyo

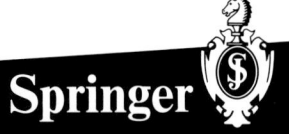

Springer